〔改訂版〕
異常波形の読み方
―― 心電図鑑別のチェックポイント

編著

渡辺　孝
老年病研究所長

湯浅　和男
群馬県桐生保健福祉事務所長
前 群馬県立循環器病センター医療局長

日本メディカルセンター

改訂にあたって

　本書の意図するところは，心電図波形を異常とするか正常範囲として見逃すかのチェックポイントは何処かの解説にある．つまり本書は，心臓病患者の典型的心電図について系統だてて解析した従来の心電図学書とは違い，集団検診や人間ドックで扱った健康者が多数含まれている．その上，基本的な心電図診断基準をいくつも省略してある．したがって初めて心電図を学ぼうとする方にとっては，不親切で不向きな著書といえる．

　本書では，δ波が小さいため副伝導路波形と診断しにくい症例や，左脚ヘミブロックに似て否なる症例を挙げるなど，正統派の心電図学書にはないまったく破天荒な心電図も例示してある．さらに，女性に多い偽虚血型波形の背景，Brugada型波形と早期再分極型波形の同異点については私見を述べた．

　元来，心電図判読には上手下手がある．初心者は理論を楯にデジタル的に探索する手法をとるが，ベテランは一瞥しただけで異常波形を見つける．これは脳裏に異常パターンが焼き付いているからで，アナログ的に異常所見が目に入ってくる．また鑑別診断で心室興奮時間（VAT）やQ幅などの測定値が必要なとき，R頂点やQ起始部が方眼の縦線にほぼ一致している波形を探し当て，要領よく処理するのが慣れた手腕である．本書もこの手法で解説をすすめているが，要は心電図判読の場数を重ねているうちに，このベテランの味は自然に身に付くものである．

　なお，本書で扱った症例の一部は，下記施設から提供を受けた資料である．ここに厚く感謝の意を表します．

　　保健同人事業団付属診療所（村田順一郎 所長）
　　群馬県健康づくり財団（家崎　智 理事長）
　　老年病研究所付属病院（高玉真光 院長）

平成12年9月

　　　　　　　　　　　　　　　　　　　　老年病研究所長　　渡辺　　孝
　　　　　　　　　　　　　　群馬県桐生保健福祉事務所長　　湯浅　和男

初版序文

　心電図に関する著書は本邦でも数多く出版されているが，そのほとんどは心電図学の系統的記述であり，例示された心電図は明瞭な典型的波形である．これによって，心室肥大，脚ブロックをはじめとする心電図波形の基礎知識は十分に修得されよう．またいくつもの入門書の解説はきわめて明解であり，心電図判読に対する読者の自信は大いに高まることであろう．

　ところが実地臨床の場で，いざ心電図を判読しようとすると，異常波形に酷似していながら計測値が診断基準に満たないものも多く，当惑することが少なくない．これは，異常波形と病的意義をもたない正常範囲の変形波形との間に，かなりのオーバーラップがあるからである．

　とくに集団検診の普及により不特定多数の心電図を扱うとき，正常範囲として見逃すべきか，あるいは異常としてチェックすべきか，判定に戸惑うことは多い．

　元来，心電図の判読は，現症，既往歴などの臨床情報なしには困難なものであり，たとえ同じ異常波形であっても，病的な場合もあれば臨床的に重大な意味をもっていない場合もある．つまり，正攻法で会得したはずの典型波形の一つ覚えでは実戦に通用しない．

　本書は系統的な心電図学書ではない．心電図波形をある程度理解しえた段階で，なお目前に潜んでいるピットホールを埋めるべく，似たような波形同士の鑑別診断上のチェックポイントに焦点をあてた解説書である．

　平成6年9月

老年病研究所長　渡辺　　孝
群馬県立循環器病センター医療局長　湯浅　和男

目　次

第Ⅰ章　P波 …………………………………………………………………9
P波の測定…9／正常P…9／左房負荷…9／右房負荷…9
1. V_1，V_2 の二相性Pと V_3〜V_6 の二峰性P ………………10
2. V_1 の深い陰性P ……………………………………………12
3. Ⅱ，Ⅲ，aVF の尖鋭な増高P …………………………………14
4. Ⅱの偽肺性P ……………………………………………………16
5. Ⅱ，Ⅲ，aVF の増高P …………………………………………18
6. Ⅱ，Ⅲ，aVF の尖鋭な増高P …………………………………20

第Ⅱ章　δ波を見逃すな ……………………………………………21
1. V_3 の小さい δ 様波形 ………………………………………22
2. V_4 の小さい δ 様波形 ………………………………………24
3. V_4，V_5 の小さい δ 様波形 …………………………………26
4. Ⅱ，Ⅲ，aVF，V_2〜V_5 の小さい δ 様波形 …………………28

第Ⅲ章　軸偏位 ……………………………………………………31
【左脚前枝ブロック】……………………………………………32
診断基準…32／他の心電図所見への影響…33／鑑別診断…33
1. 左軸偏位（1）……………………………………………………34
2. 左軸偏位（2）……………………………………………………36
3. 左脚前枝ブロック ………………………………………………38
4. 左軸偏位を伴う心室内ブロック ………………………………40
5. 左軸偏位を伴う完全右脚ブロック ……………………………42
6. Ⅱ，Ⅲ，aVF の尖鋭Pと偽左軸偏位 …………………………44
7. 左軸偏位を伴う完全右脚ブロック ……………………………46

【左脚後枝ブロック】……………………………………………48
診断基準…48／他の心電図所見との合併…48

8．右軸偏位を伴う完全右脚ブロック ……………………………………50
　　9．左脚後枝ブロックを伴う完全右脚ブロック …………………………52

第Ⅳ章　右胸壁誘導の高いR ……………………………………………55
　　1．V_1 のR電位増高 (1) ……………………………………………………56
　　2．V_1 のR電位増高 (2) ……………………………………………………58
　　3．V_1〜V_3 のR電位増高 ……………………………………………………60
　　4．V_1 の幅広く電位の高いR波 …………………………………………62
　　5．V_1, V_2 のR電位増高 ……………………………………………………64

第Ⅴ章　R漸増不良 …………………………………………………………65
　　■ V_1〜V_3 の rS …………………………………………………………66

第Ⅵ章　左側R高電位 ………………………………………………………69
　　1．V_5 のR電位増高 (1) ……………………………………………………70
　　2．V_5 のR電位増高 (2) ……………………………………………………72

第Ⅶ章　幅広い QRS ………………………………………………………75
　　1．V_1, V_2 の RSR′ 様波形 (1) …………………………………………76
　　2．V_1, V_2 の RSR′ 様波形 (2) …………………………………………78
　　3．V_1, V_2 の RSR′ 様波形 (3) …………………………………………80
　　4．V_2 の ST 上昇・陰性T ………………………………………………81
　　【Brugada 症候群と早期再分極症候群】………………………………82
　　　　　Brugada 型波形の成因…82／Brugada 型と早期再分極型との違い…82
　　　　　早期再分極症候群とは…83
　　5．V_2〜V_6 の ST 上昇と QRS 後棘様波形 ……………………………84
　　6．V_1 の RSR′ 波形 ………………………………………………………86
　　7．完全左脚ブロック ………………………………………………………88
　　8．V_5, V_6 で幅広い QRS のようにみえる波形 …………………………90
　　9．V_1〜V_4 の幅広い rSR′ 型にみえる波形 ………………………………92
　　【完全右脚ブロック】………………………………………………………94
　　　　　他の心電図所見への影響…94
　　【完全左脚ブロックと合併した心筋梗塞の診断】……………………95

前壁中隔梗塞…95／側壁梗塞…95／下壁梗塞…95

第Ⅷ章　Q波 …………………………………………………………………97
Qの成因…97／Qの測定…98／異常Qの頻度…98／異常Q判定のコツ…98
Q波の背景…99

1. V_1, V_2 の QS (1) ……………………………………………………100
2. V_1, V_2 の QS (2) ……………………………………………………102
3. V_1, V_2 の QS とR漸増不良 ………………………………………104
4. V_1, V_2 の Qr 様波形 …………………………………………………106
5. V_1〜V_3 の QS (1) ……………………………………………………108
6. V_1〜V_3 の QS (2) ……………………………………………………110
7. aV_L の QS 様波形 ……………………………………………………112
8. Ⅲ, aV_F の Q (1) ………………………………………………………114
9. Ⅲ, aV_F の Q (2) ………………………………………………………116
10. Ⅲ, aV_F の Q (3) ………………………………………………………117
11. Ⅲの Qr と aV_F の QS …………………………………………………118
12. Ⅲ, aV_F の QS 様波形 …………………………………………………119
13. Ⅱ, Ⅲ, aV_F の QS と V_5, V_6 の Q …………………………………120
14. Ⅱ, Ⅲ, aV_F の Q ………………………………………………………122
15. Ⅲの Q ……………………………………………………………………124

第Ⅸ章　ST 変化 ……………………………………………………………125
1. V_2〜V_4 の ST 上昇・T増高 (1) ……………………………………126
2. V_2〜V_4 の ST 上昇・T増高 (2) ……………………………………128
3. V_1〜V_3 の ST 上昇・T増高 …………………………………………129
4. Ⅱ, Ⅲ, aV_F の ST 上昇 …………………………………………………130
5. Ⅰ, Ⅱ, aV_F, V_2〜V_6 の ST 下降 ……………………………………132
6. V_5, V_6 の ST 下降 ……………………………………………………134
【虚血型心電図の検討】…………………………………………………136

第Ⅹ章　T 変化 ………………………………………………………………141
1. V_1〜V_3 の陰性T ………………………………………………………142
2. V_1〜V_4 の陰性T (1) …………………………………………………143

3．$V_1 \sim V_4$ の陰性 T（2） ……………………………………………………… 144
4．II，$V_2 \sim V_4$ のドーム型 ST 上昇・陰性 T ………………………………… 146
5．$V_2 \sim V_4$ の ST 上昇・陰性 T …………………………………………………… 148
6．V_3，V_4 の局在性陰性 T ………………………………………………………… 150
7．$V_2 \sim V_6$ の ST 上昇・陰性 T …………………………………………………… 152
8．I，aV$_L$，V_5，V_6 の ST 下降と T 電位低下 …………………………………… 154
9．$V_4 \sim V_6$ の二相性 T ……………………………………………………………… 156
10．V_4，V_5 の巨大陰性 T ………………………………………………………… 158
11．$V_2 \sim V_5$ の巨大陰性 T ………………………………………………………… 160
12．$V_3 \sim V_5$ の巨大陰性 T ………………………………………………………… 162
13．I，II，aV$_L$，$V_3 \sim V_6$ の巨大陰性 T ……………………………………… 164
14．完全右脚ブロックを伴う巨大陰性 T …………………………………………… 166

第XI章　QT 延長 …………………………………………………………………… 169
■ ST 延長を基盤とした QT 延長 ………………………………………………… 171

One Point Lecture

自動解析心電計 ……………………………………………………………………… 30
異常心電図と心疾患 ………………………………………………………………… 54
誘導の取り違い ……………………………………………………………………… 68
集団検診における指導区分 ………………………………………………………… 74
安全対策 ……………………………………………………………………………… 96
高齢者の心電図 ……………………………………………………………………… 140

＊本書では本文中において著者が強調すべきとする箇所にアンダーラインを入れております．

第Ⅰ章 P波

1. P波の測定

陽性P波の電位はPの直前で基線の上縁から陽性Pの頂点まで，陰性Pの電位はPの直前で基線の下縁から陰性Pのもっとも深い点の下縁までを測る．P電位が高くなるとTaが深くなるので，P終了部の基線からP頂点までを測ると，実際の値より高めに評価するという過ちを犯す．

P幅は，陽性Pなら基線の上縁で，陰性Pなら基線の下縁で測るのが習わしである．そしてP幅の判定は12誘導のうちもっとも幅広く描かれた誘導で決める．これはP波の起始部や終末部の電位が小さいため，誘導部位によっては基線を這っている場合があるためである．

2. 正常P

P波形は自律神経緊張の影響を受ける．交感神経の緊張ではpacemakerが静脈洞結節の頭部へ，副交感神経の緊張では尾部へ移動するため，心房興奮の方向が変わりP波形は変化する．心房内興奮伝導は単純でないが，それぞれの部位における興奮伝導を平均すると右上→左下へ進むことになる．また右房興奮は左房興奮に先行するが，P波を右房興奮期と左房興奮期に一線を画して分けられるものではない．

正常Pの電位は2.5mm未満，幅は0.12秒未満，電気軸は約65°であり，V_1の終末陰性Pの深さは1.0mm未満，終末力は-0.04mm秒未満とされている．しかしこの値を超えても，右室や左室の負荷所見がない場合は偽陽性である確率が大きい．

3. 左房負荷

一般に幅0.12秒以上，二峰性でその峰頂点間隔は0.04秒以上，P幅/PR部時間(Pの終わりからQRSの始まりまでの時間)がⅡ誘導で1.6を超えることが取り沙汰されているが，V_1のP終末力が-0.04mm秒を超える所見がもっとも信頼できる．P終末力の増大は左房圧が主として関与しており，冠動脈性心臓病のときは左室機能低下による左室拡張終期圧上昇の反映である．

4. 右房負荷

Ⅱ, Ⅲ, aVFとくにⅡ誘導でのPが2.5mmを超えること，そしてP軸が$+75°$を超えて右偏することが一般に基準とされているが，これだけでは臨床上あてにならない．V_1の初期陽性Pが0.06mm秒，右胸壁誘導でQR, Qr, qR, qRSを呈することや，V_1のQRS全振幅が6mm以下でV_2の全振幅の1/3以下となる所見を伴えば，右房負荷の確率は高くなる．右胸壁誘導で終末Rが出るのは，拡大した右房が心長軸を回転させ，心室興奮がもっとも遅れる中隔上部電位を反映させるためであり，V_1でQRS振幅が減るのは，拡大した右房が導子と心室間の距離を広げるためと解釈されている．

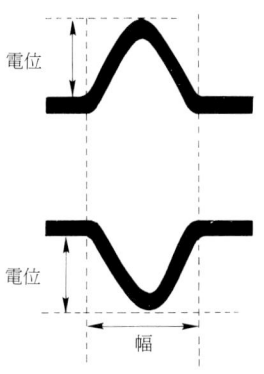

図Ⅰ-1　P波の測り方

1 V_1, V_2 の二相性 P と V_3～V_6 の二峰性 P

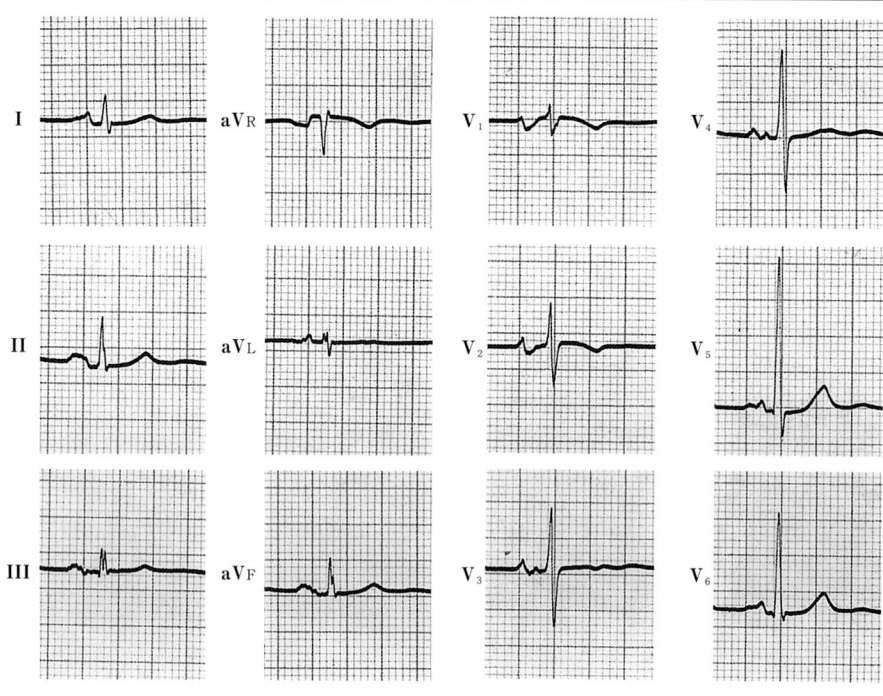

図 I-2　僧帽弁狭窄症　　58歳，女

異常所見

　V_1, V_2 で P が二相性を呈し，V_3～V_6 の P は二峰性であり，P 頂点間隔は 0.08 秒に近い．P 幅は通常，標準肢誘導のうち最大のもので測るが，本例では II 誘導で 0.12 秒を示しており，V_3～V_6 でも同等の値が測定される．P 幅が増大しており，二峰性の P 頂点間隔も異常に開いているということは，左房肥大の所見そのものであるが，本例は典型的な僧帽 P を描いていない．
　ところで V_1 の二相性 P は，陰性相が深く幅も広い．一般に，V_1 の P 陰性相が 1.0 mm 以上であったり，その幅が 0.04 秒を超える場合，または P 終末力 (P terminal force) が -0.04 mm 秒以上の場合は左房肥大とする基準がある．これによると本例の Pv_1 所見は左房肥大の基準を満たしている．

臨床情報

　発作的に動悸が起こるという訴えで来院した症例である．動悸発作は頻脈型の心房細動であり，ジギタリスで洞調律に戻ったが，非発作時の聴診で僧帽弁狭窄症と診断された．UCG および心臓カテーテル検査で，僧帽弁狭窄症であり，左房拡大を呈するが，僧帽弁口面積は 1.9 cm² であり，外科的処置の適応はないと判断された．

コメント

　従来，右房負荷は肺性 P，左房負荷は僧帽 P という概念で教科書教育がすすめられてきた．しかし実地臨床はそんな単純なものではない．元来，心房負荷の心電図診断は効率のよいものでなく，教科書を過大評価すると大きな落とし穴が待っている．ここはさまざまな観点から柔軟に対処する必要がある．

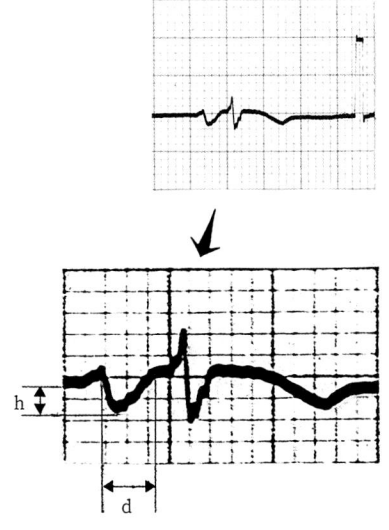

図 I-3　P 終末力 （P terminal force ［P-tf］）
　　　　＝－h mm×d 秒

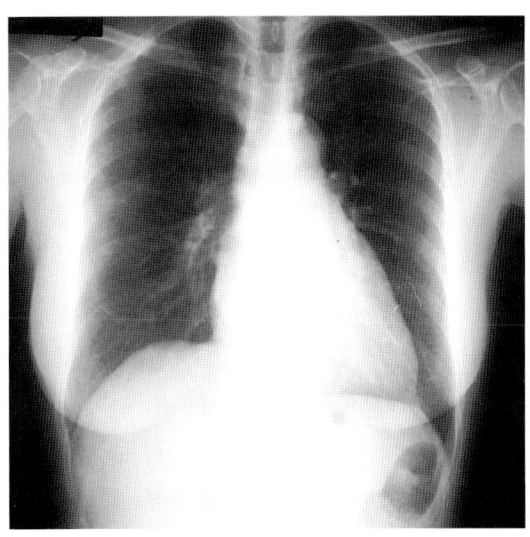

図 I-4　胸部 X 線所見

ところで，左房負荷の心電図所見のなかで感度が高いのは，V_1における二相性Pだという考え方がある．とくに米国では，高血圧症例の左室肥大判定に，左胸壁誘導の二峰性P所見を重要視している．つまり，左室負荷があれば，壁が厚くない左房は相応の負荷を受けるから，胸郭が厚いため左室肥大があってもR電位が増高しにくいデジタル的弱点を，Pのアナログ的所見で補おうとする考え方である．

この点については，心筋虚血を含めて，一過性の左室収縮不全の場合，右胸壁誘導でP終末力の増大が一過性に現れることが古くから知られている．

なおこの所見は，心房の重量というよりむしろ左心房圧や容積と関連が深いところから，左房肥大という器質的名称でなく，左房負荷と呼んだほうが適当ではないかと考える．もちろん，心房についても心室についても，肥大や拡張の診断はUCGに任せるべきであり，心電図はその手がかりとしてのスクリーニング的立場となった時代である．

ところで，P終末力の計測は，記録紙の方眼を利用すれば簡便である．つまり方眼の1コマは横が0.04秒で縦が1.0 mmであるから，Pv_1の陰性相が深さも幅も1コマ以上であれば－0.04 mm秒より大であることがわかる．ただしこのとき，陰性Pの電位はPの直前で基線の下縁から陰性Pのもっとも深い点の下縁まで，陰性Pの幅は基線の下縁で測るというルールを守ることが大切である（図I-1）．

表 I-1　左房肥大の判定基準

所　見	感度*	特異性*
I，II，IIIのいずれかでP幅＞0.11秒**	33%	88%
I，II，IIIのいずれかで二峰性P，頂点間隔＞0.04秒	15	100
V_1のP陰性幅＞0.04秒	83	80
V_1のP陰性相≧1.0 mm	60	93
V_1のP終末力≧－0.04 mm秒	69	93
P幅/PR部時間＞1.6	31	64

* Munuswamy, K., et al. (1984)　** 一般には＞0.12秒が使われる

② V_1 の深い陰性 P

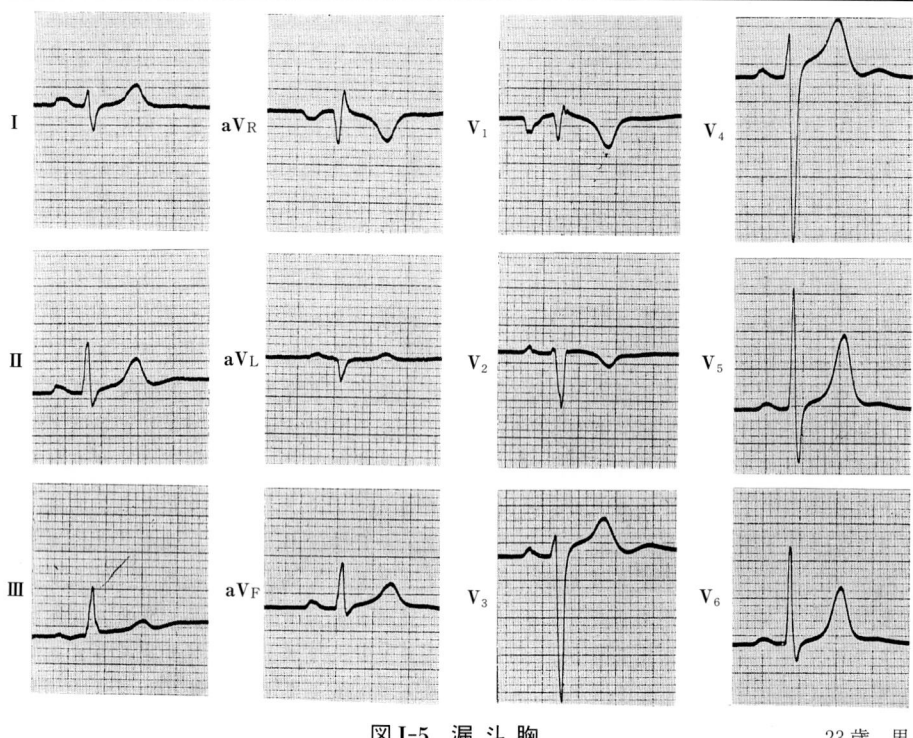

図 I-5　漏斗胸　　　　　　　　23歳, 男

> **異常所見**
>
> 　V_1 の深い陰性 P が目につく異常所見である．その終末力（図 I-3）は -0.06 mm 秒に達しているが，左房負荷にしては P 幅が広くなく，二峰性という特徴的波形が他の誘導のどこにもみられない．
>
> 　また V_1 は Qr 型で，上昇した ST が陰性 T へ移行する ST 部は上に凸を描くが，J 点から T 波にかけての下り具合は比較的急峻であり，典型的なドーム型ではない．一般に V_1, V_2 の陰性 T は正常範囲内の所見であるが，それにしては V_1 の陰性 T が通常よりは深すぎる．
>
> 　なお I で R＜S, aVL で QS の所見は右軸偏位を示すものであり，これに伴う心長軸の時計方向回転で移行帯が V_4 と V_5 の間へずれたものと考えられる．

臨床情報

　これは胸部 X 線写真で心拡大を指摘され来院した症例の心電図である．視診では漏斗胸であり，聴診では肺動脈領域に II 度の短い収縮期雑音が聞かれる．胸部 X 線写真では心陰影が左偏し，あたかも左 4 弓が拡大しているかのごとき印象を受ける．UCG では心房・心室ともに肥大・拡張の所見はない．

コメント

　V_1 で±型の二相性 P が描かれることは少なからずある．これは心臓の位置変化によって，左房の興奮ベクトルが水平面で左後方へ向かったときにみられる所見である．極端な場合は，V_1 で P が下向きを呈することもある．しかし V_2 では，P

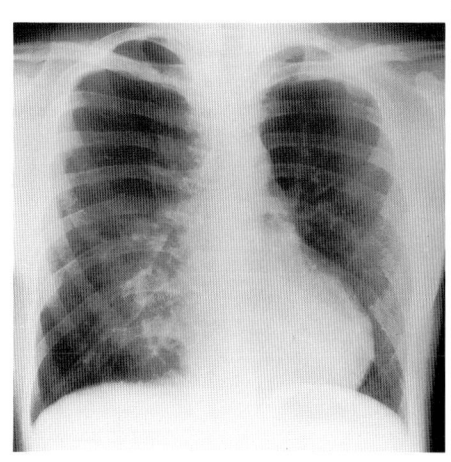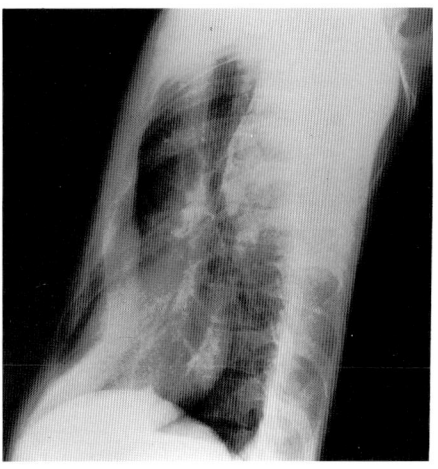

図 I-6　胸部X線所見

表 I-2　漏斗胸の心電図所見

1．V_1 で巨大陰性Pと Qr 型
2．poor R progression
3．V_1〜V_2（時に V_3）の陰性T

が二相性を示しても，まったく下向きの波形が描かれることは，横隔膜低位のため V_1，V_2 の導子が心臓に対し相対的に高い位置にある場合を除いてはまれである．

　本症例の V_2 は陽性P波を示しているが，それにしても V_1 の陰性Pはきわめて深く，P終末力は -0.06 mm秒に達している．正常では一般に -0.03 mm秒を超えないとされているが，ときに -0.04 mm秒を超える健康者も知られている．

　ところで漏斗胸の心電図所見は，V_1 で深い陰性P波を示すのが特徴の一つである．これは，胸郭変形のため右房がより前方へ回転し，V_1 でとらえた心房の興奮が左後へ向かうためである．そして漏斗胸の場合は，心室興奮がもっとも遅れて起こる左室後基部，肺動脈円錐部，心室中隔の最上部がより右方へ偏位するため，V_1 では rSr′ 型や Qr の波形が描かれる．

　なお V_1，V_2 の陰性Tは漏斗胸による機械的な右室負荷の結果とも想定できるが，聴診所見や UCG 所見から，単なる位置異常によるものと解釈している．

　漏斗胸は視診の段階で診断できる．したがって心電図波形が異常を示そうと，胸部X線で心陰影が異常であろうと，臨床の場では苦労することがない．ところが集団検診の場では，診察を担当した医師が漏斗胸である旨を記載してくれないかぎり，心電図だけや胸部X線だけの判定を担当した医師はその異常所見の意味づけに当惑するものである．

　図 I-5 のような心電図に接したとき，ふだんから心電図判読に慣れている医師にとってはワンヒントだけで漏斗胸を思い浮かべるが，それにしても被験者を診察しないことには確証が得られるものでない．

　この単純な心臓の解剖学的位置変化による心電図や胸部X線の異常所見に困惑することがないためには，漏斗胸なり straightback なり，胸郭変形の記載がほしいものである．

3 II, III, aVF の尖鋭な増高 P

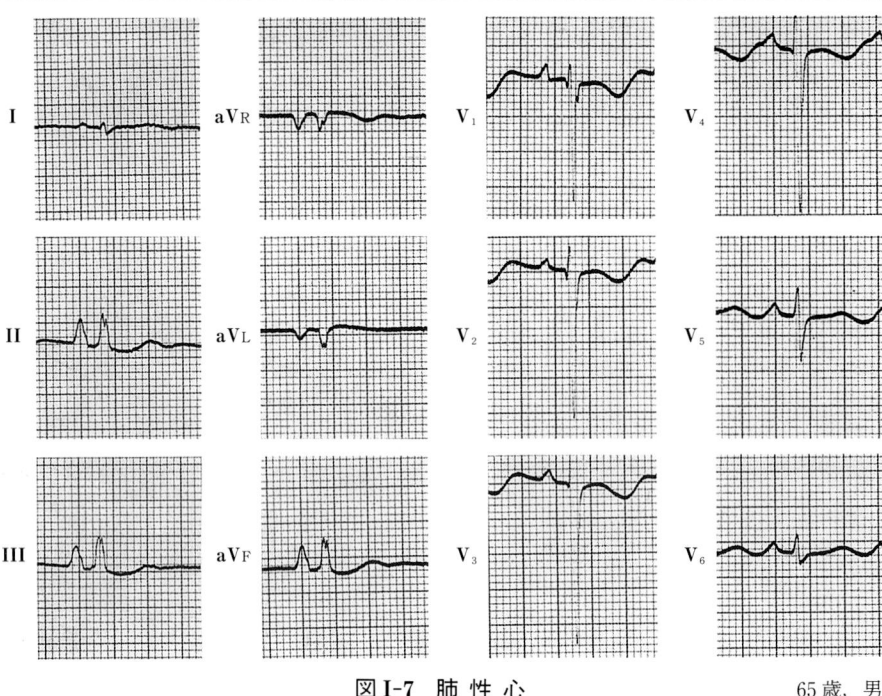

図 I-7　肺性心　　　　　　　　65歳, 男

> **異常所見**
>
> 　II, III, aVF の P が尖鋭で, P_{II} は 3.2 mm, P_{III} は 2.7 mm, P_{aVF} は 3.0 mm もあり, 肺性 P と呼んで支障はない. また V_1 の P も尖鋭化しているが, V_1 で陽性 P の電位 (mm) と幅 (秒) との積が 0.06 mm 秒以上を右房肥大とする考え方もある. 本例では電位が 1.8 mm, 幅が 1.7 コマ (0.04 秒 × 1.7 コマ = 0.068 秒) であるため, その積は 0.06 mm 秒を優に上回る.
> 　QRS は肢誘導と V_6 で低電位であり, V_5 もその傾向はあるが, QRS 振幅は 10 mm を超えている. しかし Rv_5 は 7 mm に満たず, Rv_6 は 5 mm に満たないし, R/S 比は V_5 で 1.0 未満と, 慢性閉塞性肺疾患らしい所見である (第VIII章 表VIII-3). ここでとくに重要なのは, I 誘導で P が平坦で QRS 振幅が小さく rs 型を呈している点である. 本症では QRS I 振幅が 1.5 mm 未満とされているが, この例では 2.0 mm 近い. しかし実際にはカットオフ値に厳しくこだわらないのが, 臨床医として妥当な態度であろう.
> 　また胸壁誘導の T 波は V_1 から V_4 まで陰性である. これは右室負荷を推測させる所見である. 一般に右室負荷による陰性 T は V_1, V_2 に現れるものであり, 時に V_3 へ波及することはあっても V_4 まで達することはないのが常識的な考え方である. しかし垂直心をとるために起こった長軸の時計方向回転が, V_3, V_4 の導子の前に右心室を張り出させた結果, QRS も T も右室の活動電位をとらえたものと考える. もちろん本症では QRS 平均ベクトルが水平面で後方へ向かうから, V_4, V_5 で S 波が深いのはこの影響も加わっていると考えられる.

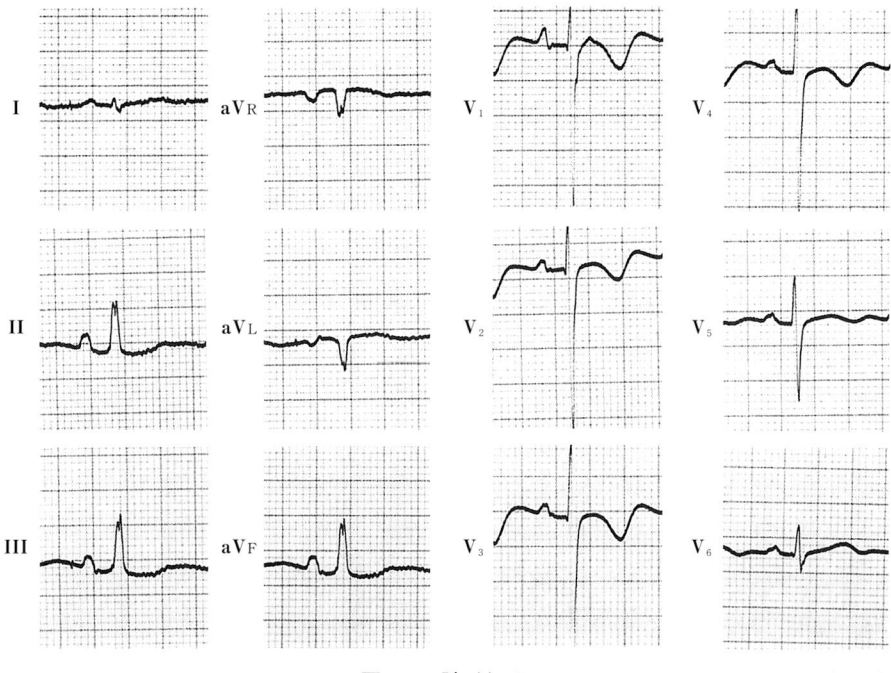

図 I-8　肺性心　　　　　　　　　65歳，男

臨床情報

気管支喘息を基盤にうっ血性心不全を伴った症例で，いわゆる肺性心という状態である．この心電図記録時の動脈血 Po_2 は 39.1 mmHg であった．

コメント

図 I-7 は慢性閉塞性肺疾患の典型的心電図である．ところで本例が入院治療を受け，12 日後に記録した心電図が図 I-8 である．以前の波形と比べると，II，III，aV$_F$ の P 電位は減少し，もっとも高電位の II 誘導でも 2.0 mm しかない．元来，肺性 P の成因は右房収縮期圧上昇と動脈血 Po_2 低下であるが，図 I-8 を記録したときの動脈血 Po_2 は 39.7 mmHg と，あまり変わっていない．したがって，今回 P II，III，aV$_F$ の電位が正常化したのは，治療により，うっ血性心不全が改善し右房収縮期圧が低下した結果であろうと考える．

ところが今回，V$_1$ の陽性 P の電位と幅の積は 0.16 mm 秒と，前よりは増加している．つまり V$_1$ でみるかぎり右房負荷が増強したようにもとれるが，今回の記録では QRS 振幅が I 誘導を除く全誘導で増加している点に注目してほしい．これは，うっ血性心不全の改善によって心起電力が増加した結果と考えれば説明がつく．なお V$_5$，V$_6$ の P 電位が減少したのは，右房負荷改善の反映であろう．

QRS 振幅の増加の成因には，QRS 平均ベクトルの向きがずれ，誘導部への投影が増す場合も考えられるが，前額面と水平面への投影が同時に増大するという器用な平均ベクトルの偏位は，実際上ありえない．

また本例では aV$_L$ で QS を呈している．しかし I 誘導には Q がないので心筋梗塞は否定的である．そして QS 振幅が小さく P も陰性であることは，立位心の結果と考えてよい．

要するに，図 I-8 の P は幅のわりには電位が高いが，頂点は尖鋭化しておらず，電位基準からも肺性 P と呼べる波形ではない．しかし，lead I sign（第III章 6 45 頁参照），V$_5$，V$_6$ の QRS 振幅減少，V$_5$ の R/S<1.0 などの所見から，単なる立位心による P 増高とは鑑別されるものである．

4 IIの偽肺性P

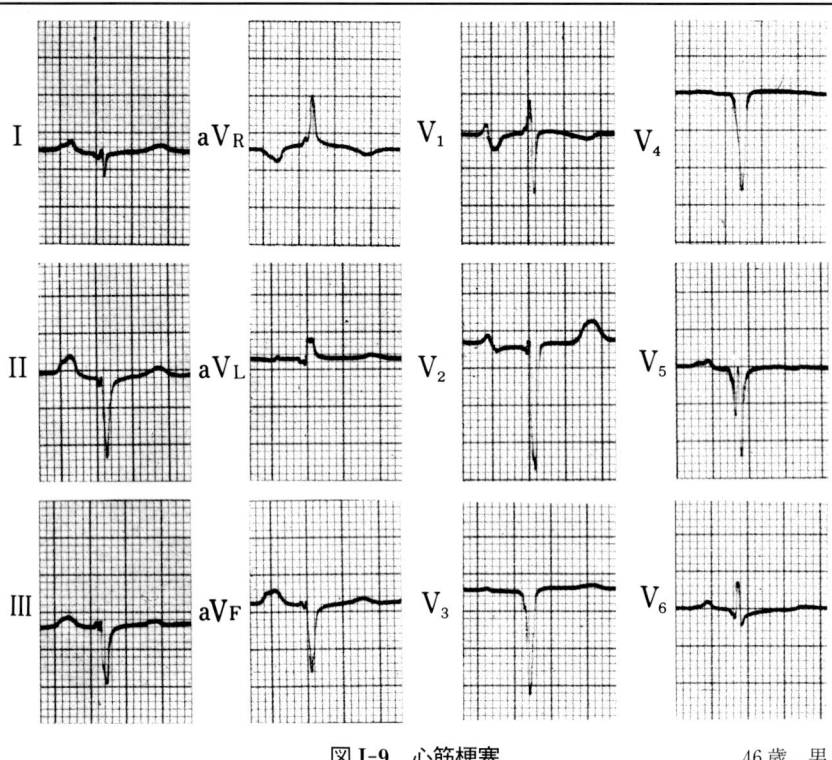

図 I-9　心筋梗塞　　　　　　　　　46歳，男
(V_3, V_4 は 1 mV＝0.5 cm)

> **異常所見**
>
> 　V_3〜V_5 が QS 波であり，元来は r 波で始まるべき V_2 が qrS を呈している．つまり前壁梗塞の疑いは十分ある．ST 上昇や冠性 T がないところから，これが心筋梗塞なら古いものであろう．なお I や aV$_L$ では，電位は小さいが 0.03 秒に及ぶ幅広い q 波がみられ，もしこれを心筋梗塞とみなせば，梗塞が高位側壁にも及んでいることを意味する．
>
> 　判読がやっかいなのは II，III，aV$_F$ の QRS が 1 mm に満たない小さな r 波で始まっている所見であるが，これは下壁梗塞が陳旧化した波形とも推測できる．
>
> 　それはそれとして，ここでは異常 P 波に焦点を当てて検討をすすめる．まず V_1 の P は二相性で，陰性相は －1.0 mm に達し 0.04 秒以上の幅をもっている．つまり P 終末力（11 頁参照）は －0.04 mm 秒以上である．これは左房肥大の特徴的所見で，I，II，aV$_F$，V_5 の P が二峰性であり，前の峰より後の峰のほうが電位が高く，V_5 では二峰の頂点間隔が 0.06 秒に達していること，P 幅が全体で 0.12 秒に及んでいることなど，左房肥大を反映した所見がそろっている．
>
> 　なお PQ は 0.22 秒を示している．

臨床情報

　高血圧症を指摘されていたが治療は受けていない．2 年半前，勤務中に胸内苦悶が起こり，狭心症と診断されている．1 年前に脳梗塞に罹患，半年前，胸部狭窄感に襲われ，このとき初めて心筋梗塞と診断された．来院時の血圧は，162/108 mmHg で，降圧剤と抗狭心薬による治療を開始し

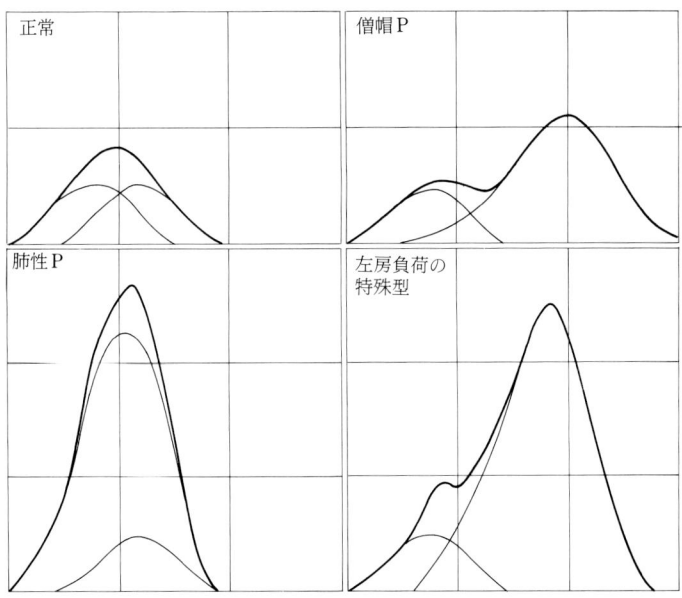

図 I-10　心房負荷のP波（II誘導）

たが，右上下肢不全麻痺のほかとくに自覚症状はないので，冠動脈造影は行っていない．

コメント

　本心電図のII誘導にみるP波電位は2.5 mmには達していないが2.0 mmは優に超えている．典型的な左房肥大の肢誘導所見は，P幅が0.12秒以上で二峰性を呈するもので，僧帽Pと呼ばれる．ところが本例では，P幅が0.12秒ぎりぎりであるのにP電位が高いというパターンを示している．

　実は左房拡大があっても左房壁の肥厚がわずかなときは，P幅の延長が目立たず，むしろP電位の増高が目立つものである．もちろん増高Pの成因は左心房であって，二峰のうち後方の峰が増高する．このため，一見して肺性Pに似た印象を受けることがあり，この波形を偽肺性Pと名づけている．

　元来，P幅増大は，著明な左房肥大のため左房の興奮時間が延長したり，左房内刺激伝導に障害をきたした結果とされており，実際にこれほどの左房肥大は僧帽弁口狭窄症の上へ出る疾患はない．ここに僧帽Pと名づけられた理由がある．

　ところで肺性Pとは，幅は正常であるが電位が2.5 mm以上の尖鋭なP波と定義され，II，III，aVFにみられるものである．これは右房肥大を意味する所見とされているが，その成因は単純なものでない．しかも真の右房負荷がありながら，P電位は2.5 mmに達しない症例も数多い．

　それでは幅があまり広くない，電位の高いPが肢誘導にみられたとき，これを左房負荷とみるか右房負荷とするかの鑑別は，前者で<u>V_1に終末力の大きい明らかな陰性Pを伴う点</u>による．

　なお偽肺性Pの典型的パターンは，円滑な丘状でなく二峰性であり，前の峰より後に続く峰のほうが大きい．これは，前の峰は右房興奮に左房興奮の始まりが重なったものであり，後の峰は電位が増高した左房興奮によるものだからである．これに対して肺性Pの典型的パターンは，尖鋭な単一丘状波型で，二峰を呈することはまずない．

　そうはいっても，P波は正常の場合でも多少なり凹凸がみられる例が少なからずある．そのため二峰にみえる場合には，<u>二つの峰の頂点間隔を測定することが両者を鑑別する鍵</u>となる．つまりこれが0.04秒以上なら後の峰を左房興奮によるものと考える．一般には0.03秒を限界値としているが，健康者でもこの値を超えることが少なくないからである．

5 II, III, aVF の増高 P

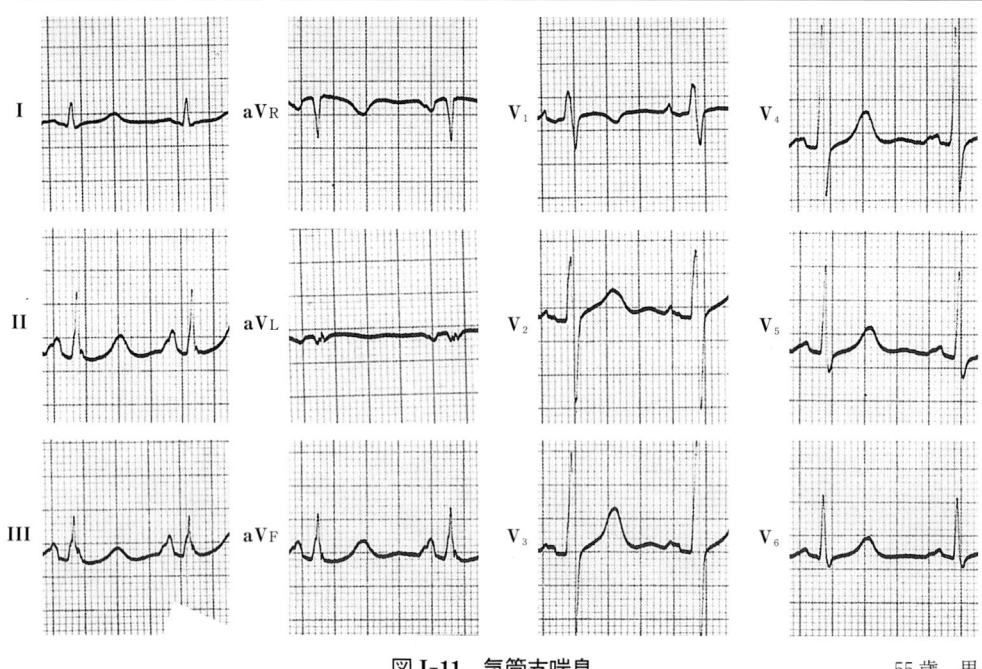

図 I-11　気管支喘息　　　　　　　　　　55歳, 男

異常所見

II, III, aVF で P が増高している．P 幅は 0.10 秒程度であるが，電位を右端の波形でみると，aVF では 2.5 mm ぎりぎり，III 誘導では 2.5 mm 強，II 誘導では 3.0 mm であり，この波形を肺性 P と呼んでもよい．ただ通常の肺性 P と違って，本例は P 上行脚にノッチを描いており，偽肺性 P（図 I-10）のパターンに似ている．V_2〜V_6 の P は二峰性を呈し，V_4〜V_6 では後半の峰のほうが最初の峰より電位が高いところから，左房負荷の疑いももたれるが，V_1 の P 波形からは左房肥大が否定的である．

臨床情報

気管支喘息の患者で，5 年前からプレドニゾロン治療を受けている．％肺活量は 118％，1 秒率は 71％，胸部 X 線では左右に古い硬化性病巣がみられる．UCG では左房に異常所見はない．

コメント

本症例の肺性 P は，通常みられる電位の高い単一波形と違って，P 波の上行脚にノッチを描いている．そして P の始まりから頂点へ達するまでの上行脚は比較的緩やかであるのに対し，P 頂点から基線へ戻る下行脚は急峻である．元来，P 波の前半部は右房の興奮であり，その後半部は左房の興奮時期に相当しているから，このパターンは左房の興奮電位が増大した結果ではないかという考え方がもたれる．本例の肺機能検査からは閉塞性肺疾患であり，このような症例でもまれながら左心機能の低下を伴うことが知られている．

左心機能が低下すれば，当然のことながら左房負荷が起こり，それが心電図の P 波に反映されても不思議な話ではない．

元来，II, III, aVF の P 電位増高は，立位，頻脈，運動負荷でもみられる非特異的なもので，な

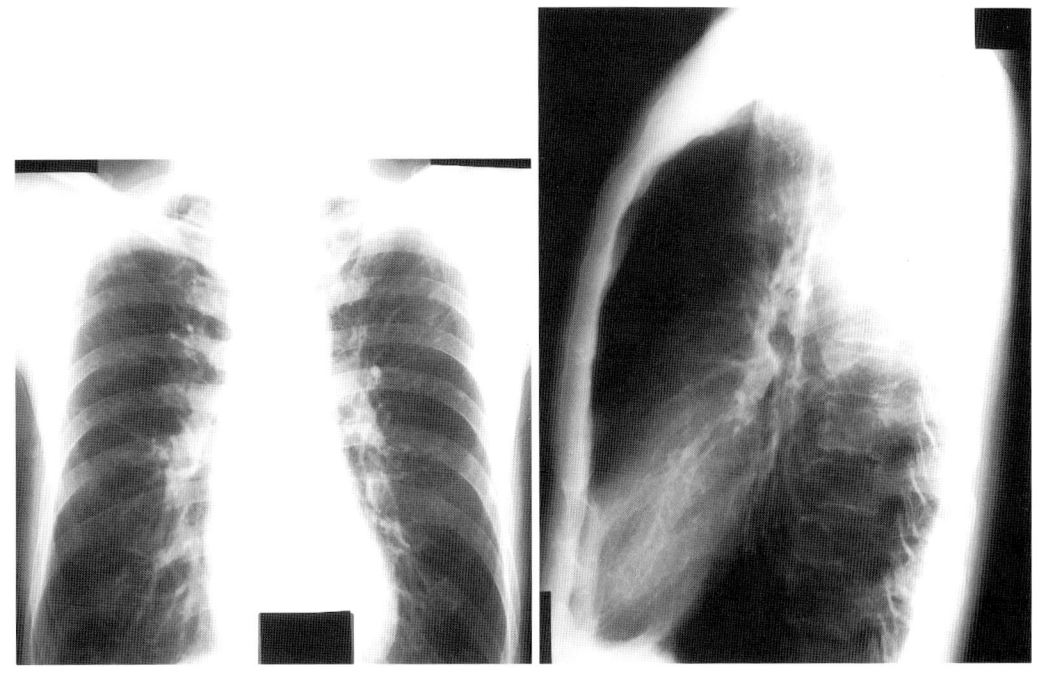
図 I-12　胸部 X 線所見

にも右房負荷に限った特徴的波形ではない．それはそれとして，左房負荷が肺性 P のパターン，つまり II，III，aVF で P 電位の増高を起こすという報告がある．これを教科書に記載しているのは Chou, T. C. (Electrocardiography in Clinical Practice. ed. 3, Sounders, 1991) と Goldschlager, N. and Goldman, M. J. (Electrocardiography : Essentials of Interpretation. Lange Medical Publ., 1984) である．

前者によると，肺性 P を呈する 100 例のうち 36 例は左房肥大であり，この波形は，高血圧症，冠動脈性心臓病にみられると記載されている．そこに引用されている症例の P 波はまったく単純な肺性 P であるが，この波形を偽肺性 P (pseudo P pulmonale) と名づけている．

そして後者は，重篤な左房の脱分極は P 波終末部の高電位を示すが，その根拠は V_1 の P が深く幅広い陰性相を呈することにあると述べている．そして紹介されている症例の P 波は，本症例と同じく II，III，aVF で上行脚にノッチを伴った肺性 P である．

ところで，偽肺性 P とは左房肥大の一つのパターンで，P 幅は広がらず P 電位だけ高くなったものである．理論上は，左房肥大が起これば左房の興奮終了が肥大した分だけ遅れて当然であるから，右房興奮の始まりから左房興奮の終了までの反映である P 幅は広がるはずである．つまり左房肥大の典型的パターンは僧帽 P となる．

しかし一方で，この際の P 幅増大は肥大した左房による興奮時間の延長ではなく，刺激伝搬の障害に原因があるという意見がある．となると，刺激伝導障害を伴わない場合の左房肥大が偽肺性 P のパターンをとるのかとも考えられる．

いずれにせよ本症例の P 波は偽肺性 P でなく，右房内刺激伝導障害によりノッチを生じた肺性 P である．本例が左房肥大でないという心電図上の裏づけは，<u>V_1 の P が二相性にみえるものの陰性相は浅く，左房性 P を呈していない点</u>である．

6 II，III，aVF の尖鋭な増高 P

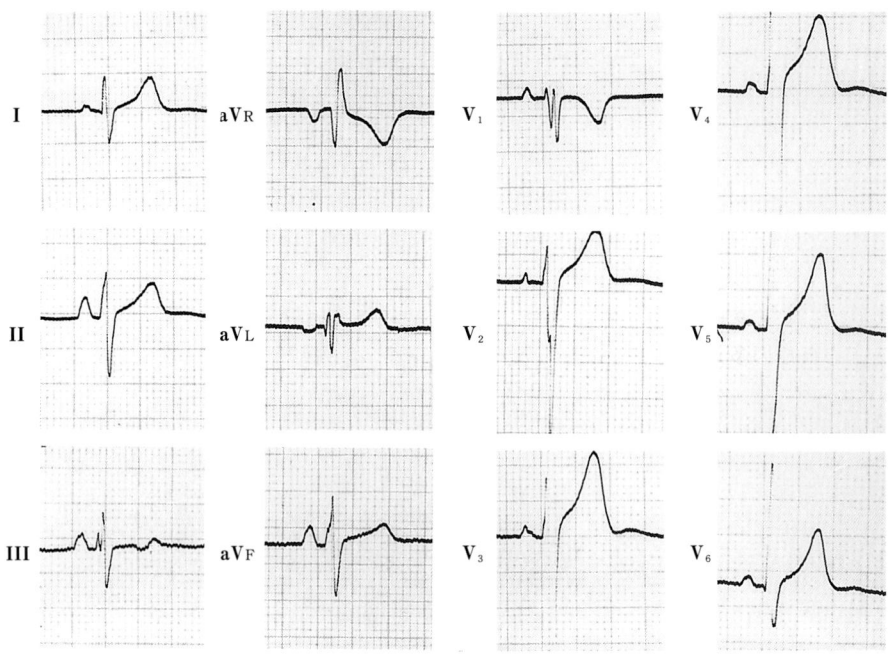

図 I-13　扁平胸　　　　　　　　　15歳，女

異常所見

　II，III，aVF で尖鋭な P 波がみられる．P 幅は 0.08 秒と正常であるが，P 電位は II で 2.5 mm を超えており，診断基準のうえからは肺性 P と呼んで支障はなかろう．そして QRS は，いわゆる $S_1 S_2 S_3$ パターンに似ており，移行帯が V_5 近くにずれている．

　元来 $S_1 S_2 S_3$ 型とは，I，II，III ともSを示し，しかもこの3誘導とも R≦S という特徴的波形である．このパターンは正常者にもみられるが，このときのSは深くないもので，その正常限界は I で 3 mm，II で 4 mm，III で 8 mm といわれている．

　また V_1 では rSr′S′ 型で，V_6 のS幅が広めであるが，不完全右脚ブロックではなく，心室興奮終末ベクトルが上後右寄りへ向かったものである．

臨床情報

　本例は胸郭前後径が狭く，身長 178 cm，BMI 20.0 の健康体である．

コメント

　右房負荷がない場合でも，横隔膜が下降して垂直心になるときは，下壁誘導の P 電位は増大し II，III，aVF で 2 mm に達することがある．このため，P尖鋭所見は 2.5 mm 以上を異常としているが，本例のように心房の位置変化だけで 2.5 mm を超える場合もある．

　aVL の QRS 振幅が小さいのは半垂直位のためであるが，心臓が立位をとるときには長軸が時計方向回転を起こす．これが移行帯の左方ずれをきたした理由である．

　また極端な軸偏位を示しているのは，胸郭変形による心臓の変位によるものであろう．

第II章　δ波を見逃すな

　心電図判読に日ごろ自信をもっているベテランであっても，多数の集団検診心電図を短時間に判読する場合は，小さなδ波を見逃すことがまれならず起こる．これらの多くは臨床的に重大な意義をもっていないかもしれないが，時に陰性δ波がQ波に紛らわしい所見を呈することもあり（第VIII章，図VIII-3, 16），また，副伝導路症候群では運動負荷試験で偽陽性を呈することが多いので，最初のボタンの掛け違いで思わぬ方向へ事態が進む可能性がある（図II-8）．

　かといって，一つの誘導だけにδらしい所見がみられても，これを副伝導路症候群と決めつけるわけにもいかない．ここは1枚の心電図だけで判断を下すわけにもいかないが，過去の心電図や今後の心電図波形と照らし合わせると診断は容易な症例がある．ここでは診断がやさしい症例から，それが困難な症例まで順を追って紹介する．要は，WPW型（図II-1の狐）が正常伝導へ化けそこねているとき，副伝導路症候群の特徴であるδ波という尻尾を見逃さぬことである．

　これをエレガントに診断する方法として，電気生理学的手段がある．His束心電図に示されるKent束伝導の特徴は，AH間隔（房室結節通過時間）は正常であり，HV間隔（His束興奮とδ波出現との時間差）は正常より短いか，同時か，あるいはH振れがV振れの後期にみられる．ここで心房pacingで心拍数を増加させると，心拍数の増加に伴いAH間隔は延長してくる．つまり正常房室伝導を介する心室興奮に遅れが生ずるため，副伝導路を介した心室早期興奮範囲が広がり，δ波は持続時間も電位も増加する．この結果，心房pacing前にδ波形が不明瞭であった場合は，これによって明らかなWPW波が得られるわけである．

　ただしMahaim線維を介する副伝導路の症例ではAH間隔は正常でHV間隔が短い特徴があるが，心房pacingで心拍数が増加するに従いPR時間もAH間隔も延長するが，δ波は不変のままである．また，James線維とMahaim線維の両者によるWPW波形のδ波の場合も，心房pacingで変化は起こらない．したがってMahaim線維による小さなδ波の解明は，正規伝導時の心電図と比較するという素朴な方法が手っとり早い．

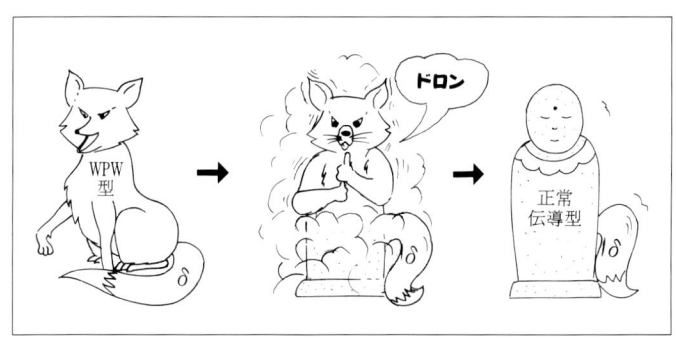

図II-1　小さいδ波を見逃すな

1 V_3 の小さいδ様波形

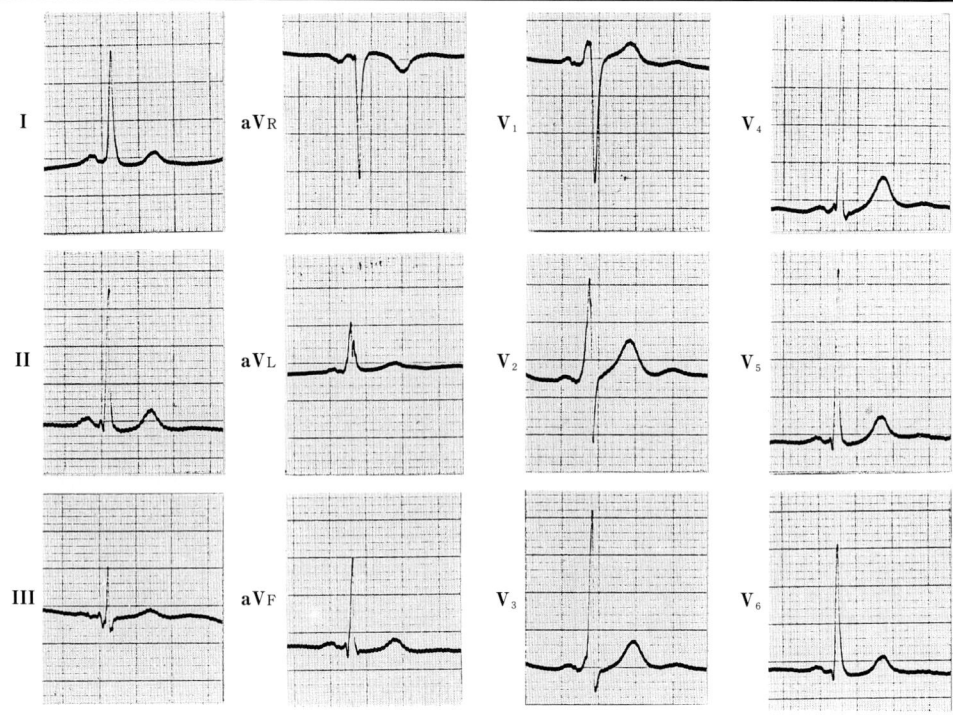

図 II-2　副伝導路症候群　　　　　　　　49歳, 男

> **異常所見**
>
> 　V_3 では，P の終了部と QRS 起始部との間に小丘状の波形がみられる．V_2 では，P の終了部からいきなり QRS が始まり，R の立ちあがりは鋭くない．II，III，aVF，V_5，V_6 では QRS の起始部がノッチを描き，V_4〜V_6 の PR 部は上り坂である．つまり典型的なδ波は描かれていないが，pre-excitation の疑いは濃厚である．

臨床情報

　図 II-2 は集団検診で記録されたもので，心電図以外に特記すべき異常所見はない．

コメント

　同一例について別の機会に記録した心電図を次頁に示す．図 II-3 では，I，V_2，V_3 で PR 部が上り坂，aVF と V_6 で QRS 起始部にノッチがみられる．図 II-4 では，V_2，V_3 で PR 部が上り坂を示すが，一見して正常所見とも判断される．ただ図 II-2〜4 の心電図を総合的に解釈すると，本症例は副伝導路症候群であって pre-excitation の範囲が時期によって縮小していると判断できる．

　なお正規の心室筋興奮では，Purkinje 線維が少ない心室中隔上部と左室後側壁がもっとも遅く興奮する．ところが Mahaim 線維を介した刺激は心室中隔の上後方を早期興奮させるため，ほぼ正規伝導状態の図 II-4 にみられる V_4，V_5 の S 波が図 II-2，3 では描かれなかったとも推測できる．しかし本例のように記録時期が違った心電図では，心臓や電極の位置のずれの影響が加わるから，実際には，同一記録中に正規伝導波形と副伝導波形とが描かれないかぎり，結論は下しかねる．

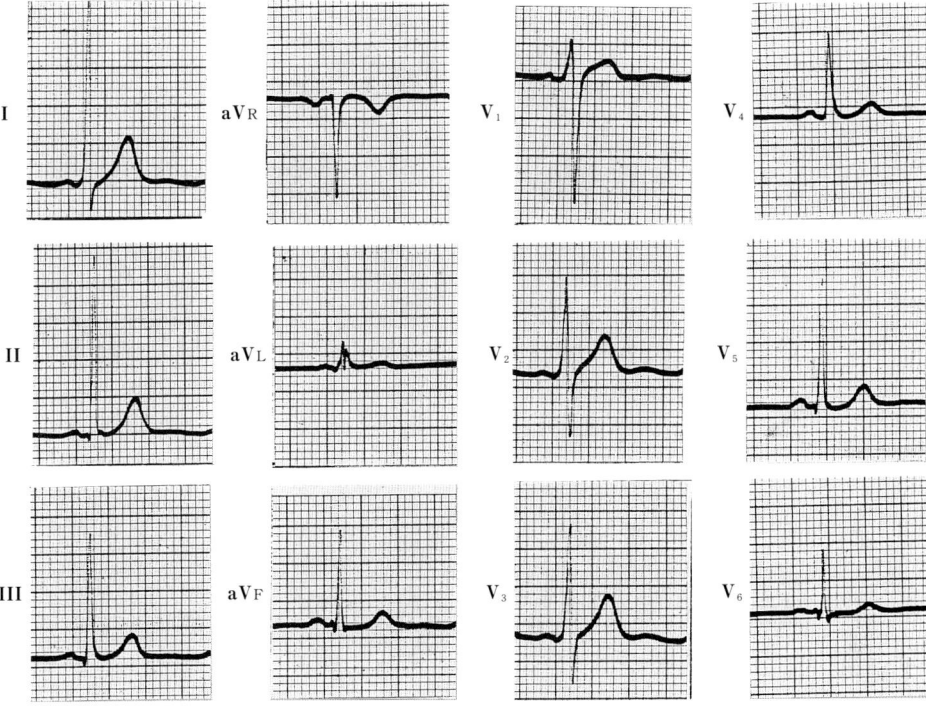

図II-3　副伝導路症候群　　　　　　　　49歳, 男

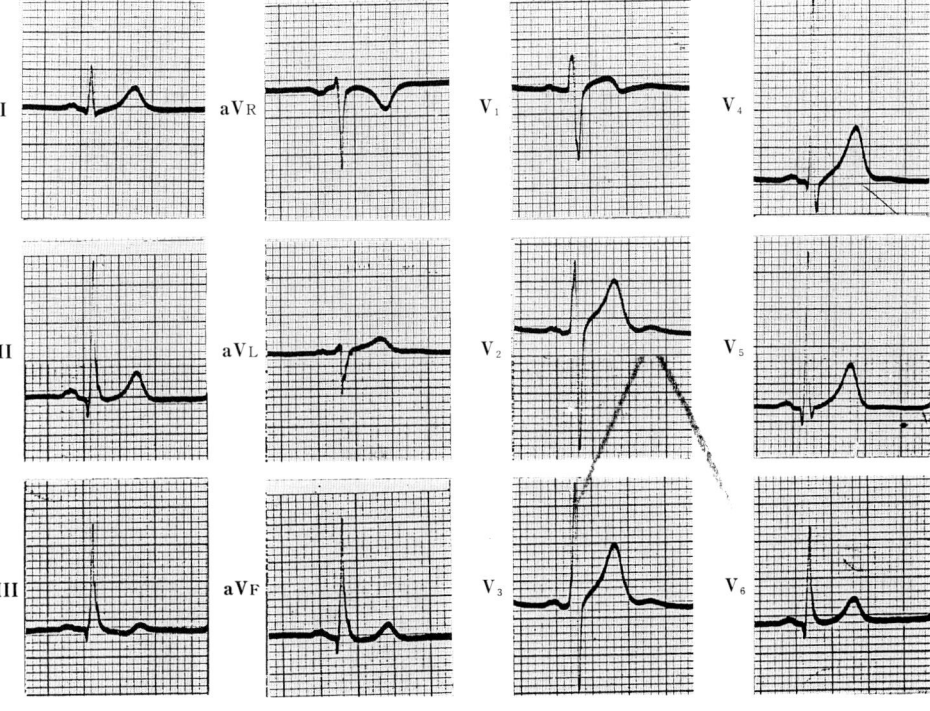

図II-4　正規伝導時　　　　　　　　49歳, 男

② V_4 の小さい δ 様波形

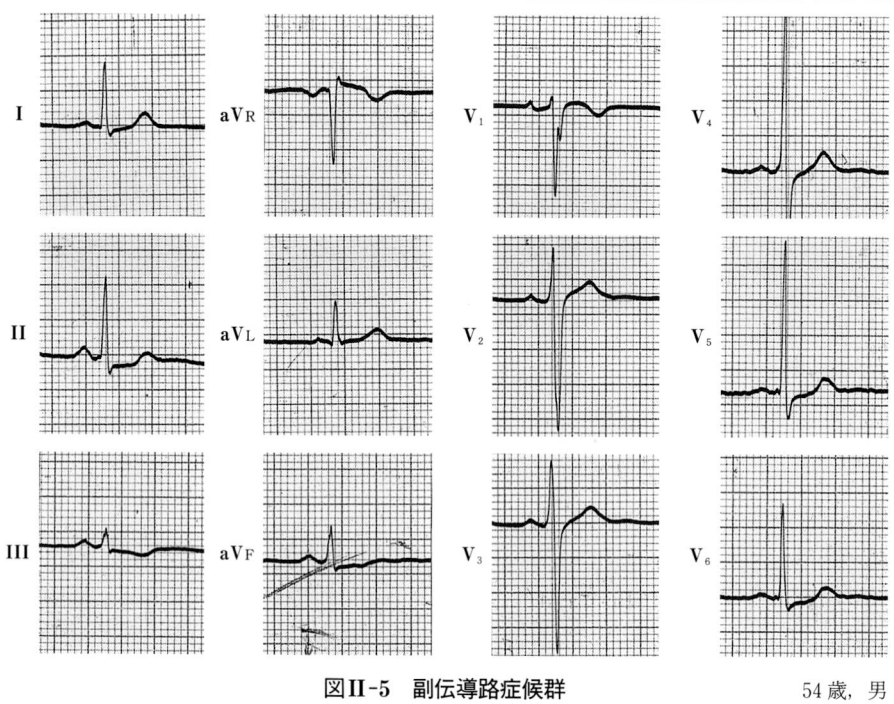

図 II-5　副伝導路症候群　　　　　　　　　54歳，男

> **異常所見**
>
> 　QRS は基線から鋭く立ちあがるのが正常所見であるが，V_4 ではP終了部と QRS 棘起始部との間の PR 部（Pの終わりから QRS の始まりまで）が小丘状の波形で占められている．まさに δ 波に似ているが，他の誘導では δ 波と認識されるものはみられない．
>
> 　ただ慎重に観察すると，II，aVF，V_2，V_3 で QRS の立ちあがりが鈍であり，V_5 の QRS 起始部にノッチがみられる．
>
> 　なお，II，aVF，V_4〜V_6 で ST の J 型下降がみられるが，この程度のものは，まず正常範囲内の所見とみるのが妥当であろう．

臨床情報

　本例は人間ドックの症例で，通常の検査項目では心臓に関するなんらの異常もチェックされず，発作性頻拍を暗示させる既往歴もない．

コメント

　本例のような心電図が，心臓に関する主訴をもって来院した症例にみられることはほとんどない．むしろ，集団検診とか人間ドックなどの不特定多数の心電図記録に散見する．その多くは自動診断方式でチェックされないので支障はないが，ダブルチェックで医師の目にふれたとき，副伝導路症候群の疑いをもたれる．

　ところで，このような症例を精密検査に区分けし医療機関へ紹介しても，確定診断に必要な電気生理学的検査が実施可能でないかぎり，被験者の不安をかりたてるだけで，得るものは何もない．

　発作性頻拍の既往歴がないかぎり，経過をみていくのが良策と考える．

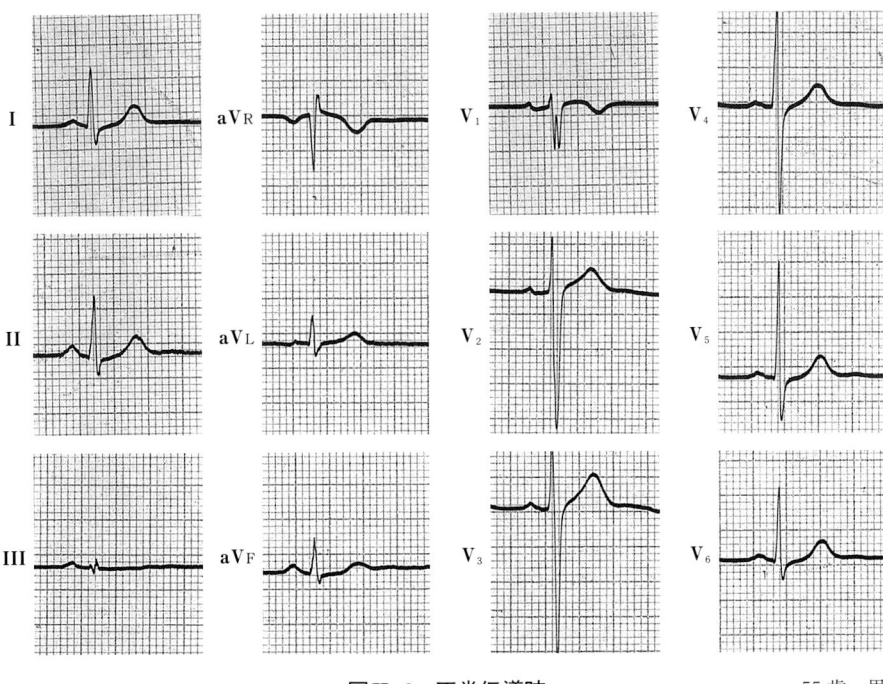

図II-6　正常伝導時　　　55歳，男

　図II-6は前回記録（図II-5）の1年後に人間ドックに訪れたときの記録で，この間，被検者は何の自覚症状もなく経過している．

　とくに異常とチェックする所見はない．図II-5と比較すると，V_1の所見をはじめ，aVR, aVL, aVF, V_5～V_6のQRSに多少の変化があり，移行帯も変化しているが，これらは電極に対する心臓の位置がずれたことや，胸壁誘導の電極の位置が前回と多少ずれたことで説明がつく．

　前回記録と違うおもな所見は，δ波に似た所見が消失し，QRSの立ちあがりが全誘導で尖鋭になったことである．そして前回示された正常範囲内のST下降所見も消失している．

　ということは，前回の心電図は小さなδ波を有し，そのためQRSが幅広くなった結果の二次的ST変化を伴ったものと推測できる．つまり本例は副伝導路症候群と診断される．

　副伝導路には，Kent束，James線維，Mahaim線維などが知られているが，Mahaim線維は，房室結節，His束，脚から出て，心室中隔の上後方の心室筋と連結している．したがって，PQ時間は延長することもあり，正常のこともあるが，きわめて小さいδ波が記録される．

　しかし早期心室興奮がいずれの副伝導路系によるものかは，通常の心電図で判定できるものではない．この確認には，心房pacing前後のHis束心電図を電気生理学的に検討しなければならない．ただ，単に紛らわしい波形が早期興奮のδ波であるかどうかの判定については，心電図記録の繰り返しで偶然に正常房室伝導時の所見を把握すれば可能である．

　なお，副伝導路が極端に左心寄りに存在する場合は，洞興奮が右房を経て房室結節へ伝わる時間が，右房から左房を経て副伝導路へ達する時間より短いため，δ波はほとんど画かない．このときは，adenosin静注，Verapamil，頸動脈洞刺激で房室結節の伝導時間を遅らせるとδ波を増強する期待がある．

③ V_4, V_5 の小さい δ 様波形

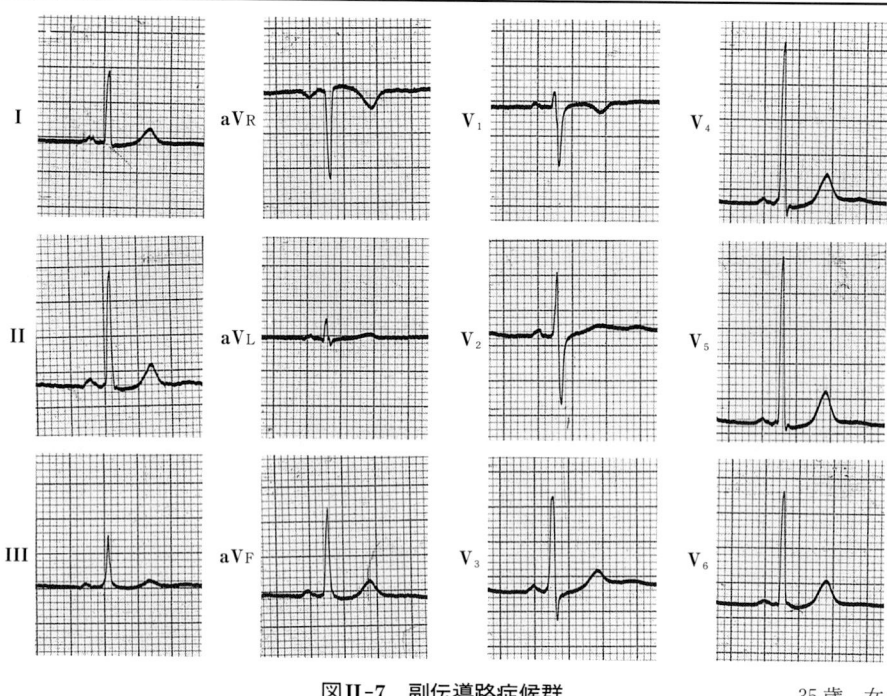

図II-7　副伝導路症候群　　　　35歳, 女

異常所見

　移行帯の右方偏位のほかは一見して変哲ない印象を受けるかもしれないが，慣れた目には V_4, V_5 の小さい δ 波がチェックされる．そして δ 波を頭においてもう一度見直すと，II, aV_R, aV_F, V_3, V_6 の QRS 起始部にも早期心室興奮波形が存在する．つまり副伝導路症候群と診断される．

臨床情報

　2〜3カ月前から左前胸部の圧迫感を繰り返すようになった．症状は労作時でも安静時でも起こり，持続時間は3〜6分間である．夫が難病で療養中であり，心身ともにストレス状態にある．

　念のため Master double 負荷試験を行ったところ，図II-8に示した心電図所見を得た．つまり負荷直後の V_4, V_5 における ST は，J型ではあるが1.5 mm 以上の下降を示している．ただし3分後ではST下降が1.0 mm に改善し，5分後ではほぼ回復しているし，負荷で狭心痛は現れなかった．

　なお，理学的に異常所見はなく，冠動脈疾患のリスクもない症例であるが，念のため行った冠動脈造影検査は正常所見であった．

コメント

　生理が順調な女性が狭心症を引き起こすことは，糖尿病でもないかぎり，きわめてまれである．しかし一方で，syndrome X と呼ばれる症例も知られている．

　本例の自覚症状は，どちらかというと狭心症らしくないが，念のために行った運動負荷試験が陽性と判定されたために，冠動脈造影検査に踏みきってしまった．実は，副伝導路型の心電図や女

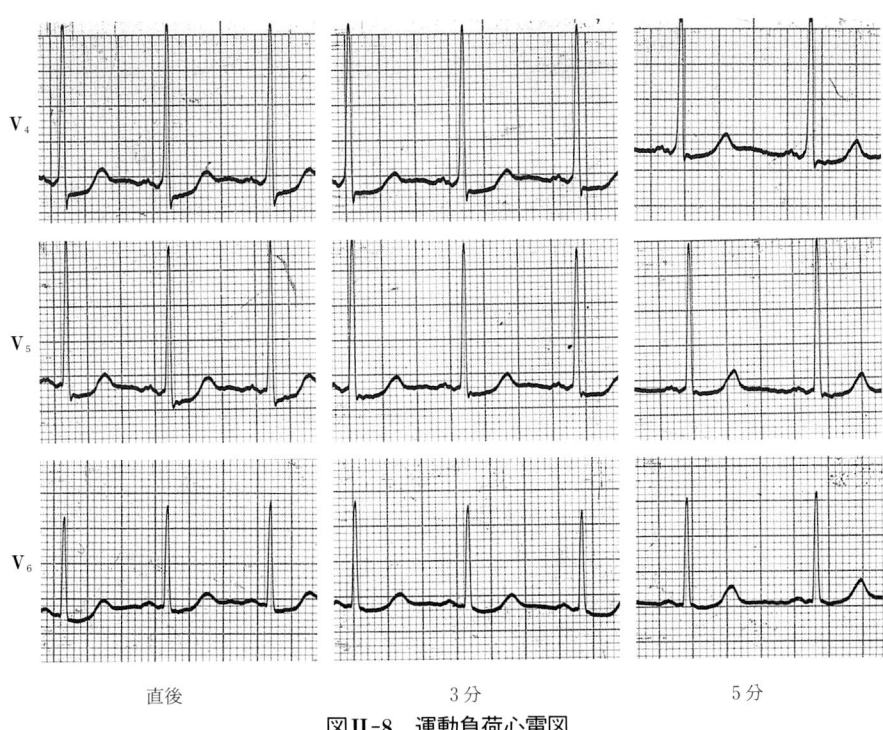

図II-8 運動負荷心電図

性の場合には運動負荷で偽陽性を呈することが少なくないものである．

ところで，本症例の運動負荷所見が偽陽性ではないかという疑いをかけるきっかけは，δ波の存在に気がついて，副伝導路症候群であることを見破ることである．典型的なδ波をもつWPW型であれば，運動負荷で偽陽性を呈することが常識となっているが，同じ副伝導路症候群でもδ波がきわめて小さく非典型的な症例では，これを見逃して，運動負荷心電図の判定に支障をきたしかねない．

実は，本症例の担当医が図II-7の心電図判読にあたって，小さいδ波を見落としたことから事態が始まった．つまり，図II-8の所見が偽陽性であることを見抜けなかったため，冠動脈疾患のリスクをもたず自覚症状も狭心症らしくない，しかも生理が順調な女性に対して冠動脈造影検査を行ってしまったものである．

表II-1は，運動負荷偽陽性を呈しやすい背景を列挙したものである．ちなみに，ここに示した

表II-1 運動負荷偽陽性の背景

女性
Reynolds 症候群
血管調節無力症
僧帽弁逸脱症
左室肥大
左脚ブロック
T 副伝導路型
各種弁膜症
肺高血圧症
高血圧症
漏斗胸
ジギタリス
低K血症

Reynolds症候群とは，立位や過呼吸でST・T異常を起こすが，心拍数が不安定で，起立時や軽い労作で洞性頻脈となるのが特徴で，交感神経の緊張亢進によると考えられているものである．広く知られているRaynaud's syndromeとは別のものであるので，念のため．

4 II, III, aVF, V₂〜V₅ の小さいδ様波形

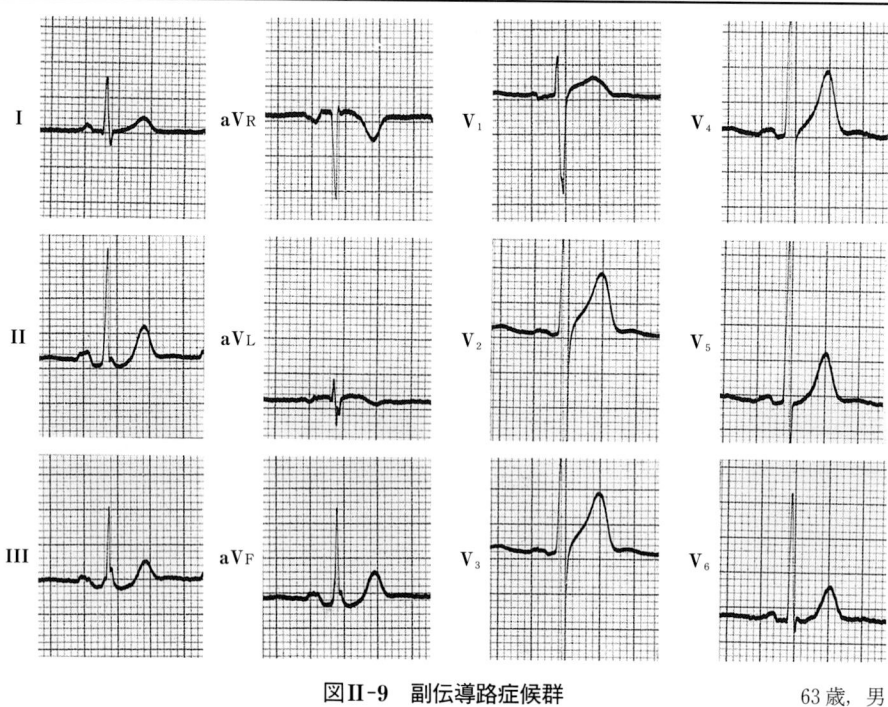

図II-9　副伝導路症候群　　　　　　63歳，男

異常所見

　一見したところ，II, III, aVF, V₆ の QRS に後棘形成を示すほかは変哲もない心電図である．しかし詳細に観察すると，この後棘はすべてが QRS に属するものでなく，QRS は後棘の頂点で終了しており，頂点から基線へかけての後半部は ST に属することがわかる．これは，I〜III, aVR〜aVF, V₄〜V₆ は同時記録であるので，QRS 終了部が明瞭である I, aVR, V₅ の QRS 終了点を後棘形成を示す誘導に求めれば明白である．

　さらに詳細にみると，II, III, aVF, V₂〜V₅ では，P 終了部から QRS 起始部にかけての基線が水平ではなくやや上り坂であるのが気になる．

臨床情報

　発作性頻拍症を繰り返す症例で，発作間欠時の心電図は図II-10 で，WPW 症候群であることに間違いはない．しかも，頻拍発作時の心電図は図II-11 に示すように，RR 間隔が不揃いであるところから心房細動が濃厚であり，心頻数は 180 に達している．

　本例は抗不整脈剤に頑固に抵抗して頻拍発作を繰り返し，発作時には最大血圧が 60 mmHg 台に低下，失神状態になるところから，高周波によるカテーテル心筋焼灼術を行った．図II-9 は術後の心電図である．

コメント

　WPW 症候群の 5〜20% は複数の副伝導路を有していると報告されている．これを通常の 12 誘導心電図から推定する手段については，洞調律時や頻拍発作時の所見にいくつかの特徴があることが知られているが，その確実な把握は体表面記録

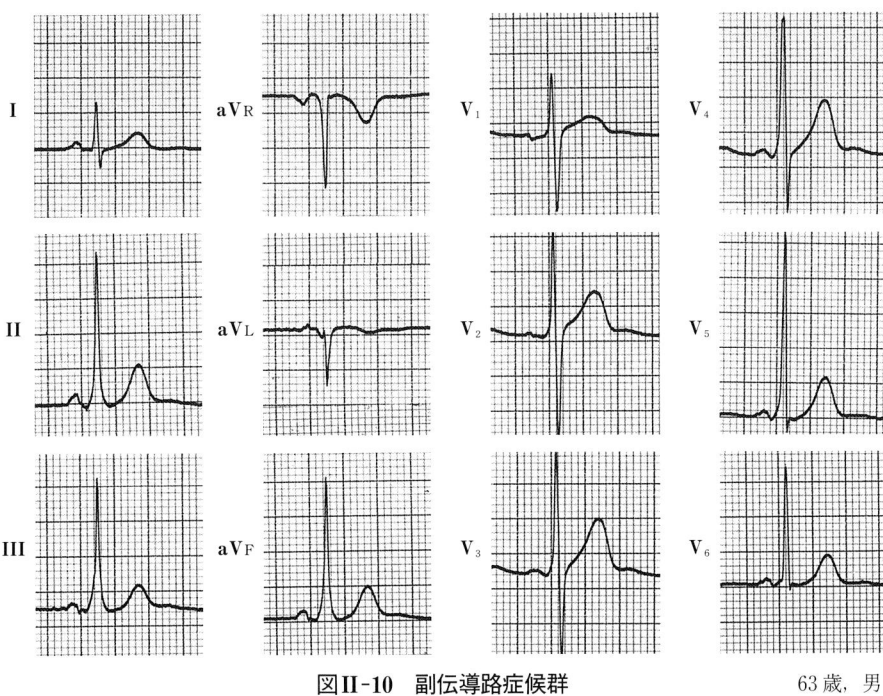

図II-10 副伝導路症候群　　　　　　　　63歳，男

の心電図では困難なことが多い．

　ところで，副伝導路のなかでMahaim線維と呼ばれるものがある．この波形は，房室結節，His束，脚から出て，心室中隔の上後方の心筋と連絡しており，これを介した刺激伝達ではδ波は描くがPQ時間は短縮しないのが特徴とされている．

　図II-9はP波終了部からQRS起始部にかけての基線が緩やかな上昇を呈しており，決してδ波と呼べるほどのものではないが，副伝導路を介した早期心室興奮が起こっている可能性は十分ある．これが事実なら，その副伝導路はMahaim線維であろうと推測される．

　しかしMahaim線維は房室結節の末梢部より下方から出るものだけに，房室結節reentryは起こさない．

　事実，Mahaim型の副伝導路症候群の予後は良いとされており，本症も焼灼術後は頻拍発作を起こしていない．

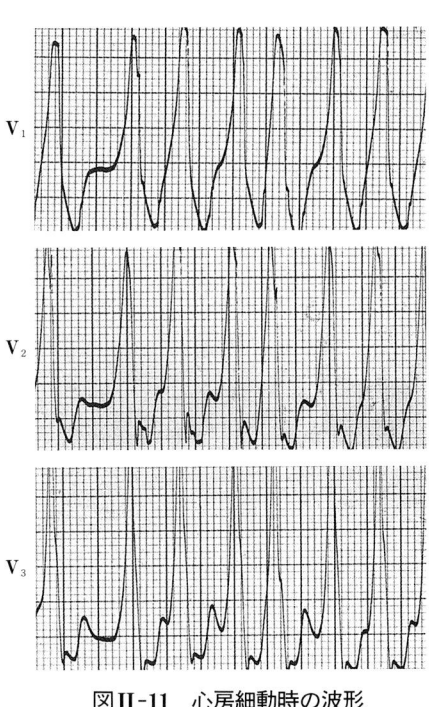

図II-11 心房細動時の波形

One Point Lecture

自動解析心電計

　近年，マイコン使用により自動解析の性能が高まった心電計が普及している．インテリジェント心電計がそれである．このものの利点は，不特定多数の心電図を短時間内に扱かう集団検診にある．限られた時間内に多数の心電図を判読することは，ふだん心電図判読に慣れている者にとっても疲労を覚えるし，とくに正確にコード化することは容易な仕事ではない．

　ところで自動解析の特徴は，異常波形を見落とすことがほとんどない点にある．ということは，判読者は自動解析されたコードの正否をチェックすればよいわけで，負担はきわめて軽くてすむ．

　ここで問題になるのは，コンピュータがパターン認識に弱い点で，心電図自動解析ではST異常のコード化に誤りをおかしやすいということである．もちろん人間の目でも，肉眼で把えたST部の下り坂所見が，10倍ルーペを通して見ると実は上り坂である例も少なからずあるが，自動解析の誤りは人間の比ではない．集積回路がLSIとかVLSIの時代に入った今日では，ソフトの開発で解析能力の向上が期待されるが，メーカー側はその努力に欠けているようである．

　さて自動解析心電計の致命的難点は，記録された心電図が原波形ではないことにある．このものはA/D変換後のデジタル信号をサーマルアレイ方式で記録した波形で，デジタル信号に連続性をもたせるため記録ドット間を人為的に補正したり，きれいな波形とするために周波数特性を低下させて人為的にアナログと見せかけた点の集合に過ぎない．

　なお，波形判読の解析コードについては標準化されておらず，各メーカーによって違っているが，とくに問題となるのは，認識された波形が臨床診断に翻訳されて印字されている点である．Rv_5電位の増大が左室肥大であり，異常Qが心筋梗塞と速断されることにはまったく困惑を覚える．元来，心電図判読のむずかしさは異常波形のチェックでなく，その背景にある臨床診断にある．これには心電図単独でなく，問診をはじめ他の臨床情報を含めて総合的に対処しなければならない．

　自動解析心電計は集団検診に有用であり，たとえ過大診断をしたところで臨床家の手に委ねる余裕をもっているが，臨床の場ではその解析結果を過大評価するべきではない．

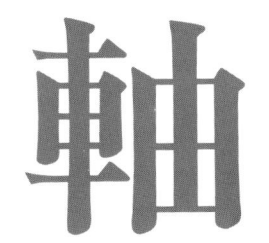

第III章 軸偏位

電気軸とは，垂直下向きを＋90°，水平左向きを0°とした前額面でとらえた QRS 平均ベクトルの角度である．理論的には Burger 三角を基礎とした座標で決めるのが正しいが，通常は Einthoven 三角を便宜上使っている．

ところで，電気軸を I 誘導と III 誘導との絡みで求めた場合と，I 誘導と II 誘導から求めた場合とは，同期的時相で測定するかぎり Burger 三角でも Einthoven 三角でも同じ値であるが，実地臨床ではそれぞれ時相が異なる各誘導の Q, R, S 電位の最大値で計算しているため，不一致の結果となる．この点については，電気軸は I 誘導と III 誘導との組み合わせで計算することが申し合わされている．

さて電気軸の計算を，いちいち行う必要はなく，教科書に記載されている手法により，アナログ的に正常軸をはずれているか否かを観察すればこと足りる．

かつては僧帽弁連合切開術後の再狭窄判定や，心房中隔欠損症の一次口欠損と二次口欠損との鑑別に軸変位は重要な情報であったが，現在では UCG にその地位を譲っている．

しかし軸偏位がまったく無意義なものではない．同時に存在する他の異常所見の臨床的裏づけに役立つ場合がある一方で，左脚前枝ブロックや左脚後枝ブロックの診断には手がかりとなる所見である．

要は，<u>軸偏位単独の所見にとどまるか，他にも異常な所見が存在するかで，その意義は大いに異なってくる</u>．つまり，電気軸の偏位はあくまでも裏方の役割であり，これを過大評価はできないが，無視するわけにはいかない所見である．

表III-1 には右軸偏位を呈しやすい症例を，表III-2 には左軸偏位を呈しやすい症例を列挙した．左心室の発達が不十分な乳幼児の場合は右軸偏位がむしろ正常所見であるが，この傾向は学童期まで続くものである．もちろん，解剖学的な立位心では右軸偏位が，横位心では左軸偏位が示されるが，心臓病のため心室興奮ベクトルの方向が変われば，解剖学的心位置と電気学的心位置との間には矛盾が生じてくる．

完全脚ブロック症例の軸偏位については問題が複雑である．これは脚ブロック自体は電気軸の偏位を起こしにくいからで，その背景にある心位置や心室肥大有無への考慮が必要となるし，とくに左脚ブロックの場合は，主病変が前枝にあるか後枝にあるかの検討を要する症例もある．

表III-1 右軸偏位の背景

小児（8 歳以下）
心臓の位置変化（立位心，胸郭変形）
右室肥大
慢性閉塞性肺疾患
左脚後枝ブロック
前壁・側壁心筋梗塞
右脚ブロック
WPW A 型

表III-2 左軸偏位の背景

心臓の位置変化（肥満，胸郭変形）
左脚前枝ブロック
左室肥大
心内膜床欠損症
下壁心筋梗塞
左脚ブロック
WPW B 型

【左脚前枝ブロック】

　左脚前枝は細長な構造で，しかも血流の激しい左室の流出部に分布しているため傷つきやすい．その関係で左脚前枝ブロックを呈する症例はまれでなく，集団検診の1％，40歳以上では5％にみられるが，その多くは健康者である．

1．診断基準

　左脚前枝ブロックの特徴の一つは左軸偏位であり，実際に診断の手がかりとなる所見は左軸偏位そのものである．つまり左軸偏位を示さない心電図は，当初から左脚前枝ブロックを否定してよい．一般に左軸偏位とは－30°以上の左偏をさしているが，これでは本症の偽陽性率が高い．この点についてWHOでは，－45°以上を診断基準とし，－30°～－45°のものは境界値と定めている．

　しかし左軸偏位の程度だけで本症と決めるわけにはいかない．－45°以上の左軸偏位があっても左脚前枝ブロックでない場合もあり，他の特徴的所見と総合的に判断することが大切である．

　表III-3に本症の心電図学的特徴を示したが，従来はⅠとaVLのqR所見を本症の重要項目と考えてきた．しかし現在では，ⅠやaVLにqがなくても，本症に特徴的な他の所見をもっていれば，否定しないでよいという考え方に変わった．つまりこの所見は，本症診断を支持するものではあるが必要条件ではない．左脚前枝ブロックなのにⅠとaVLでqがみられない背景は，心室中隔の解剖学的な時計方向回転，心室中隔の心筋梗塞あるいは線維化の合併による中隔の興奮方向の逆転などにある．

　V_6の深いSは，左上へ向かう興奮ベクトルの反映であるが，V_6から興奮が遠ざかる背景には本症のほか右室肥大の可能性もあるため，これは必ずしも特有な所見でない．

　ここでもっとも重要な所見はaVLにおける近接様効果の遅れであり，しかもこれはV_6のそれよりさらに遅延しているという特徴であるが，$S_Ⅲ > S_Ⅱ$，$R_Ⅱ > R_Ⅲ$であることや，ⅢのR頂点がⅡのR頂点より早期という所見も注目されている．

　ところで時に，V_2，V_3で幅の狭い小さなq波が現れる症例がある．これは心室興奮初期ベクトルが後方へずれるためと理由づけられているが，この所見は器質的心臓病のない症例にはみられないことから，心室中隔の線維化や，心室中隔部の

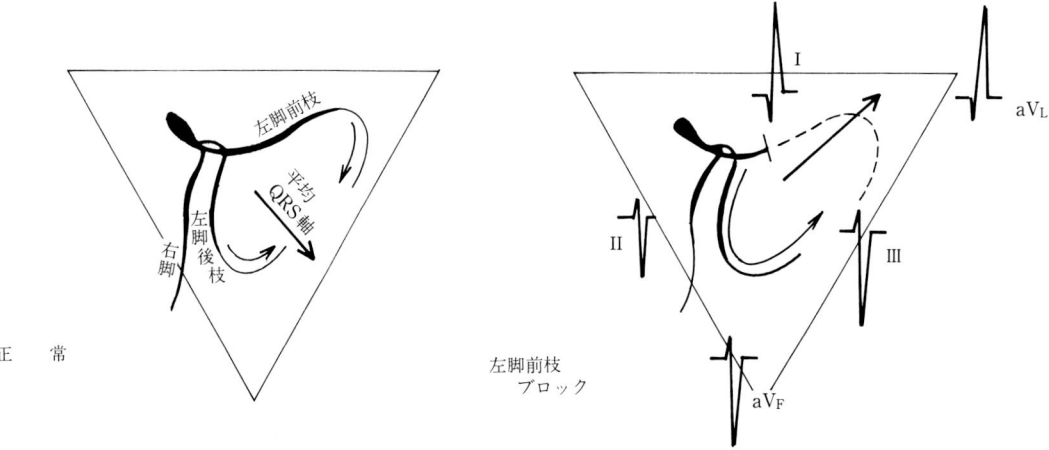

図III-1　左脚前枝ブロック

Purkinje 網ならびに固有心筋の末梢性ブロックによるという意見がある．

2．他の心電図所見への影響

左脚前枝ブロックが他の心電図所見の特徴に影響を及ぼす場合がある．

1）完全右脚ブロック

完全右脚ブロックの肢誘導所見は，I 誘導で S 幅が広く，RS 型（Wilson 型）であったり rS 型（稀有型）であったりする．ところが左脚前枝ブロックを合併すると，心室興奮の中期～後期にかけての左上へ向くベクトルのため I 誘導の S 波が隠蔽されてしまい，単純な幅広い R 型（普通型）となる．このパターンは左脚ブロックの肢誘導所見で，左脚ブロックに変装した右脚ブロック（RBBB masquerading as LBBB）と呼ばれている（図III-15）．

2）心筋梗塞

下壁梗塞の場合，その範囲が狭いときは，左脚後枝を介する下向きの初期ベクトルでIII，aVF の Q は隠蔽される．逆に梗塞範囲が広いときは下壁誘導の Q は消えないが，左脚後枝を介する心室興奮ベクトルがキャンセルされるため，左脚前枝ブロックに特徴的な I，aVL の q と，III，aVF の r は消失する．しかし aVR と aVL の終末 R は存在しており，aVR の R 頂点が aVL の R 頂点より遅れるという特徴は残っている．

また左脚前枝ブロックの興奮中期ベクトルは左上へ向かうため，上位側壁梗塞の診断に重要な I と aVL の Q 波を減少させることがまれにある．

3）心室肥大

左脚前枝ブロックでは I，aVL の R 電位は増高し，左胸壁誘導の R 電位は減少する．つまり肢誘導では左室肥大を過大評価し，胸壁誘導では過小評価する結果となる．なお右室肥大の診断に関しては，右軸偏位が左脚前枝ブロックによって相殺されるので，残された基準に頼らざるをえない．

3．鑑別診断

本症は左軸偏位を特徴としているだけに，左軸偏位を呈する他の病態と鑑別する必要があるし，左室肥大や下壁心筋梗塞など左軸偏位を伴う場合は，本症を合併しているかどうかを鑑別する必要がある．そのコツは左室興奮の同期性が失われ，aVL の近接様効果が V_6 より遅れる点にある．

また一方で，左脚前枝ブロックの電気軸が $-90°$ ～ $\pm 180°$，つまり右上を向くことがある．これは右室肥大や側壁心筋梗塞を合併した場合で，本症の合併を見落とさぬよう注意する必要がある．

表III-3　左脚前枝ブロックの特徴

心電図所見	成　因
I と aVL で qR III と aVF で rS	初期ベクトルが右下を向く
左軸偏位 $-45°$ 以上 aVL の近接様効果 0.05 秒以上 aVR で終末 r または R V_6 で深い S	左室の下→上への興奮
aVL の近接様効果が V_6 より 0.015秒以上遅れる aVL の R にスラー	左室前上部の興奮遅延
aVL で T 平低～陰性	再分極の二次変化
QRS 幅 <0.12 秒	不完全脚ブロック

1 左軸偏位（1）

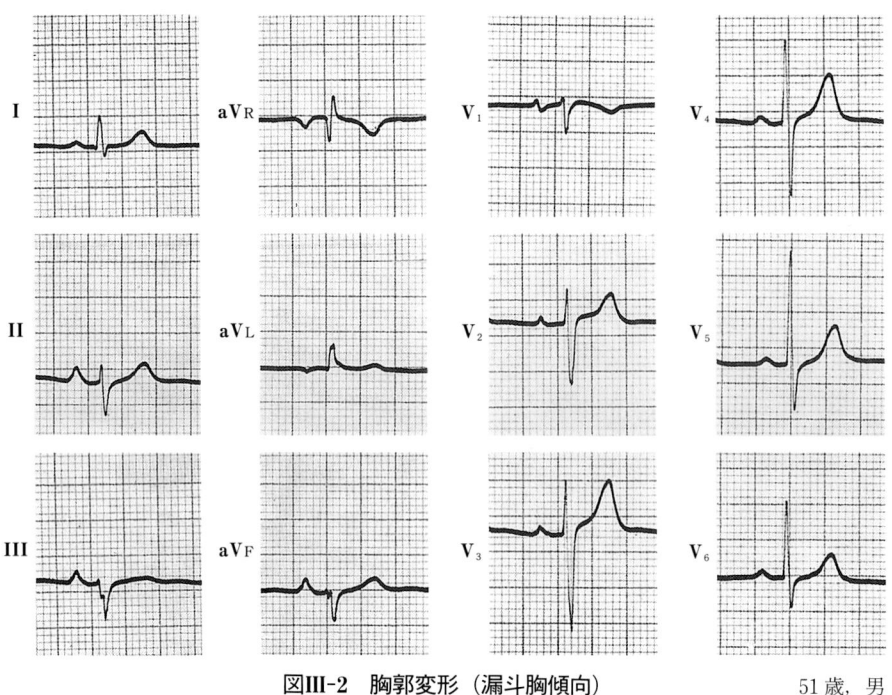

図III-2　胸郭変形（漏斗胸傾向）　　　　　51歳，男

異常所見

　II，III，aVF の P 電位が高めであるが 2 mm 止まりであり，V_1 の二相性 P も正常範囲の所見である．aVL の P が陰性であることから，心房興奮ベクトルが垂直に近く下を向いていることがわかる．一方，QRS 平均ベクトルは $-56°$ の左軸偏位を呈しており，単純な立位心にしては奇異な所見である．

　右室負荷による極端な右軸偏位の場合，I 誘導の QRS が上向きで偽左軸を呈することはある（図III-18）．しかし本例の I 誘導では R 電位が S 電位よりはるかに大であり，偽左軸とは考えにくい．

　さて $-56°$ の左軸偏位となると，左脚前枝ブロックを考慮に入れる必要がある．この場合の典型波形は I と aVL で qR，III と aVF で rS であるが，本例の I，aVL の q はあまりにも小さい．しかしこの誘導に q がないからといって左脚前枝ブロックを否定するわけにもいかない．

　ところが aVL の近接様効果は 0.04 秒にすぎず，また V_6 の近接様効果は 0.03 秒であり，その差はきわめて小さい．このことから，本例は左脚前枝ブロックでないと判断される．

臨床情報

　本例は胸郭変形を呈するが，％肺活量は 82％，1 秒率は 85％と肺機能に異常はなく，とくに自覚症状を訴えない人間ドックの症例である．胸部 X 線所見は立位心で，漏斗胸傾向のため心陰影は左へ偏位している．肺野には特記すべき異常陰影はない．

コメント

この症例に使用した心電計は 3 素子同時記録であり，I～III，aVR～aVF の波形は同期的である．そこで I～III について QRS 起始部を詳しくみると，III 誘導の R が最初に現れ，それに遅れて I 誘導にごく小さな q が現れる．この間，II 誘導の電位は基線を這っている．つまり，心室興奮の初期ベクトルは II 誘導にほぼ垂直の +150°を向いている．次いで I 誘導で R，III 誘導で S が描かれ始めるが，II 誘導の電位はまだ基線を這っている．このときの興奮ベクトルは左上 −30°を向いていることになる．そして終末ベクトルは，II，III でマイナス，I でわずかマイナスであるから，−90°よりやや右側を向くと推測される（図III-3）．

次に aVR～aVF の QRS 起始部をみると，aVL は小さな q，aVF は小さな r，aVR は基線を這っている．これは初期興奮ベクトルが +120°を向いていることを示す．次いで aVR と aVF ではマイナス電位，aVL ではプラス電位であるので，この時期の興奮ベクトルは左上を向いている．そして終末ベクトルは aVR がプラス，aVF がマイナス，aVL はためらいながらプラスであるので，右上を向いていると推定される．

つまり本例のベクトル環は反時計方向へ進み，平均 QRS ベクトルは左上を向いていることになる（図III-3）．

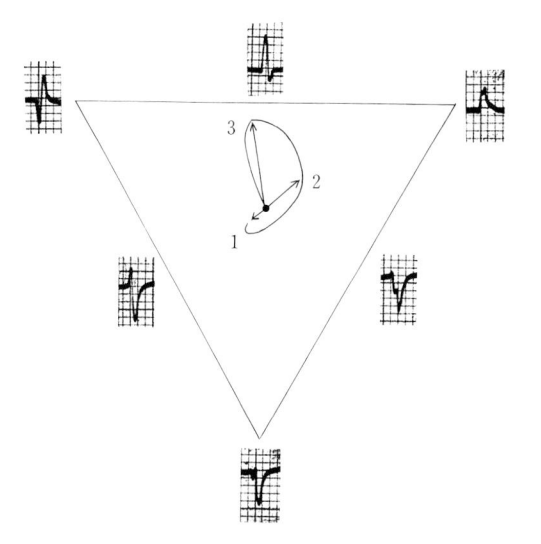

図III-3　本例のベクトル環

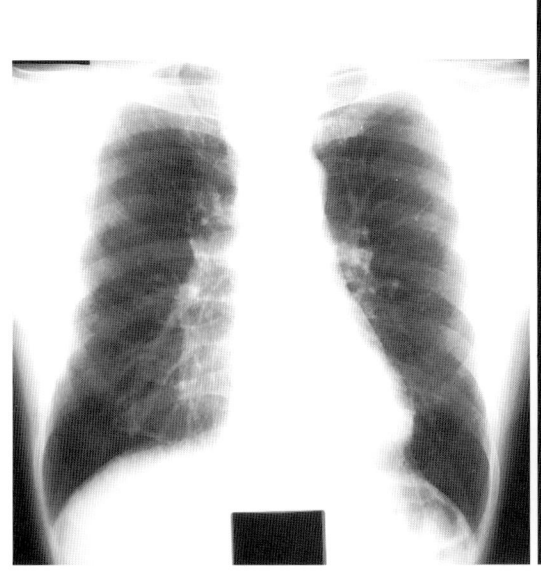

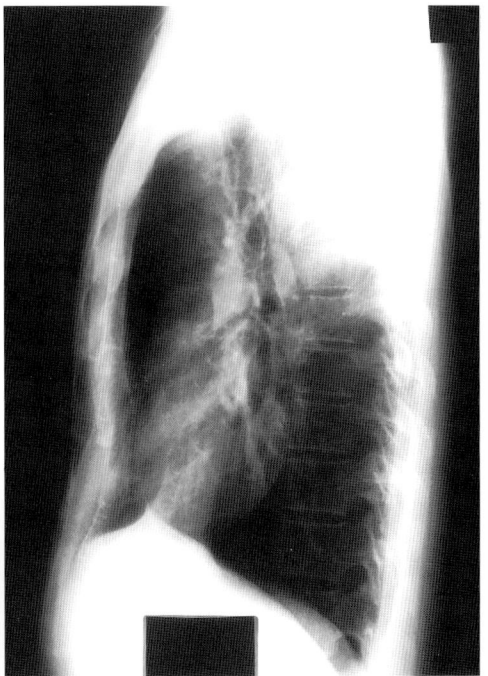

図III-4　胸部 X 線所見

2 左軸偏位（2）

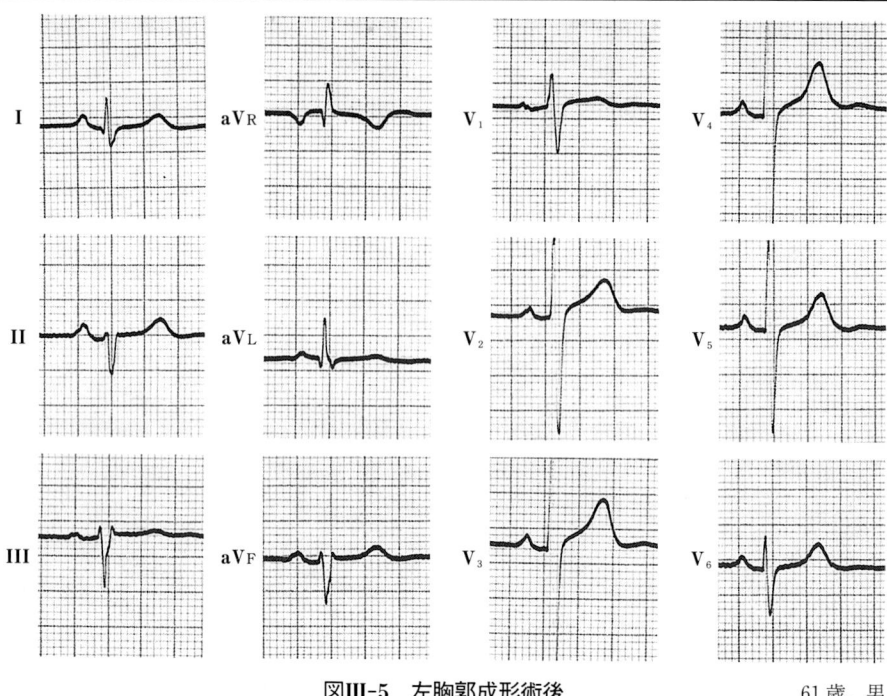

図III-5　左胸郭成形術後　　　　61歳，男

異常所見

目立つのは，左軸偏位と，V_6 で QRS 振幅が急に減少する所見である．R 電位と S 電位がほぼ等しくなる移行帯は V_4 にあるようにみえるが，V_5，V_6 では再び R/S 比が小さくなっており，まったく異様な心電図である．

まず左軸偏位から検討を始めると，Ⅰ と Ⅲ からの軸計算では −73°となる．しかし左脚前枝ブロックの特徴である Ⅰ と aVL の qR，Ⅲ と aVF の rS パターンは示しておらず，aVL の近接様効果も 0.05 秒にははるかに及ばないので，V_5，V_6 に深い S があるものの，左脚前枝ブロックは否定してよい．

次に V_5 の S が 14 mm 以上も深く，V_6 では R 電位がわずか 4.5 mm しかなく，R/S 比は 1.0 以下という，右室肥大を思わせる所見が気になる．しかし V_1 では R＜S であり，これについては，成人の場合は右室肥大があっても右胸壁誘導の R は増高しにくいものであるから受け入れるにしても，肺性 P もなく右軸偏位も示さぬところは，どうも右室肥大と考えにくい．そして aVR に高い終末 R を描く所見があるところから，なんらかの理由で心臓の解剖学的あるいは電気学的な位置異常をきたしたものではないかという推測が生まれる．

臨床情報

体重は 70.5 kg であるが，BMI 23，皮厚 30 mm ということで肥満体ではない．20 歳のとき左胸郭成形術を受けており，縦隔は右へ偏位している（図III-6）．肺機能検査では，％肺活量が 59％，1 秒率は 85％である．UCG では右室肥大は認められない．

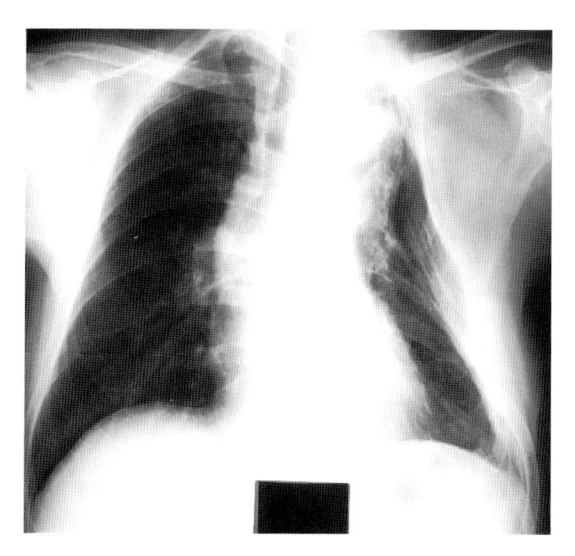

図III-6　胸部X線所見

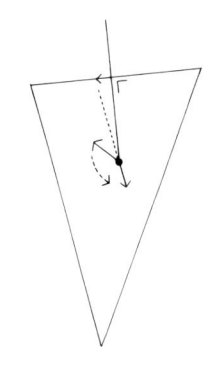

図III-7　終末ベクトルの方向

コメント

胸郭成形術のため心臓の位置異常をきたし，それが心電図の波形異常をもたらした症例である．つまり，V_3，V_4 で QRS 振幅が大きいのは電極と心臓との距離が近接したためであり，V_5，V_6 で S が深いのは左室興奮ベクトルが後方へずれ，本来ならこの誘導へ向かうべき電位が逆に遠ざかっていった結果と考えられる．そして V_6 の QRS 振幅が縮小したのは，電極と心臓との距離が離れたためと推測される．

また本例ではP軸もQRS軸も左へ偏位している．これも心臓の位置異常によるものと解釈できる．

なお，aVR の終末Rはかなり高く，I 誘導とaVL でSが描かれているが，これは心室興奮終末ベクトルが前額面で右上へ向かっている所見である．

一方，III誘導と aVF では r′ つまり終末 r を描き，これは終末ベクトルが下へ向かっている所見である．これは矛盾した出来事であるが，こまかく検討すると，aVL でSが，aVF で終末 r が描かれる時相では，aVR のRは終了している．

また，III誘導で終末 r が描かれる時相は，I 誘導でSが基線へ復帰し始めており，II誘導ではすでに基線を這っている．つまり当初は右上を向いていた終末ベクトルが最終的にはII誘導に水平の下向きに転じた結果であり，この小さい最終ベクトルを aVR は感知できなかったと解釈すればなんの矛盾もない．この模様を図III-7に示す．

ところで，左軸変位をきたす病態はいくつもあり，そのおもだったものを表III-2 に列挙したが，これは，左軸偏位のときに考慮すべき病態という意味ではない．

実際に左軸偏位そのものに目をつけて，次の時点でその背景を探ろうという検討の進め方を要するのは，左脚前枝ブロックの場合や左軸偏位以外にはこれといった異常波形が認められない場合だけであって，そのほとんどは，病態の参考資料あるいは確認資料として左軸偏位所見を利用するという態度が正しい．

3 左脚前枝ブロック

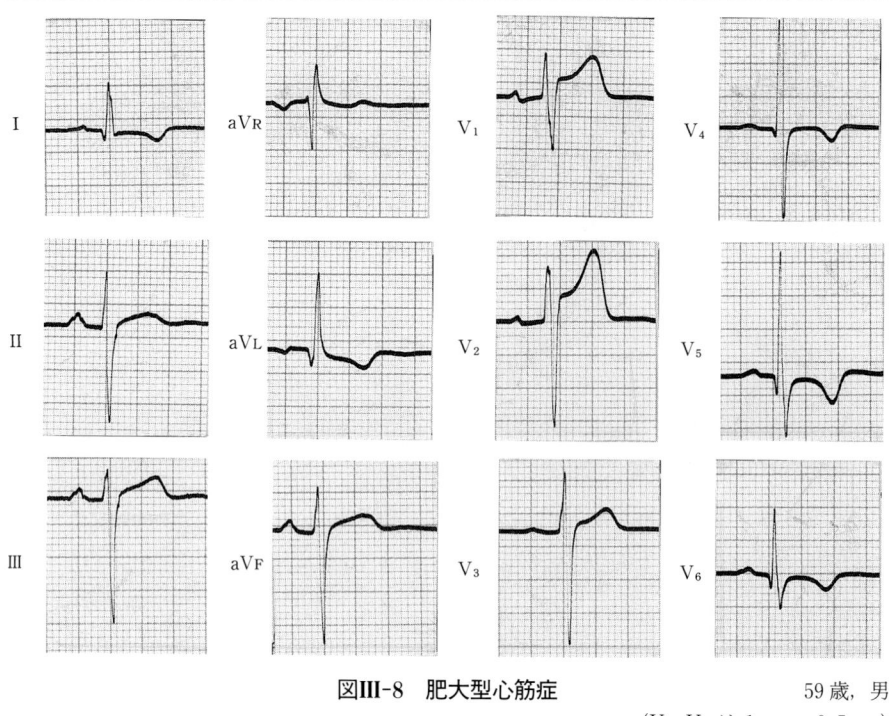

図III-8　肥大型心筋症　　　　　　　　59歳，男
(V_3, V_4 は 1 mm = 0.5 cm)

> **異常所見**
>
> 　左軸偏位と I, aVL, V_4〜V_6 の陰性 T が目立つ異常波形である．ところで細かく検討すると，I と aVL は qR であり，III と aVF では rS である．かつ V_6 で深い S 波が画かれている．ここで aVL の近接様効果，つまり心室興奮時間（VAT）をみると方眼で 1.5 コマ（0.06 秒）であり，一方 V_6 の VAT は方眼で 1.0 コマ（0.04 秒）である．つまり aVL の VAT は V_6 の VAT より 0.02 秒遅れており，これは左脚前枝ブロックの決定的所見である．

臨床情報

　本人は心臓に関する何らの自覚症状もない．15年前の人間ドック検査で本心電図と同様の所見を指摘され，10 年前に treadmill, 心筋シンチ, UCG 検査を受け，肥大型心筋症と診断された．
　なお胸部 X 線所見では典型的な球状の心陰影拡大がみられる（図III-9）．

コメント

　左脚前枝ブロックの診断の手がかりは，まず左軸偏位に目をつけることである．これは QRS が I で上向き，II, III で下向きの所見でチェックされる．いちいち正確な電気軸を計算する必要はない．次は I と aVL で qR, III と aVF で rS（つまり QRS 初期ベクトルが右下を向く）であることや，V_6 の深い S 波や aVR の終末 R 波（つまり左室の下→上方向への興奮伝搬）に目をつける．
　以上の特徴ある所見がみられたときは，駄目押

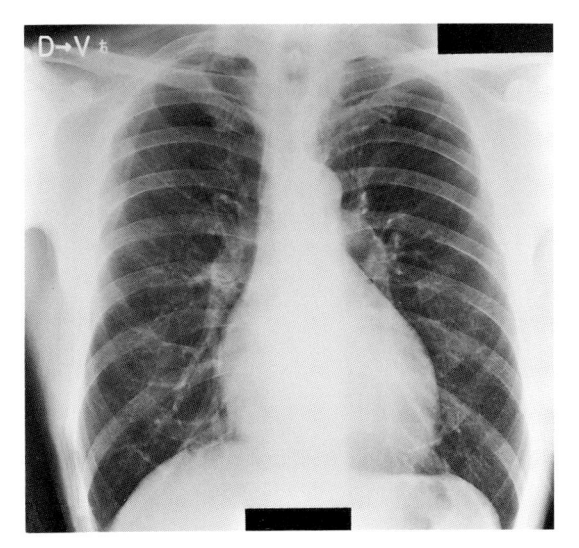

図Ⅲ-9　胸部Ｘ線所見

しとして aVL の近接様効果が 0.05 秒以上で，かつ V_6 の近接様効果より 0.015 秒以上遅れることを確認すればよい．なお本例の陰性 T は左室側の変化で心筋症によるものであろう．

ところで肥大型心筋症は比較的予後のよい疾患であるが，急死の側からみると基礎疾患として肥大型心筋症をもっている者は圧倒的に多い（図Ⅲ-10）．

なお実地臨床の場では，胸部Ｘ線で心陰影拡大

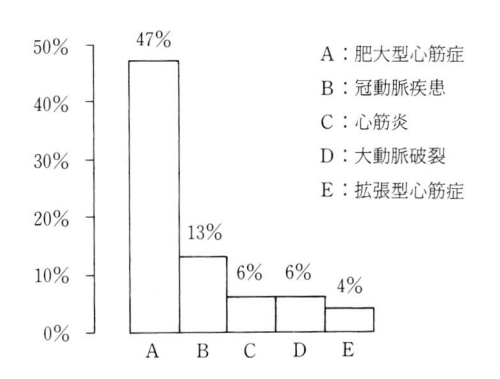

図Ⅲ-10　競技中急死例の基礎疾患
(Ansalone, G. 1997 より改図)*

*Ansalone, G., et al.：Prognostic Evaluation of Ventricular Arrhythmias in Athletes.：Advances in Sports Cardiology, Pelliccia, A. et al.(eds). Springer-Verlag, 1997 の承諾を感謝する．

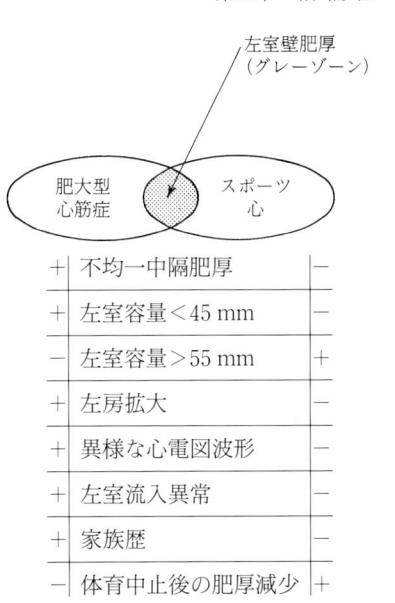

図Ⅲ-11　肥大型心筋症とスポーツ心との鑑別
(Maron, B. J. 1997 より改図)*

*Maron, B. J.：Methods for Distinguishing Athlete's Heart from Structural Heart Disease, with Enphasis on Hypertrophic Cardiomyopathy.：Advances in Sports Cardiology, Pellicciar, A. et al.(eds). Springer-Verlag, 1997 の承諾を感謝する．

が示されたとき，それを説明する原因がみあたらず，体育の既往歴をもつ症例に対しては，スポーツ心として対処されることがしばしばある．でも実際に原因不明の心陰影拡大は横位心によるものであり，その原因の多くは肥満体である．

ところで肥大型心筋症とスポーツ心との鑑別にについては，古典的には後者が Valsalva 動作で心陰影の縮小を示す点が注目されていた．近年の考え方によると，左室壁肥厚はスポーツ心と肥大型心筋症のグレーゾーンであるが，両者を鑑別しうるポイントは幾つかある（図Ⅲ-11）．

４ 左軸偏位を伴う心室内ブロック

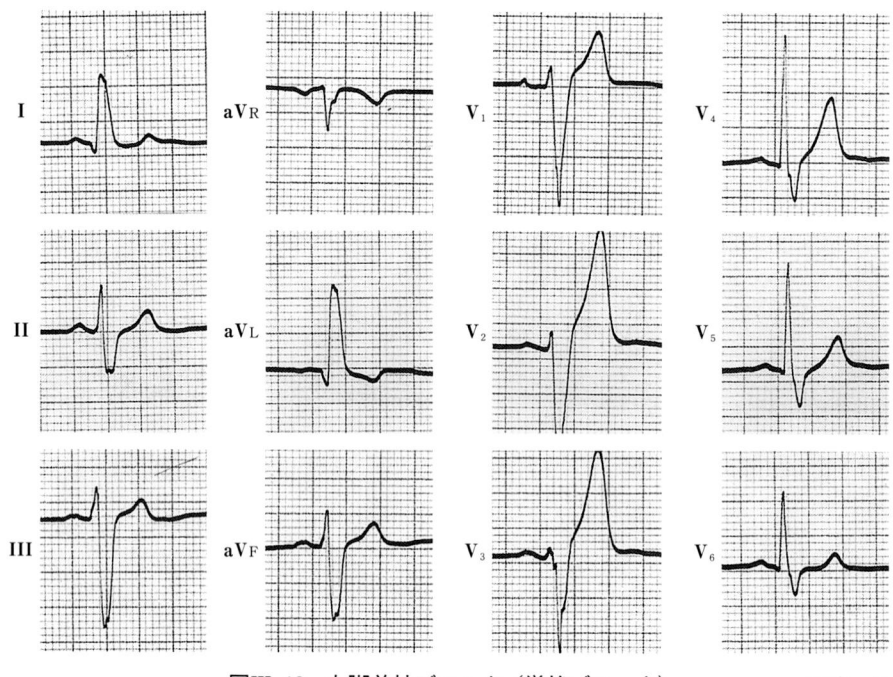

図III-12　左脚前枝ブロック（巣状ブロック）　　58歳，男

異常所見

　標準肢誘導は古典的に普通型と呼ばれた脚ブロックで，現代流にいえば完全左脚ブロックである．ただI誘導が小さなq波で始まっている点は非典型的である．

　ところで左胸壁誘導をみると，V_5，V_6 で近接様効果が 0.04 秒程度であり，S波が描かれ，しかもその幅は広い．これは完全左脚ブロックらしくない波形である．むしろ右脚ブロックのときにみられる左胸壁誘導所見であるが V_1，V_2 には右脚ブロックの所見がない．

　ここで近接様効果がもっとも遅延している誘導を探すと，これは aVL で 0.07 秒に達している．つまり aVL という電極直下の心室筋がもっとも遅れて興奮している．このことは左脚前枝ブロックを強く示唆するものであるが，QRS 幅が 0.14 秒と著しく延長している所見は，本症の診断基準が QRS 幅 0.12 秒未満となっている点に照らして不都合である．

　そこで本例の QRS 幅を著しく延長させている主たる理由は何かというと，II，III，aVF，V_4〜V_6 にみられるS幅が著しく広いところにある．通常の左脚前枝ブロックでは，これらの誘導にS波を描いても，これほど幅は広くないものである．またIや aVL にみるR頂点のスラーは，通常の左脚前枝ブロックなら 0.01〜0.02 秒程度の持続であるのに，本例では 0.04 秒弱も続き，Rの下行脚も急峻でない．

　この所見は，左脚前枝の中枢側が障害された通常のタイプと違って，刺激伝導系の末梢側，つまり Purkinje 網や心筋レベルに障害部をもった左脚前枝ブロックと推測することができる．

　また，そういう目でみると，I，aVL のqも 0.04 秒と幅広く，II，III，aVF のR波の立ちあがりも急峻ではない．これは左脚後枝も末梢側で障害を受けていることを疑わせる所見である．

臨床情報

20年前から，会社の健康診断で，心電図異常と不整脈を指摘されているが，自覚症状はまったくない．1年前に某大学病院でUCGとHolter心電図の検査を受け，大した異常はないから心配しないでよいと言われている．

コメント

心室内刺激伝導障害のなかに，末梢ブロック (peripheral block)，巣状ブロック (focal block)，壁在ブロック (parietal block) と呼ばれるものがある．その心電図所見はR波やS波にノッチやスラーが描かれることであるが，この際，刺激伝導系を介せずに固有心筋間を興奮が伝搬する場合は，伝搬速度が遅いためQRS幅は著しく延長するものである．

ことに右室と違って壁の厚い左室側にあっては，この種の成因で発生した左脚ブロックのQRS幅は0.16秒以上に達することがある．これに対して末梢側の障害で生じた右脚ブロックのQRS幅は，広くなったとしても著しくないため，中枢側の障害で生じた右脚ブロックと区別することはできない．

いずれにせよ本例は，左脚前枝が広範囲にわたり末梢ブロックされ，左脚後枝の一部も末梢側でブロックされているものと推測される（図III-13）．

ところで，このような状態を引き起こす背景としては，刺激伝導系を巻き込んだ心筋の特発性線維化や石灰化を起こす病態(Lev病，Lenégre病)や，心筋症が挙げられる．とくに前者は通常の臨床検査で異常を思わせる所見が得られないきらいがある．某大学病院でUCGで大した変化をキャッチできなかったのはこのためかもしれない．しかし一方で，本例の胸部X線写真上の心陰影はただごとではない（図III-14）．

それはそれとして，本例は1年前にしかるべき施設で一応の結論が下されているので，あらためての精密検査は遠慮し，経過を観察する方針にとどめた．

また，本例のV_2，V_3におけるST上昇・T増高は超急性期の心筋梗塞所見に似ているが，まったく自覚症状のない人間ドック症例であり，その後，記録した心電図も同じ所見が継続しているので，この波形はQRSが幅広く下向きであるための二次的変化，あるいはそれに早期再分極症候群が重なったものであろうと考えている．

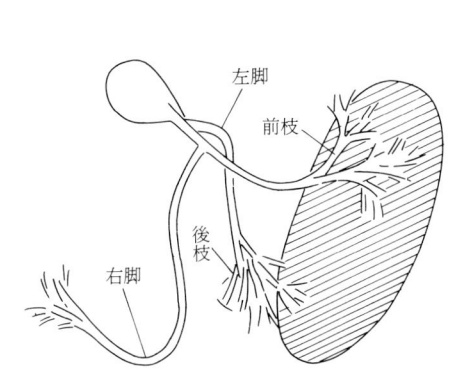

図III-13　本例の病変部位（推測）

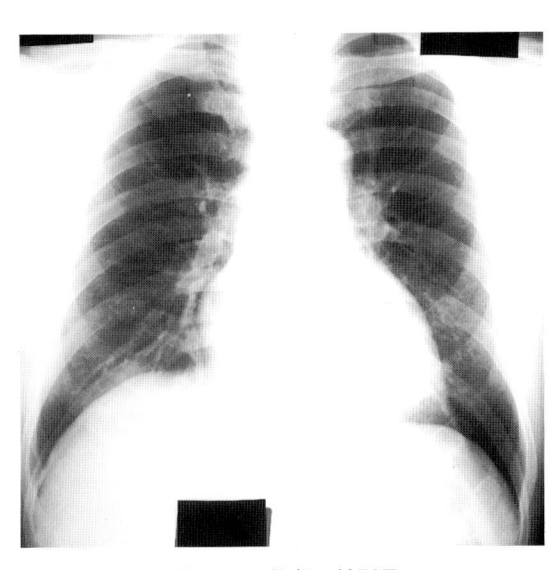

図III-14　胸郭X線所見

5 左軸偏位を伴う完全右脚ブロック

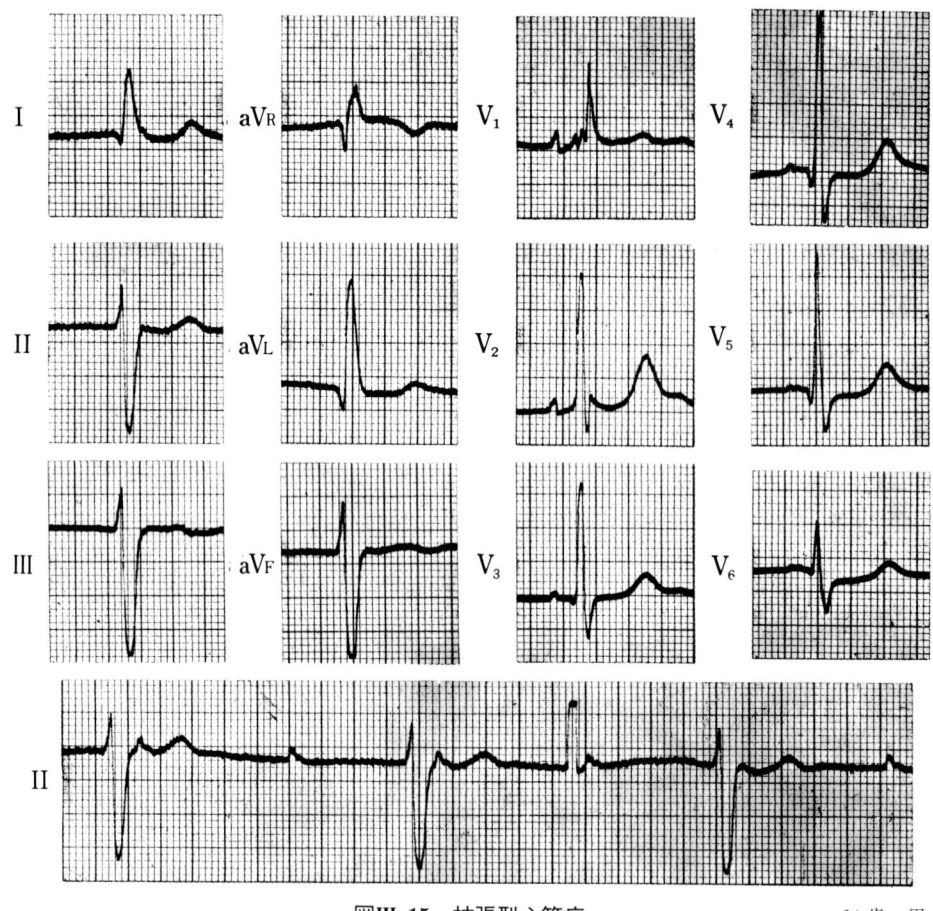

図III-15　拡張型心筋症　　　　　　　　　　64歳，男
(V_3〜V_6 は 1 mV＝0.5 cm)

> **異常所見**
>
> QRS 幅が 0.12 秒を超えており，V_1 の QRS パターンは RSR′ という右脚ブロックの典型像とは違っているが，終末 R′ の近接様効果に遅れがあることと，V_5, V_6 の S 幅が広いことから，完全右脚ブロックであることに間違いはない．なお完全右脚ブロックの ST・T は，V_5, V_6 で S 幅の増大による二次的変化として上昇するのが普通であるが，本例では ST 下降を示している．これは一応，心筋虚血を念頭におくべき所見である．
>
> なお V_1, V_2 の P が尖鋭な陽性波であり，V_1 では 1.8 mm，幅が 1.3 コマ（0.04 秒×1.3 コマ＝0.052 秒）であるので，その積は 0.06 mm 秒を上回り，右房負荷と判定される．
>
> V_5, aV$_L$ の R 電位増大は左室肥大を，aV$_L$ の 0.04 秒ぎりぎりの Q 幅は I にも Q 波があるので上位側壁梗塞を疑わせる．
>
> また II 誘導を長く記録した所見では，PP 間隔と RR 間隔は互いに無関係に一定の周期をもっており，RR＞PP というところから完全房室ブロックと診断される．
>
> ここで問題となるのは，胸壁誘導では右脚ブロックであるのに，肢誘導所見はまさに左脚ブロックそのものの波形を呈する点である．

臨床情報

2年前ごろから脈拍数が少なくなることに気づいたが，Adams-Stokes症候群を思わせる既往歴や狭心痛を思わせる症状はない．臨床上は軽度のうっ血性心不全を伴い，診断は拡張型心筋症である．

コメント

完全右脚ブロックに左脚前枝ブロックが合併した心電図である．この場合は，左室の前上壁へ向かう遅れた興奮ベクトルが，右脚ブロックによる右上へ向かう終末興奮ベクトルを相殺し，IとaVLのS波が減少ないし消失する．その結果，肢誘導では左脚ブロックに酷似したパターンを呈することになる．つまり，胸壁誘導では完全右脚ブロック，肢誘導では完全左脚ブロック像を示す（図III-15）．この波形を<u>左脚ブロックに変装した右脚ブロック</u>（RBBB masquerading as LBBB）と呼ぶ．

本心電図は，単独な右脚ブロックと違って V_5，V_6 のSが深く，aVLの近接様効果は0.05秒をはるかに超え，しかも V_6 の近接様効果より明らかに遅延しているという左脚前枝ブロックの特徴を兼ね備えている．

なお左脚前枝ブロックはI，aVLのS波を消滅させるだけでなく，V_1 のR'も隠蔽することがある．したがって，単独な左脚前枝ブロックにしてはQRS幅が広すぎる症例については，潜在性右脚ブロックの存在を疑ってかかる必要がある．この場合は V_1 の一肋間上では右脚ブロックのパターンが得られるともいわれるが，この誘導では正常者でもR'波が出やすい点に留意すること．

ところで完全房室ブロックは，その後，PQ時間0.28秒の洞調律に戻ったが，QRSの形態は変わっていない．したがって，この波形は3束ブロックと考えられる．そして右脚，左脚前枝，左脚後枝がすべてブロックされた時期には，心室中隔に発生したpacemakerの刺激が左脚後枝を介して心室を興奮させ，左脚後枝ブロックが解除された時期には，完全右脚ブロック＋左脚前枝ブロック波形の洞調律になると思われる．

ここで難しいのは解剖学的なブロック部位の推測である．元来，His束から最初に分岐するのは左脚後枝であり，その後，右脚と左脚前枝に分かれるが，それぞれの脚となるべき線維は，分岐前すでに束となってHis束内にあるからである．

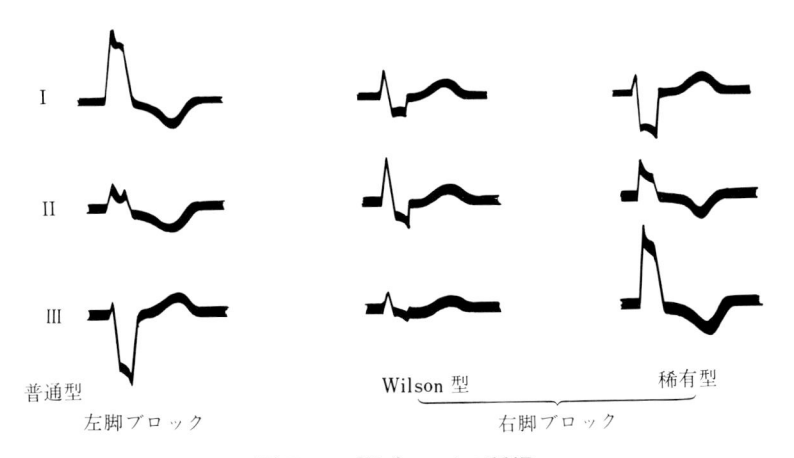

図III-16　脚ブロックの種類

普通型　左脚ブロック　　Wilson型　　稀有型　　右脚ブロック

6 Ⅱ，Ⅲ，aVF の尖鋭 P と偽左軸偏位

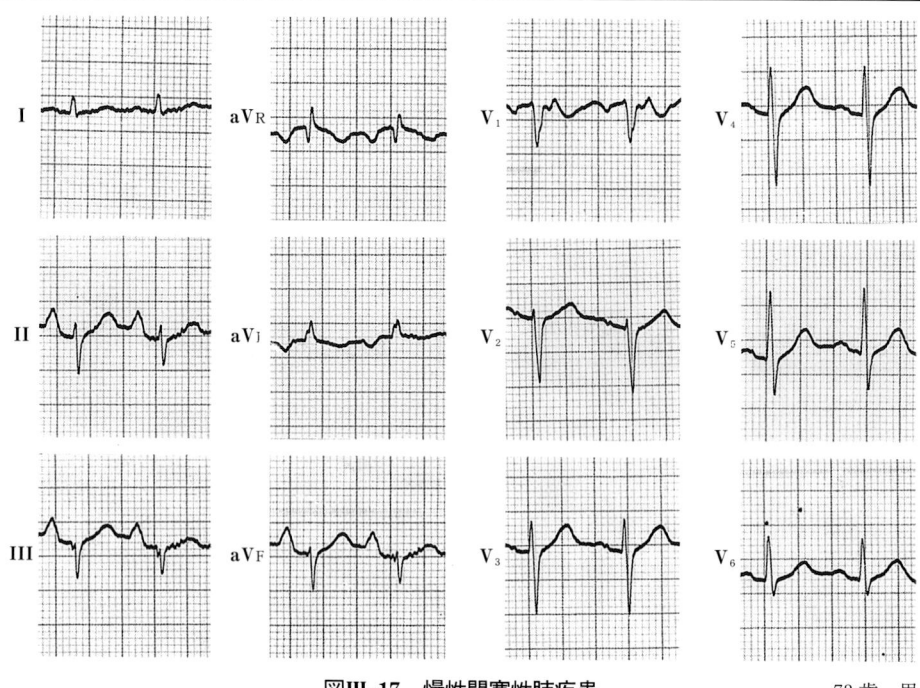

図Ⅲ-17　慢性閉塞性肺疾患　　　　73歳，男

異常所見

　Ⅱ，Ⅲ，aVF の P が尖鋭，その電位は Ⅱ で 2.5 mm ぎりぎりである．これを P 終了部の基線から測ると，4 mm と実際の値より高めに評価する過ちを犯す．Ⅲ は QS で起始部にノッチが描かれているが，aVF は rS であり aVR が QR なので，下壁梗塞は否定的である（第Ⅷ章 9 116頁参照）．
　また，QRS は Ⅱ，Ⅲ，aVF で下向き，Ⅰ で上向きなので左軸偏位にみえる．胸壁誘導では移行帯が左偏し，V_5，V_6 に S が描かれ，V_6 の QRS 電位は低い．
　電気軸を除いては慢性閉塞性肺疾患の心電図に似ている．

臨床情報

　肺気腫による肺性心で入退院を繰り返している患者で，ジゴキシン，気管支拡張薬，皮質ホルモンを連用している．心電図記録時の動脈血 Po_2 は 68.1 mmHg である．

コメント

　当初の推測どおり慢性閉塞性肺疾患の症例である．P 電位が Ⅱ，Ⅲ，aVF で増高し，P 幅が広くならないため尖鋭にみえるものを肺性 P と名づけるが，これは慢性閉塞性肺疾患に多くみられるところに名称の起源がある．ところで P 増高の電位基準は 2.6 mm 以上と申し合わされており，この波形は右房肥大と直結的に印象づけられているが，P 電位増高の成因は右房収縮期圧上昇と動脈血 Po_2 低下にある．そして，実際に本疾患でありながらこの基準を満たすものは 2 割前後にすぎない．
　つまり，<u>肺性 P の電位基準は厳格に受けとめる</u>

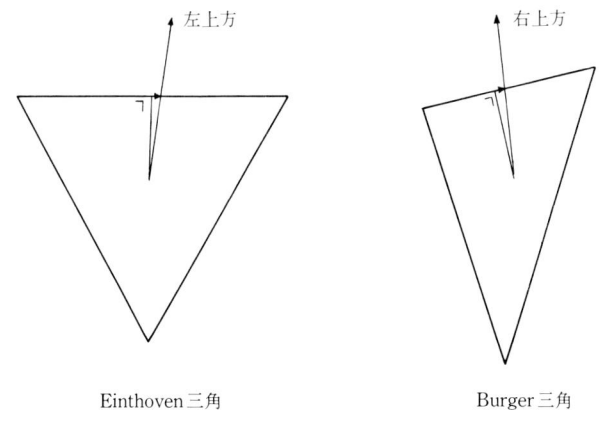

図III-18 I誘導でのR＞Sは左軸偏位とはかぎらない

ことなく，臨床状況に応じて病態の背景を探るという態度で臨むことが，臨床医として適切であろう．

ところで，慢性閉塞性肺疾患では横隔膜が下降するため心臓は垂直位をとり，このとき起こる長軸の時計方向回転は移行帯の左方移動をもたらす．本心電図が V_1 で陰性Pを描き V_1 のR波電位が低いのは，V_1 導子が心臓に対して相対的に高位となった結果であろう．

また本症では QRS 平均ベクトルが水平面に対して後方へ，前額面に対してより垂直となる．これが肢誘導で低電位をもたらした理由である．V_6 の低電位は，電気の不良導体である空気で膨らんだ肺が V_6 導子と心臓との間に介入していることに主たる理由があろう．

さて本心電図で奇異な所見は，本来なら右軸偏位を呈するはずの慢性閉塞性肺疾患が左軸偏位のようにみえる点である．II，III，aV_F でrSやQSを示す所見は，QRS 平均ベクトルが前額面で上へ向いていると解釈することに間違いはない．ここで重要なのは，II誘導のSがIII誘導のSより深いという所見である．これは QRS 終末ベクトルがII誘導により水平である証拠で，QRS 終末ベクトルが右上象限を向いていることを教える．このような場合のI誘導の典型的波形は RS である．つまりI，II，III誘導ともにSを有し，しかも3つの誘導ともR≦Sという特徴をもつ．このパターンは $S_1 S_2 S_3$ 型と呼ばれ，慢性閉塞性肺疾患にしばしばみられる所見である．

それにしても本例のI誘導がなぜ Rs を示すのであろうか．I誘導で QRS が上向きである以上，Einthoven 三角では左軸偏位と判定せざるをえない結果となる．しかし，日常簡便に使っている Einthoven 三角でなく，理論的に構成された Burger 三角でみると，I誘導の QRS が上向きでも左軸偏位とはかぎらないことが明白である（図III-18）．IIとIIIでみると右軸偏位なのに，Iでは左軸偏位にみえる場合を偽左軸偏位と名づけている．

なお，真の左軸偏位の場合はIII誘導のSがII誘導のSより深く，I，aV_L のR電位は十分に高いはずである．また左脚前枝ブロックではI，aV_L で qR を，II，III，aV_F で rS を描くのが特徴である．

ところで本例のI誘導はPが平坦であり，QRS 振幅もT電位も低いが，このパターンを"lead I sign"と呼び，慢性閉塞性肺疾患の特徴という考え方がある．

また，肢誘導では隣接する QRS の振幅が違っているが，これは呼吸による心臓の位置変化のためで，電気的交互脈ではない．

7 左軸偏位を伴う完全右脚ブロック

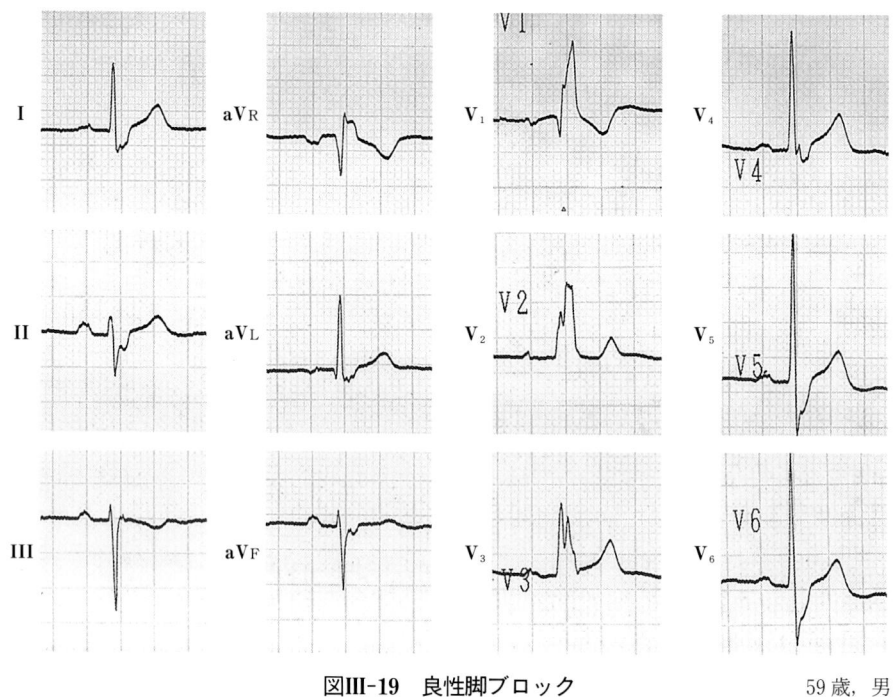

図Ⅲ-19　良性脚ブロック　　　　　59歳，男

> **異常所見**
>
> 　完全右脚ブロックである．V_1 の q の始まりは V_2 の R の立ちあがりと同期であるから，心室中隔興奮の初期ベクトルが V_1 電極から遠ざかる方向へ向かったと解釈される．この q は幅が狭く V_1 だけの所見なので，心筋梗塞は否定的である．
>
> 　ところで右脚ブロック単独なら，V_5，V_6 の S は幅広くなっても本例のように深くはならないものである．しかも電気軸は左上を向いているようで，Ⅰ と Ⅲ の電位基準で計算すると −57°の左軸偏位となる．つまり左脚前枝ブロックの合併が疑われる．
>
> 　元来，左脚前枝ブロックの Ⅰ，aV_L の波形は qR であるが，この q は絶対的なものではないから，Ⅰ に q がなくても支障はない．また Ⅰ や aV_L に S が描かれているが，これは完全右脚ブロックのために遅延した右室興奮によるもので，遅延した左室上前壁の左上へ向く興奮ベクトルは相殺されて当然である．
>
> 　しかし，aV_L の近接様効果は 0.04 秒しかなく，しかも V_6 の近接様効果 0.035 秒と大差ない．したがって，この波形を左脚前枝ブロックと診断する積極的所見はない．
>
> 　となると，V_5，V_6 の深い S は水平面における時計方向回転で，左室興奮終末ベクトルが後方へ向かったためと考えられる．事実，本例の V_5，V_6 の S は頂点から急峻に上行し，その中途から幅広い S へ移行している．つまり移行部以降が右脚ブロックに伴う S 波で，この波形はあながち深いとはいえない．また，ベクトル環の左後方ずれは，初期興奮ベクトルを左横へ向かわせ，これが V_1 で q を描いた理由と考えられる．

第III章 軸偏位 47

表III-4 完全右脚ブロック＋左脚前枝ブロックの心電図

心電図波形	成因
QRS幅≥0.12秒 右胸壁誘導で右脚ブロック型	完全右脚ブロック
−45°を超える左軸偏位 V_5, V_6の深いS	右下から左上へ向かう終末ベクトル
I, aV_Lのq	初期ベクトルが右下を向く
aV_Lの近接様効果 0.05秒以上 aV_Lの近接様効果がV_6よりさらに遅れる	左脚前枝ブロックの特徴

臨床情報

集団検診でチェックされた肥満体の心電図であるが，心電図所見以外に心疾患を思わせる所見はない．

コメント

左脚前枝ブロックの診断の手がかりは左軸偏位にある．元来，電気軸とは，垂直下向きを＋90°，水平左向きを0°とした前額面でとらえたQRS平均ベクトルの角度である．そして一般に，I誘導とIII誘導における上向き振れ（R）と下向き振れ（QおよびS）の代数和の値によって決められるが，本来は，棘高でなく，各棘波と時間軸との間に囲まれる面積の正負代数和で決めるのが正しい．

ただ臨床では，平均ベクトルの大きさよりむしろ方向を重要視しているので，QRS幅が広くない心電図の場合，棘波電位が十分あればQ，R，Sの頂点がI誘導とIII誘導で同時相になく多少ずれていても，上記の方法でその近似値は得られるものである．

ところがQRS幅が広くなる完全脚ブロックの場合は話が違ってくる．たとえば本例のI誘導所見は，電位でみるとR＞Sであるが，面積でみるとR＜Sであり，計算されたベクトルの方向は相当な違いを生じてしまう．したがってQRS幅が広い心電図の場合は，平均ベクトルの大まかな方向は推測可能でも，電気軸が何度であるかの判定は，通常の方法では不可能となる．

それでは，左脚前枝ブロック合併有無の診断の手がかりとなる電気軸は，どうやって判定したらよいのであろうか．実は左脚前枝ブロック自体はQRS幅をあまり広げないもので，I誘導にみる幅広いS波の前半で左室興奮は終了しているはずである．その後半は右室の遅延した興奮の反映である．ということは，I誘導の下向き振れの電位をS頂点で代用しても，大まかには著しい支障はなかろうと思われる．またIII誘導では右室興奮による電位が基線を這っているので，通常の方法で計測してよい．

このようにして計算すると，本例の左室平均ベクトルは−57°となり，左軸偏位を呈していることがわかる．しかし，左脚前枝ブロックを積極的に支持する所見は，<u>左脚前枝を介する左室上前壁の興奮が左脚後枝を介する左室後下壁の興奮よりも遅れる点である</u>．

ところで，各誘導におけるR頂点はベクトル環の異なった部位をとらえているため，心室内伝導障害がなくても一致しないものである．この点を配慮して，左脚前枝ブロック診断にはaV_LとV_6の近接様効果を比較するのが適当である．

本症例にみられる左軸偏位は，肥満体のため横隔膜の挙上をきたし，これが心臓の解剖学的位置を横位心とした結果ではなかろうかと推測する．

元来，完全右脚ブロック自体は心室興奮ベクトルの量は変えても方向まで変えるものではない．

【左脚後枝ブロック】

　左脚後枝は走行が短く，血液供給は冠状動脈の前下行枝と後下行枝の両方から受けており，しかも血流の穏やかな左室流入部に存在するだけに，左脚後枝が単独に障害されるのはまれである．つまり他の心室内伝導系の障害なしに本症が起こることはない．

1．診断基準

　左脚後枝ブロックが起こると，左室初期興奮ベクトルは左上前へ向かう．これは左室前乳頭筋や心室中隔の中央1/3における興奮による．それに続き左室前側方部の興奮が始まるためベクトル環は時計方向へループを作る．これは左脚前枝を介した左室興奮の過程である．そして最終的にはブロックされていた左脚後枝の支配下にある後下壁の興奮が続くので，終期興奮ベクトルは右後下へ向かう．

　ところで，左脚後枝ブロックの診断の手がかりは右軸偏位にあるが，+90°以上，+100°以上，あるいは+120°以上と意見はまちまちである．つまり右軸偏位の限界値をどこに定めるかについては議論が多い．ただ本症の診断は右軸偏位だけで決まるものではない．理屈のうえでは当初+60°であったのが左脚後枝ブロックの合併で+110°になる例もあろうし，当初+30°であったのが+90°になる例もあろう．

　なお，右軸偏位を呈する病態は他にいくつもある一方で，左脚後枝ブロックはまれであり，とくに本症が単独で存在することはまずない．

　心電図学上は興味津々な異常波形ではあるが，過大診断をしないよう心がけることが大切である．

　左脚後枝ブロックの心電図学的特徴を表III-5にまとめたが，これはあくまでも理論上の診断基準であって実戦には役立たない．たとえばIII，aVFのqRやI，aVLのrS所見は本症に特徴的な波形であるが，これと似た所見は右室肥大，慢性閉塞性肺疾患，極端な垂直心でもみられるし，またこれらは右軸偏位を呈するものである．なおIII，aVFのRにスラーを伴う所見も非特異的であるし，aVRに終末RがなくV6にSのない特徴は右室肥大を合併すると消されてしまう．

　要するに左脚後枝ブロックを積極的に支持する心電図波形は，<u>左室後下壁の興奮が前壁の興奮より遅れる所見だけ</u>となる．しかし，左心室に病変をきたす疾患があるのに右軸偏位を呈している場合には，本症の存在を疑ってかかるのが診断の手がかりである．

2．他の心電図所見との合併

1）心筋梗塞

　左脚後枝ブロックが心筋梗塞の診断に影響することはほとんどないが，心筋梗塞と合併した場合の本症の診断は困難となる．

　前壁・側壁梗塞が起こると，本症により左前上へ向かうべき初期興奮ベクトルが梗塞部に阻まれて右下へ向かう．このため電気軸は右偏し，III，aVFのq波は消滅する．つまり本症の下壁誘導所見は終末R電位の増高で示される．なお側壁梗塞

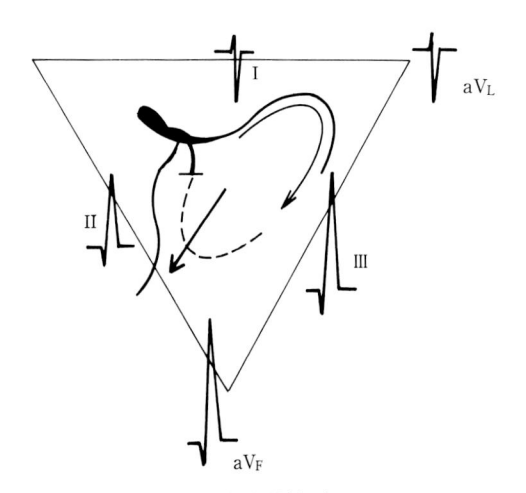

図III-20　左脚後枝ブロック

では一般にaVLで終末rを描くが，これがないときは本症の合併を疑う手がかりとなる．

下壁梗塞は，引き続き本症を巻き込みやすい．しかし下壁梗塞があると，本症で下へ向かう終末興奮ベクトルが阻まれて，本症合併の診断が難しくなる．その一方で，下壁梗塞の範囲が狭いときは，左脚前枝ブロックの下へ向かう中期・後期興奮ベクトルが下壁の梗塞ベクトルと相殺し合い，心筋梗塞の幅広いQ波を小さなq波とするため，下壁梗塞の診断を困難とする場合もありうる．

2）完全右脚ブロック

完全右脚ブロックによるQRS幅の増大や右胸壁誘導の特徴的波形には影響がないが，左脚後枝ブロックの左下へ向かう中期・後期の興奮ベクトルが右上へ向かう右脚ブロックの興奮ベクトルと相殺し合う．元来，右脚ブロック自体は軸偏位を示さないが，これに垂直心が加わると右軸偏位となるので，本症合併の有無が問題となる．その鑑別の要点を表III-6に示したが，要は左室後下壁の興奮が前壁の興奮より遅れるという本症に特有な所見を見落とさないところにコツがある．

3）右室肥大

この場合も両者の興奮ベクトル間に相殺が起こり，右室肥大でのaVRの終末RやV₆のSが影響を受けるが，右房負荷所見の有無や左室後下壁の興奮遅延の有無が検討の焦点となる．

表III-5　左脚後枝ブロックの特徴

心電図所見	成因
III，aVF で qR I と aVL で rS	初期ベクトルが左上を向く
右軸偏位＋90°以上 aVF または V₆ の近接様効果 0.05 秒以上 aVR に終末Rなし V₆ にSなし	左室の上→下への興奮
aVF または V₆ の近接様効果が aVL より 0.015 秒以上遅れる III，aVF の R にスラー	左室下壁の興奮遅延
III，aVF で T 平低～陰性 QRS 幅＜0.12 秒	再分極の二次変化 不完全脚ブロック

表III-6　完全右脚ブロック＋左脚後枝ブロックの心電図

心電図波形	成因
QRS 幅 ≥ 0.12 秒 右胸壁誘導で右脚ブロック型	完全右脚ブロック
＋90°を超える右軸偏位	左上から右下へ向かう興奮ベクトル
III，aVF の Q	初期ベクトルが上へ向かう
I と aVL で深いスラーを伴った S	両ブロックの相乗効果
aVR の終末R や V₆ のSが減少ないし消失	右脚ブロックでの右へ向かう終末ベクトルが左下へ向かう左脚後枝の終末ベクトルと相殺し合う
V₆, aVF の近接様効果の遅れ 0.05 秒以上 V₆, aVF の近接様効果が aVL よりさらに遅れる	左脚後枝ブロックの特徴

8 右軸偏位を伴う完全右脚ブロック

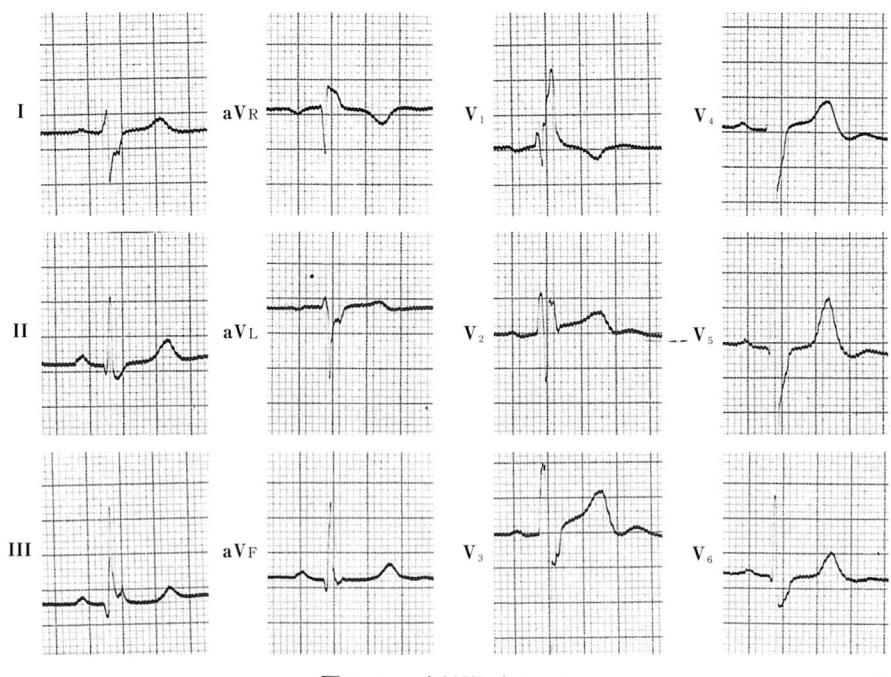

図III-21 良性脚ブロック　61歳，男

> **異常所見**
>
> 　完全右脚ブロックで右軸偏位を伴っている．右軸偏位となると，鑑別すべきものの第一は左脚後枝ブロックであり，本心電図が I と aVL で rS を描いている点は，その一つの特徴でもある．
>
> 　ところで，左脚後枝ブロックが右軸偏位をきたすのは左心室内興奮伝導の異常に理由がある．右脚ブロックを合併すると，左心室の興奮が終了したあと遅れた右心室興奮による右へ向かうベクトルが生ずるので，QRSの始まりから終わりまでの波形についての総ベクトル量から平均QRSベクトルを計算すると，左脚後枝ブロックでないのに右軸偏位という結果が得られてしまう場合がある．
>
> 　したがって，左脚後枝ブロックを論ずるときの電気軸の判定は，遅れた右室興奮が始まらない時点，つまり主として左心室が興奮している時期の波形でなされなければならない．つまり実際には，QRS後半の緩やかな波形が始まる前に鋭く振れている棘波について判定するのが正しい．
>
> 　となると，本心電図の電気軸は+102°であり，aVFで qRs にみえる S 波は遅れた右室興奮によることが明白である（aVR〜aVF は同時記録であるから，aVR や aVL の棘波終了部を aVF に求めると，S 波が始まる前の時点である）．
>
> 　以上を総合すると，本例の左心室内興奮伝導は，I，aVL で rS, III，aVF で qR, そして +102°の右軸偏位という左脚後肢ブロックの特徴を呈する反面で，aVR には終末Rが，V6 には S が描かれるという左脚後枝ブロックらしからぬ所見を示している．
>
> 　ここで aVF や V6 の近接様効果をみると，ともに 0.04 秒そこそこであり，aVL の近接様効果も 0.03 秒というところであるので，本例は左脚後枝ブロックと判断しかねる．

臨床情報

集団検診で完全右脚ブロックをチェックされ来院した症例である．身長 160 cm，体重 49 kg，やせ型で肥満度は −10％，BMI 19，血清総コレステロール 132 mg/dl である．自覚症状は何もなく，UCG では異常を認めない．胸部Ｘ線所見では立位心であった．

コメント

左脚後枝ブロックが他の心室内伝導障害なしに単独で現れることはきわめてまれであるが，右脚ブロックと合併することもまれである．そしてその診断基準の基礎理論は，左心室の前上部分は正常に興奮するが右室と左室の後下壁の興奮は遅れるというところにあるが，単独の左脚後枝ブロックならそれに基づいた診断基準がつくられるであろうが，これに完全右脚ブロックが合併すると，前者による遅れた左下へ向かう心室興奮ベクトルが右へ向かう後者のベクトルと相殺し合い，理論上の診断基準は通用しにくくなる．

元来，<u>左脚後枝ブロックの一般的な診断基準はファジーそのもの</u>であるので，ここは慎重に，他の臨床情報を十分に配慮する必要がある．つまり前にも述べたように，右室肥大，慢性閉塞性肺疾患，垂直心などによる波形変化を否定しないかぎり，安易に本症と即断するわけにはいかない．

本心電図が左脚後枝ブロックに似たアナログ波形を呈した背景は，立位心（右軸偏位）で，ベクトル環が時計方向回転を示したこと（Ⅰ，aVL の R，Ⅱ，Ⅲ，aVF の q）にある．しかし，完全右脚ブロックが立位心に合併しても，aVF や V₆ の近接様効果が 0.05 秒以上に達することはないものである．つまり，アナログ的な波形観察に加えて，デジタル的計測を行うことが，左脚後枝ブロックの診断には必要である．

要するに，右脚ブロックに右軸偏位を伴った場合，右脚ブロックの診断はやさしいが，左脚後枝ブロックの診断は容易でないということである．

なお，左脚後枝ブロックの右軸偏位については，+90°以上，+100°以上，あるいは +120°以上と意見はまちまちである．つまり，右軸偏位の限界値をどこに定めるか議論は多いが，本症は右軸偏位の度合だけで決まるものではない．

また左脚後枝ブロックの左胸壁誘導所見については，V₅，V₆ で深いSを伴い RS 型となるという解説もある．その背景は左室興奮終末ベクトルが右下後方へ向かうためと説明されている．

しかし本症診断の根幹は，左室後下壁の興奮が前壁の興奮より遅れる所見にある．

元来，完全右脚ブロック自体は心室興奮ベクトルの量は変えても，その方向まで変えるものではない．本症例が右軸偏位を示しているのは，立位心のため電気軸がより垂直に向かった結果と解釈される．

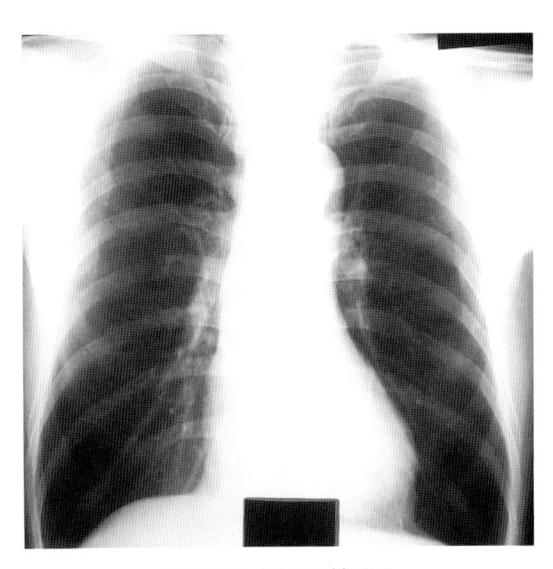

図Ⅲ-22　胸部Ｘ線所見

9 左脚後枝ブロックを伴う完全右脚ブロック

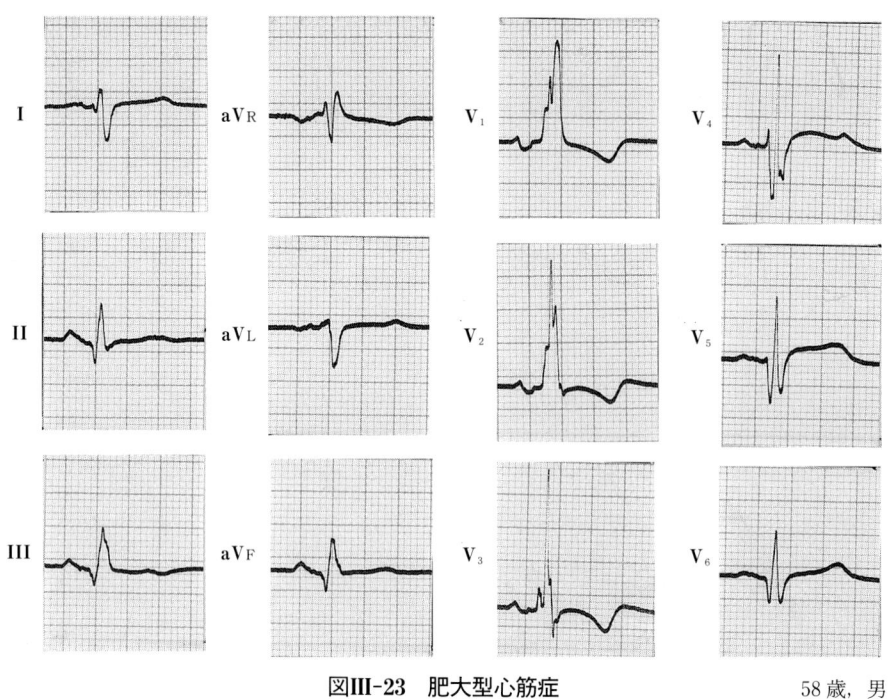

図III-23 肥大型心筋症　　58歳，男

異常所見

まず目につく所見はV₁, V₂の完全右脚ブロックパターンである．ところでIはrsR'S'と複雑な形を呈しているものの，aVLはrSであり，II，III，aVFはqRで，右軸偏位と合わせ考えると左脚後枝ブロックが疑われる．

元来，左脚後枝ブロックの判定には，aVLとaVFの近接様効果の時相を検討すればよい．ところで，aVLのR頂点が縦太線のやや左側であるのに対し，aVFのR頂点は縦太線上かそれより右側にずれている．が，その差はあまりにも狭いので，図III-23だけからは左脚後枝ブロックと即断しかねる．

次にV₆という誘導部位にしては相応しくない幅と深さをもつQ波がみられ，V₅のQRSはrで始まっているが，これはV₄のrより電位が低いし，rsR'S'という波形はまったく異様であり，V₅，V₆のQRS振幅も減少している．以上の所見は左室側の活動電位に重大な変化をもたらす器質的病変が存在していることを推測させる．

臨床情報

人間ドックで捉まえた異常心電図である．自覚症状はまったくなく，胸部X線で心陰影の拡大がみられるほかは，血圧，血液検査に異常はない．

本例は6年前の健康診断で胸部X線と心電図の異常を指摘され，UCGで肥大型心筋症と診断されている．そのときの心電図が図III-24であり，IとaVLの陰性T，V₄，V₅のQRS起始部のノッチが異常所見である．

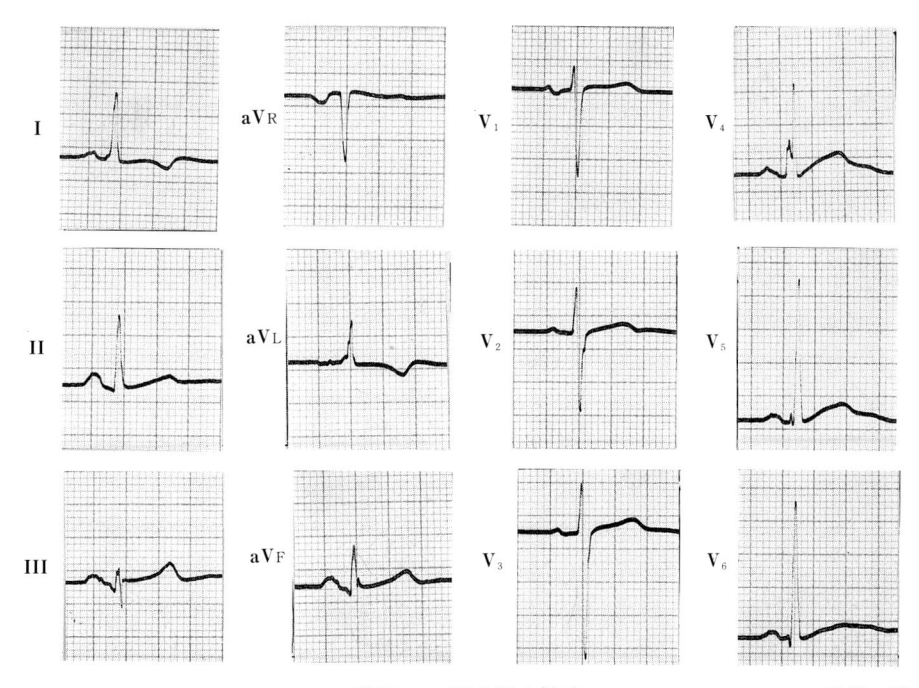

図Ⅲ-24　肥大型心筋症　52歳，男
（V_1〜V_3 は 1 mV＝0.5 cm）

コメント

　図Ⅲ-23でaVLとaVFのR頂点を比較した結果では，aVLの近接様効果に比べaVFの近接様効果の遅れは目立ったものでないため，左脚後枝ブロックの合併ありと診断しかねた．ところが図Ⅲ-24でaVLとaVFのR頂点時相を検討すると，aVLでは縦太線の右側，aVFでは縦太線の左側にあることが明瞭である．本心電図のaVR〜aVFは同時記録であるので，両誘導の近接様効果のずれを検討するにあたってはこの方法でよい．

　これは，図Ⅲ-24の時点に比べ図Ⅲ-23の時点ではaVFの近接様効果が遅延していることを推測させる所見である．そしてaVFの近接様効果を測定すると，図Ⅲ-23は図Ⅲ-24より明らかに延長し方眼の1.6コマ（0.04秒×1.6＝0.064秒）に達している．

　以上の理由から図Ⅲ-23は完全右脚ブロックに左脚後枝ブロックが合併したものと診断された．

　左脚後枝ブロックは単独に出現することはまれで，そのほとんどが他の心室内伝導障害と共存するものである．その診断基準は表Ⅲ-5に示してあるが，これはあくまでも理論上の基準であり，実際はファジーそのものであるから，過大診断をしないように心がけることが大切である．

　その診断の手がかりは，左室の異常をもたらす器質的疾患があるのに右軸偏位を呈すること，aVFやV_6の近接様効果が0.05秒以上でaVLの近接様効果より遅れる点に着目することにある．

One Point Lecture

異常心電図と心疾患

　心電図異常波形と心疾患との対応は必ずしも深い関連があるわけではない．しかし，心電図検査が普及していなかった時代の報告では両者の対応はきわめて密接であった．これは，現在と違い，病状がよほど悪くならない限り入院治療を受けられなかったという過去の社会背景に理由がある．当時は心電図検査が心疾患の精密検査にランクされ，たとえ手術を要する症例でも術前検査として心電図を記録することがなかった時代である．つまり，心電図を記録された患者のほとんどは基礎に重篤な心臓病をかかえている患者であった．

　ところが，心電図検査が心臓病患者に限らずスクリーニング的に実施され，また集団検診として健康者も対象とされる時代に入ってみると，かつては重篤な心臓病にみられた心電図所見が，実は健康者にも少なからず見られることが明らかにされている．これはBayes定理に基づく現象であり，健康者でも完全左脚ブロックや運動負荷で 0.1 mV 以上の ST 下り坂下降を示す症例がまれならずいることが報告されている．

　さて近年，冠動脈造影検査（CAG）が普及した時点では，心電図のわずかな ST・T 変化，狭心症にしては非典型的訴えの持ち主に対して，運動負荷試験→画像診断を飛び越えて CAG へ進む症例が増えている．これは医療費用効率からみて大きな問題である．この点について米国では，CAG で有意病変のない例が 15％を超える施設は批判の対象となっている．元来，CAG は内科治療がうまくいかない狭心症の治療方針確立が目的であり，本症診断の目的に施行するべきものではない．

　要するに，心電図波形は問診，危険因子を総合して臨床的判読をするもので，安静時心電図所見だけで入院精査へ進むべきものではない．狭心症あるいは心筋虚血の診断の手がかりは安静時心電図でなく，問診所見を含めた負荷心電図所見であるが，とくに女性では負荷偽陽性例が多い点に慎重を要する．

　数年前に，肺気腫のための V_1〜V_3 の QS 所見なのに，画像診断から CAG まで実施した症例が学会で報告された．本例は 1 肋間下の誘導を行っていない．いかがなものかと今も心を傷めている．

第IV章　右胸壁誘導の高い R

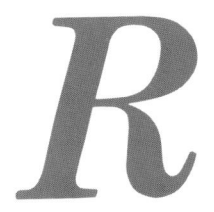

　V_1, V_2 でR電位が増高する背景は多数あり，この代表的症例を表IV-1に示した．元来，左心室の発達が十分でない乳幼児では，左室興奮ベクトル量が小さいため，右室興奮ベクトルの相殺が軽く，その分だけ右胸壁誘導のRは高くなる．また，心長軸が反時計方向回転を起こすと，移行帯の右方ずれを生じRS型の V_3 所見が V_1 に示されるようになる．

　右室肥大の典型的心電図は，右前へ向かう右室興奮ベクトルが増大するため，V_1 でRS，しかもR>Sであり，左胸壁誘導でRは減高しSが深くなる．これをR/S比でみると V_1 がもっとも大で，誘導部位が左方へ進むにつれR/S比は減少する．

　右脚ブロックのとき V_1 がRSR′型を呈さずにRR′波形になると，V_1 のRは高いという印象を受ける．このときの左胸壁誘導波形はS幅が広いという特徴をもっている．

　特発性肥大性大動脈弁下狭窄で右胸壁誘導のRが高くなることがある．これは心室中隔肥大の反映で，下壁誘導や側壁誘導では中隔性Qが描かれる．

　副伝導路症候群で心室内興奮が後側から V_1 へ向かうときも，V_1 のR電位は増高する．この場合の診断はδ波を確認することであるが，δ波がきわめて小さい場合や，その確認が困難な場合は，正常房室伝導時に V_1 のR電位が正常化する所見をキャッチするのがコツである．

　筋ジストロフィーに関しては，とくにDuchenne型の例に右胸壁誘導のRが高くR/S比が大きい所見が報告されている．この成因について，正常若年型の波形が継続しているためと考える者もいるが，V_5, V_6 で深いQ波を示すことが多いので，基盤に潜む心筋症が関与しており，V_1 のR増大はQ波の対側性変化と考える者もいる．

　後壁心筋梗塞では，QR, ST上昇，陰性Tという心筋梗塞特有の波形が，対側側の V_1, V_2 に逆像として記録され，RS, ST下降，陽性Tを呈する．元来，V_1 の正常波形はRが小さいものであるから，後壁梗塞では V_1 のR増大が特異的に目につく所見となる．

　ところで，集団検診でみられる右胸壁誘導の高いR電位所見の多くは，心臓の長軸が反時計方向へ回転しただけの結果であることが多い．ここでは右胸壁誘導のR高電位を示す症例を紹介する．

表IV-1　右胸壁誘導の高いR

正常若年型
反時計方向回転（正常範囲の変化）
右室肥大
特発性肥大性大動脈弁下狭窄（IHSS）
右脚ブロック
A型およびC型 WPW
筋ジストロフィー
後壁心筋梗塞

（Goldberger, A. L. 1984を修正）*

*Goldberger, A. L.: Myocardial Infarction: Electrocardiographic Differential Diagnosis, ed. 3, St. Louis, 1984. The C. V. Mosby Co. の承諾を感謝する．

1 V_1 のR電位増高（1）

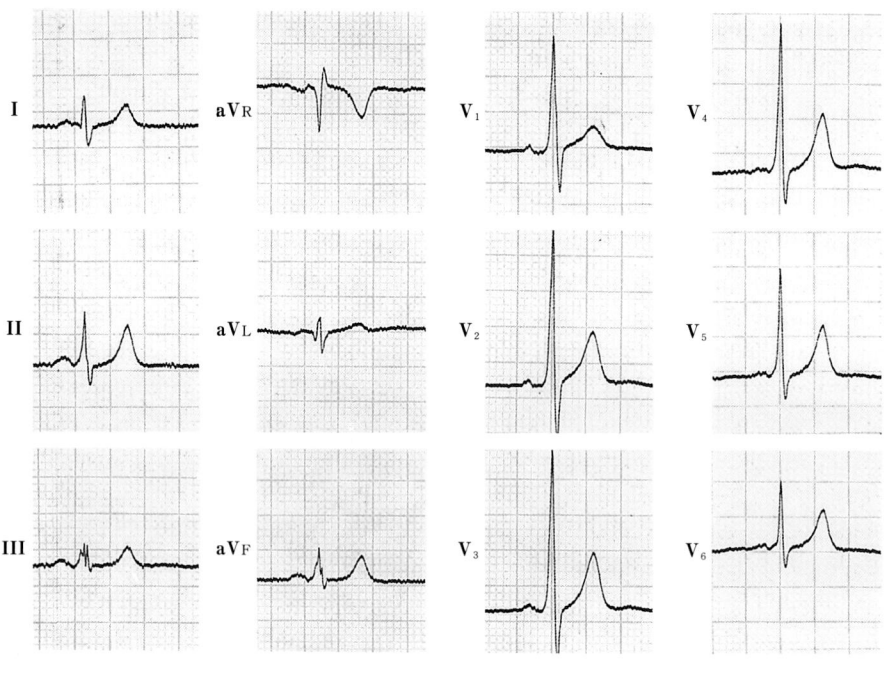

図Ⅳ-1　副伝導路症候群　　　52歳，男

異常所見

V_1 の QRS は正規には rS を呈するはずなのに，Rs となっている．この波形異常を解く鍵は，V_6 に記録された δ 波にある．この波形は教科書に載っている典型的な δ 波と違いきわめて小さいが，そういう目でこの心電図を見なおすと，Ⅱ と V_5 の QRS 棘の立ちあがりが δ 波で始まっている．V_1 と V_2 ではR高電位に気がとられて見逃しがちであるが，実は QRS 棘の立ちあがりが鋭さを失っている．V_3，V_4 ではこの所見がはっきりしているが，典型的な δ 波と呼べるほどのものではない．

要するに，本例は古典的にA型と呼ばれる WPW の波形である．

臨床情報

集団検診でたまたまチェックされた心電図で，被験者は心臓に関する何の訴えももっていない．

コメント

ところで，副伝導路を介した心室早期興奮の刺激が固有心筋間を伝搬しているときは，伝搬速度が遅いため典型的な δ 波が記録されるが，近傍の Purkinje 線維へ伝搬したあとの心室内興奮伝搬は早いため，典型的な δ 波が描かれる以前に QRS 棘が現れる結果となる．

もちろんこの場合の心室内刺激伝搬は His 束を介する正規のものでないから，QRS 電位に変化が起こっても当然のことである．本例が V_1 や V_2 で高いRを示しているのはこのためであると考えるが，その確証は正常房室伝導時の心電図で高いRが消える所見をとらえることである．

元来，WPW 型の心電図を治療の目的で正常房室伝導へ戻す必要はいっさいないが，WPW 型を

表IV-2 種々の操作および薬物の副伝導路と正常房室伝導系に及ぼす影響

	副伝導系	正常房室伝導系
迷走神経刺激法	―	抑制
副交感神経興奮剤	―	抑制
propranolol	―	抑制
digitalis	促進	抑制
verapamil	促進	抑制
quinidine	抑制	抑制または促進
procainamide	抑制	―
disopyramide	抑制	―
ajmaline	抑制	―
lidocaine	抑制または促進	―
diphenylhydantoin	―または抑制	促進または―
交感神経興奮剤	―または促進	促進
運動負荷	―	促進
atropine	―	促進
亜硝酸アミル	―	促進
amiodarone	抑制	抑制
encainide	抑制	抑制

―：影響なし　　（Chou, T-C. 1986 より修正）*

*Chou, T-C.: Electrocardiography in Clinical Practice, ed. 2, Orlando, 1986, Grune & Stratton, Inc. の承諾を感謝する．

呈すると，合併した心室肥大，心筋梗塞，心筋虚血などの診断が困難であるし，δ波がきわめて小さいときは副伝導路症候群という診断そのものが不確実となる．このような場合に正常房室伝導に戻す手段があれば，それなりのメリットがある．

ところで WPW 型波形を正常房室伝導波形に変えるには，副伝導路を抑制し，正常房室伝導を促進すればよいわけである．表IV-2 は，両伝導系の機能に影響を与える薬物ならびに操作を列挙したものである．つまり，クラスIAの抗不整脈剤（quinidine, procainamide, disopyramide, ajmaline），交感神経興奮剤，運動負荷，atropine, 亜硝酸アミルは WPW 型を正常房室伝導波形に変える作用をもっている．

しかし副伝導路の不応期が短い場合は，これらの試みは成功しないものである．この点を逆に利用して，procainamide や ajmaline で WPW 型が正常伝導波形に戻らない場合，副伝導路の不応期が短いと考え，このような症例が心房細動を起こしたときは，かなりの心拍数に達するおそれがあると推測することができる．

つまり上記の方法で正常伝達波形に戻る症例は，波形診断のメリットがあるだけでなく，副伝導路の不応期が長く，たとえ心房細動を起こしても重篤な心拍数には達しないであろうと考えられる．ただし，これらの方法で副伝導路の不応期が長いと判断されたにもかかわらず，心房細動時に重篤な頻拍をもたらした症例が報告されているので，これらのテストを過大評価するわけにもいかない．

なお WPW の早期興奮部位は，①右前壁中隔，②右室遊離壁，③後壁中隔，④左室遊離壁に大別される．①は陰性または等電位の δ が I, aVL, V₆ にみられ V₁, V₂ で rS である場合と，陰性または等電位の δ が左胸壁・下壁のいずれにもなく，V₁, V₂ で rS かつ電気軸が＋30°～＋120°の場合とある．②は陰性または等電位の δ が II, III, aVF に現れ V₁, V₂ が Rs または RS でない場合と，δ が陰性あるいは等電位を示す誘導がみられず，V₁, V₂ が rS で電気軸が＋30°～－60°の場合とある．③は陰性または等電位の δ が II, III, aVF にみられ，V₁, V₂ で Rs または RS を示す．④は陰性または等電位の δ が I, aVL, V₆ にみられ V₁, V₂ が rS を呈さない場合と，陰性または等電位の δ がいずれの誘導にもみられず，V₁, V₂ で Rs または RS を描く場合がある．

体表面心臓電位図は早期興奮部位を診断する実用的方法であり，遊離壁とくに左室遊離壁や後壁中隔のときは有用であるが，右前壁中隔と右遊離壁との鑑別には使えない．この鑑別にはプログラム刺激による検討が必要である．また体表面心臓電位図は，複数の副伝路系がある場合，その一経路しか当てないきらいがある．

2 V_1のR電位増高（2）

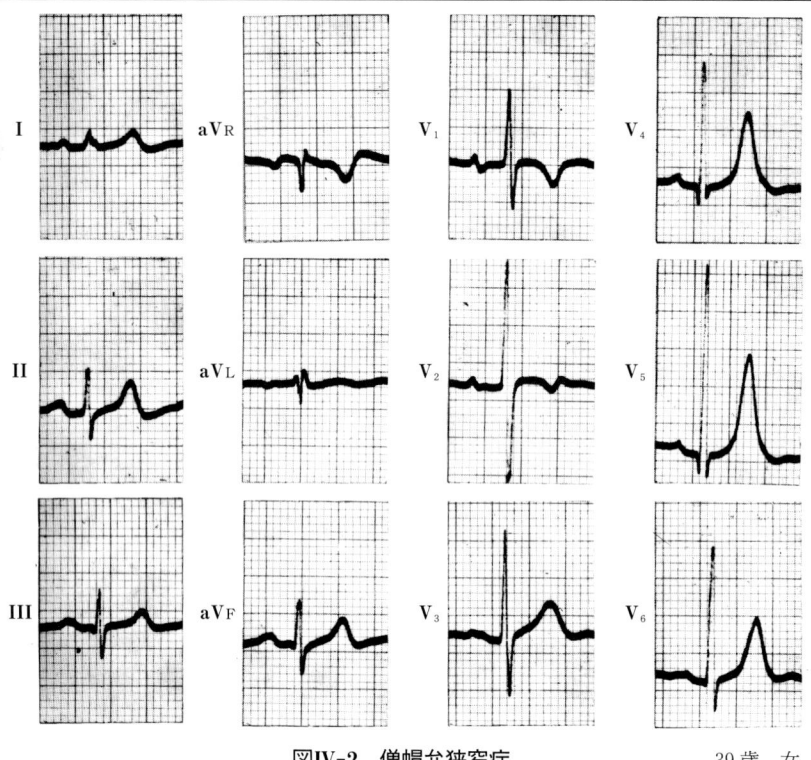

図IV-2　僧帽弁狭窄症　　39歳，女

異常所見

　V_1のRが5mmをはるかに超えて高く，R>Sである．V_2でもRが高くR>Sであるが，R/S比はV_1よりV_2のほうが小さい．そしてV_1のTが陰性であることは，後壁梗塞よりむしろ右室肥大のほうが考えられやすい．しかし，右室肥大を積極的に支持する他の所見（右軸偏位，左胸壁誘導のR減高と深いS，肺性P）を欠いている．つまり，疑いは濃厚であるが，これだけの所見では決め手を欠く．

　ところでV_1のPは二相性を呈しており，陰性相の電位は1mmに達していないが，幅は0.06秒を超えている．またII誘導やV_6で測定したP幅は0.12秒で，II，V_3，V_6では二峰性Pで二峰の頂点間隔は0.06秒に及んでいる．これは，典型的な僧帽Pでないものの，左房負荷を疑ってよい所見である．

　左房負荷と右室肥大を呈する心疾患というワンヒントゲームの答は僧帽弁狭窄症である．

臨床情報

　半年前ごろから坂道をのぼるとき息切れを覚えるようになり，4カ月前に近医で心臓弁膜症と指摘されている．本例の聴診所見や胸部X線所見，ならびにUCGは典型的な僧帽弁狭窄症であった．

コメント

　V_1のR電位増高という古典的な右室肥大所見を成人期以降にみることはきわめて少ない．これは，左室が十分に発達した時期では，右室肥大を生じても，右室興奮ベクトルが強大にならないか

表IV-3　右室肥大の診断基準

肺性P
右軸偏位
V_1 のqR，近接様効果≧0.03秒
V_1 でR＞S，かつR/S比はV_1＞V_2
Rv_1+Sv_5 or v_6＞10.5 mm
Sv_5 or v_6≧7 mm
V_6でR/S≦1.0

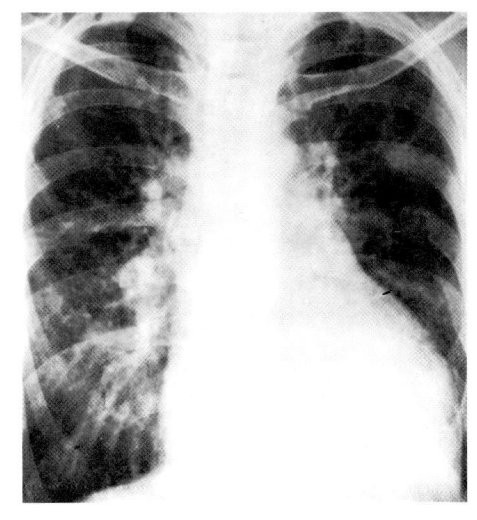

図IV-3　胸部X線所見

ぎり，左室興奮ベクトルのため減衰されてしまうからである．ことに先天性心奇形やリウマチ性心疾患が激減した現在にあってはしかりである．

現時点で成人の右室肥大というと，代表は慢性閉塞性肺疾患であるが，この場合の心電図がV_1でR増高という所見を呈することはほとんどない．むしろ左胸壁誘導でRが小さくSが深いというパターンが独特の異常所見となる．右室肥大診断基準は表IV-3にまとめてある．

ここで気になるのは，V_4〜V_6のT電位が高く，V_5では13 mm以上に及ぶ点である．一般に10 mmを超えるTは正常者に少ないとされているが，集団検診の集計では，12 mmを超えるTは男性にかなりの頻度でみられる（図IV-4）．とくに40歳代のやせ型では4割にもみられるものである．これに対して<u>女性では，12 mmを超えるTを示す者がほとんどいない</u>．

本例は女性でありながらT電位が高いが，実は，この所見は僧帽弁狭窄症の裏の顔である．T波増高の背景は表X-1（第X章　141頁）にまとめてあるが，もちろん本例の血清K値は正常範囲にあった．

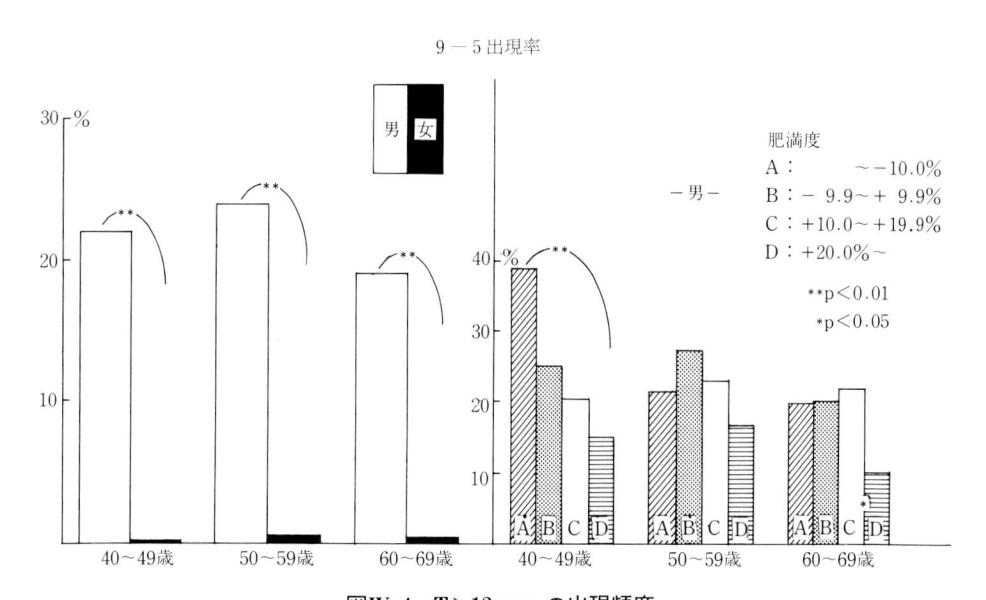

図IV-4　T＞12 mm の出現頻度

③ $V_1 \sim V_3$ のR電位増高

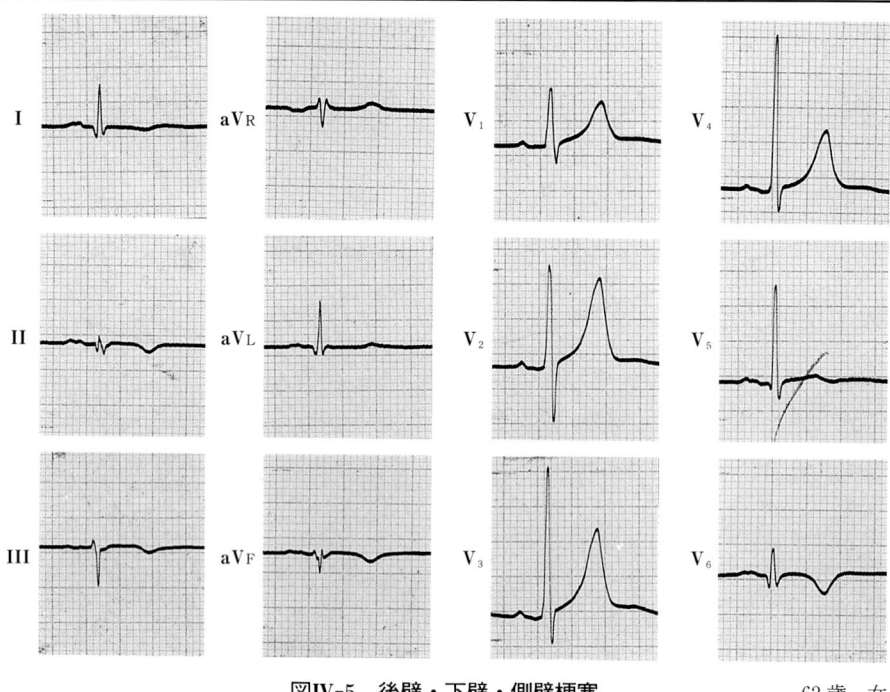

図IV-5　後壁・下壁・側壁梗塞　　　62歳, 女

異常所見

　$V_1 \sim V_3$ のR電位が高くSが浅い．一見して移行帯の右方ずれに似ているが，右胸壁誘導でR/S比が1を超える所見は，正常心電図ではほとんどみられないものである．さらにこまかく観察すると，V_1，V_2 のR幅はS幅より広く，しかも0.04秒を超えており，R/S比は V_2 より V_1 のほうが大であり，単純な移行帯の右方ずれとはまったく異なった所見である．

　なお V_6 では，V_5 に比べQRS電位が急に低下し，Rに比べて不相応に幅広く深いQを呈しており，ST上昇は軽度であるがパターンはドーム型で陰性Tへ移行している．これは心筋梗塞を印象づける所見である．またⅡ，Ⅲ，aVF の陰性Tは，QRS電位が低いだけに意義づけが困難であるが，Ⅰ，aVL のqはRに不相応な幅をもち，T電位の低下も伴うところから，V_6 所見と照らし合わせると，側壁から上位側壁へかけての心筋梗塞の疑いが濃厚である．

　以上を総合すると，$V_1 \sim V_3$ のR増高は後壁梗塞の疑いが濃厚であり，あらためて $V_1 \sim V_3$ のT電位増高がその裏打ちでないかと憶測される．

臨床情報

　胸痛発作のため夜間救急施設を訪れ，Ⅱ，Ⅲ，aVF に ST 上昇がみられるところから紹介されてきた症例である．来院時の心電図を図IV-6に示すが，患者の自覚症状と合わせ判断すると，下壁梗塞の急性期の所見である．そしてⅠ，aVL に ST 下降がみられるが，下壁梗塞における ST 上昇の逆像としての ST 下降は，通常は $V_1 \sim V_3$ に現れるべきであるから，この所見は高位側壁の真の虚血を反映したものではないかと推測される．なお V_6 の ST 上昇も，下壁誘導の ST 上昇と合わせ

図IV-6　下壁梗塞　　62歳，女

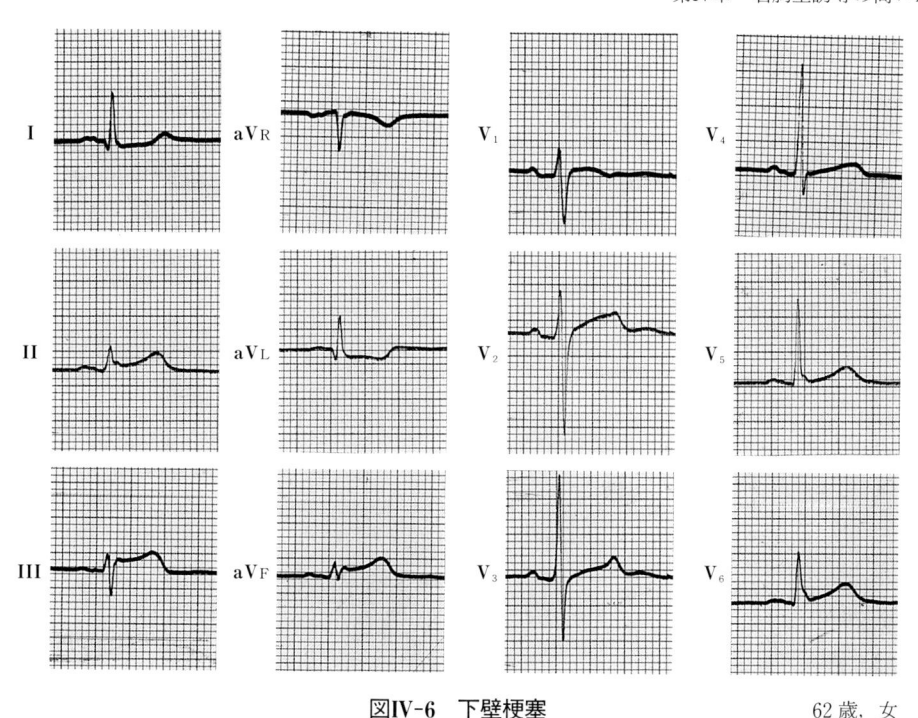

考えると，見逃せない所見である．

ところで本例の冠動脈造影所見は，左回旋枝が完全狭窄であるが，左冠動脈前下行枝や右冠動脈には責任を負わせるだけの異常所見はない．左室造影では下壁・後壁の運動低下があり，ウロキナーゼ108万単位の冠動脈内注入は成功しなかった．

コメント

図IV-5は第5病日の記録である．左回旋枝の閉塞により，下壁の非Q梗塞，後壁ならびに側壁の梗塞を起こした所見と考える．後壁梗塞の12誘導心電図はV_1，V_2に異常が現れるが，対側から眺めた所見であるので，Q波はR増高としてとらえられ，ST上昇・陰性Tは逆像としてのST下降・陽性Tとなって現れる．本例がV_1〜V_3でT波増高を示すのは，冠性Tの逆像であろう．これは，同じRv_1増高を示しながらV_1，V_2で陰性Tを伴う右室肥大の所見と対比的である．

表IV-4　後壁心筋梗塞の診断基準

V_1，V_2のR幅0.04秒以上	
V_1のR/S≧1.0	ただし30歳以上で右室肥大
V_2のR/S≧1.5	がないとき

なお，右胸壁誘導でR電位増高を示す場合，下壁および側壁誘導で心筋梗塞を疑わせる所見が併存する場合はもちろんのこと，V_3，V_4で最大のQRS電位を示しV_5，V_6で急にQRS電位が低下する所見も，側壁へ梗塞が波及している疑いが濃厚であるという意味で，これが後壁梗塞であるという可能性は大きい．

表IV-4に後壁心筋梗塞の診断基準をまとめてある．ここで重要なのは，<u>V_1，V_2でR電位が増高するだけでなくR幅が広くなる所見</u>である．これは，心筋梗塞の心電図ではQ幅が診断の鍵を握っているが，後壁心筋梗塞のV_1，V_2のRはQ波の逆像であるところにその理由がある．

④ V_1 の幅広く電位の高いR波

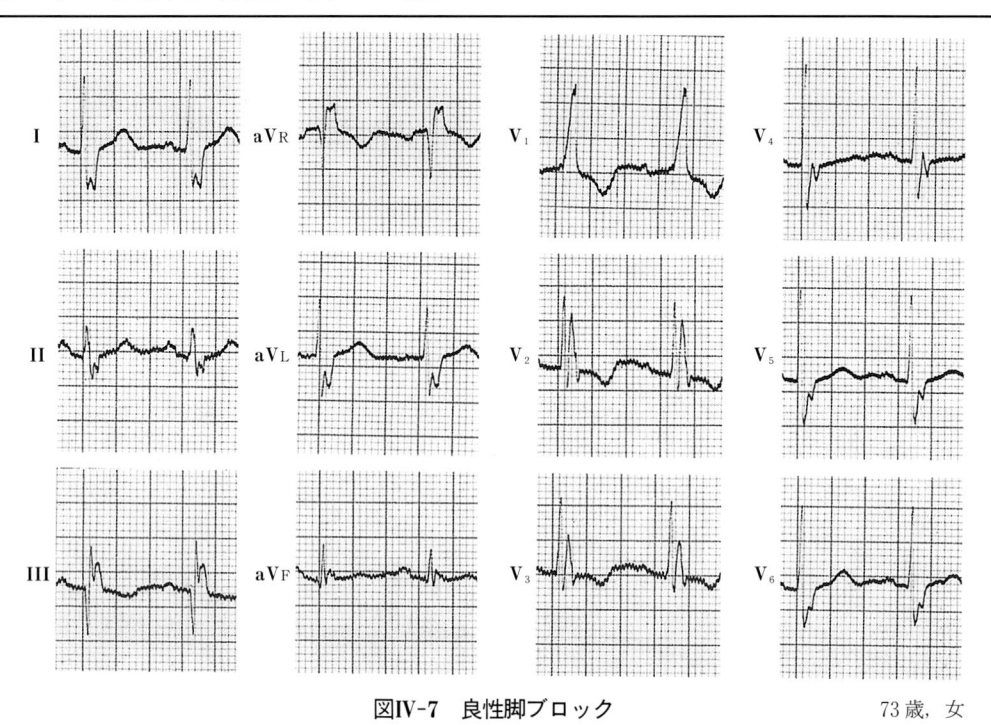

図Ⅳ-7　良性脚ブロック　　　　　73歳，女

> **異常所見**
>
> 　V_1 で幅広く電位の高いRが目につくが，I，V_5，V_6 のS幅が広く，V_2 でRsR′を示すところから，右脚ブロックであることに間違いはない．そして V_1〜V_3 の陰性Tは二次的変化と思われる．
>
> 　ところでQRS幅の測定にあたっては，一般に肢誘導でもっとも広いQRS波形で幅を計測すると申し合わされている．しかし，心室筋分極の最終部と再分極の開始部が重なり合うため，誘導によってはQRS終末部が鋭さを失い，ST部との境が不明瞭な場合もあるし，興奮ベクトルの向きの関係で，QRS起始部や終末部の電位が基線を這う場合もある．
>
> 　本例では，Ⅲ誘導でまだ終末Rが描かれているのにIやⅡではSが終了しており，V_2 で初期Rが頂点に達するまでの時相は，V_1 の電位はほぼ基線上にある（I〜Ⅲ，V_1〜V_3 は同時記録である）．
>
> 　QRS幅を心室興奮時間と解釈するなら，全誘導のうちもっとも早いQRS起始部から，もっとも遅いQRS終末部までの幅を測るのが理論的には正しい．本例の心電図はノイズが多く正確な測定は困難であるが，I誘導でみると0.12秒ぎりぎりである．つまり厳密には完全右脚ブロックと呼べないが，S幅があまりにも広いパターンから，心情的には完全右脚ブロックとみなしたい波形である．
>
> 　Ⅲ誘導のQは幅0.03秒程度で鋭いパターンであり，異常Qとは考えにくい．一般に右脚ブロックではⅢ，aVF にQを伴うことが多いが，Ⅱ誘導にはQを示さない点が下壁梗塞とは違う．

臨床情報

集団検診でたまたまとらえた心電図で，本人はなんの自覚症状も訴えていない．

コメント

右脚ブロックの右胸壁誘導所見は rSR′ が典型的な波形である．しかし S 波が浅く rsR′ 型となったり，S 波を欠いて rR′ 型を呈したり，本例の V_1 にみる高い R という症例もある．実は前述したように，本例の V_1 では初期 r が把握できなかったため，本来なら rR′ を描くべきなのに，こういうパターンに変身したものである．

V_1 で終末 R が高電位を呈するとなると，右室肥大の合併を一応は考慮に入れる必要がある．この点については，完全右脚ブロックでは 15 mm を超え，不完全右脚ブロックでは 10 mm を超える終末 R を示すとき，右室肥大と考えた時代があった．しかしこの診断基準は当てにならない．

図IV-8 は正規伝導波形が完全右脚ブロック波形へ移行した心電図の右胸壁誘導所見である．これによると，脚ブロックの終末 R が 15 mm 近く高いのに，正規伝導では右室肥大の面影すらみあたらない．

一般に，右脚ブロックの V_1 所見が rR′ 型を呈するときは，R′ 電位が高く記録されるものである．しかも完全右脚ブロックや不完全右脚ブロックが右室肥大の結果生ずることがあるところに，右脚ブロック心電図に出会ったとき，右室肥大の有無を考慮する必要がある．もちろん右室肥大を心電図単独で診断するにはむりがあるが，その手がかりを心電図に求めるなら，右房負荷や右軸偏位の存在という点に鑑別のコツがある．ちなみに，右脚ブロック自体は右軸偏位を示さないもので，もし右軸偏位を伴えば，右室肥大や左脚後枝ブロックの合併を疑ってかかるべきである．

ところが完全右脚ブロックのときの平均 QRS ベクトル算定は粗雑に行うわけにいかない（第III章 7 47 頁参照）．結論的には，QRS の前半分の時点，つまり右脚ブロックによる遅れた右室興奮が始まる前の時点で計測するというのが一般的手法である．

そういう目で本心電図をみると，I，II 誘導ともR 電位のほうが S 電位より大であるので，右軸偏位はないと判断されるが，これをベクトル量として上向き面積と下向き面積でみると，I 誘導の QRS は下向きとなるので，右軸偏位とみなされる．

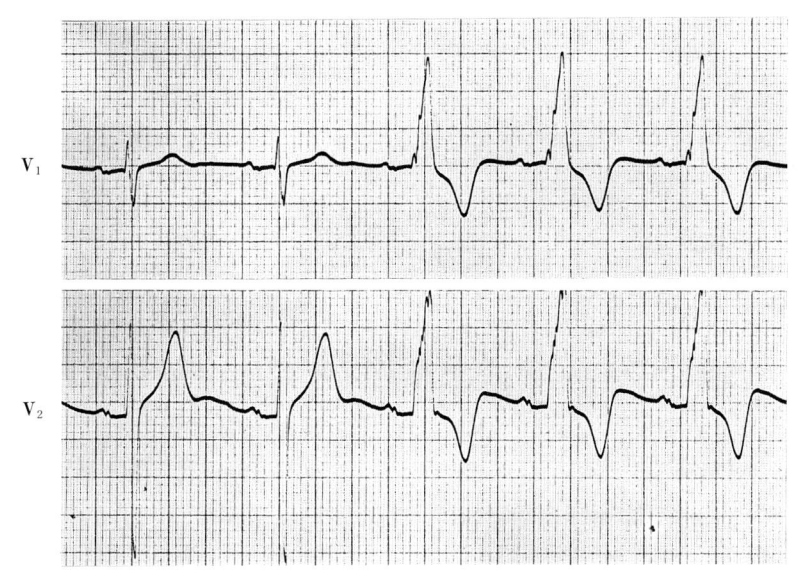

図IV-8 　右脚ブロックの R′>15 mm は右室肥大の判定に使えない

5　V_1，V_2のR電位増高

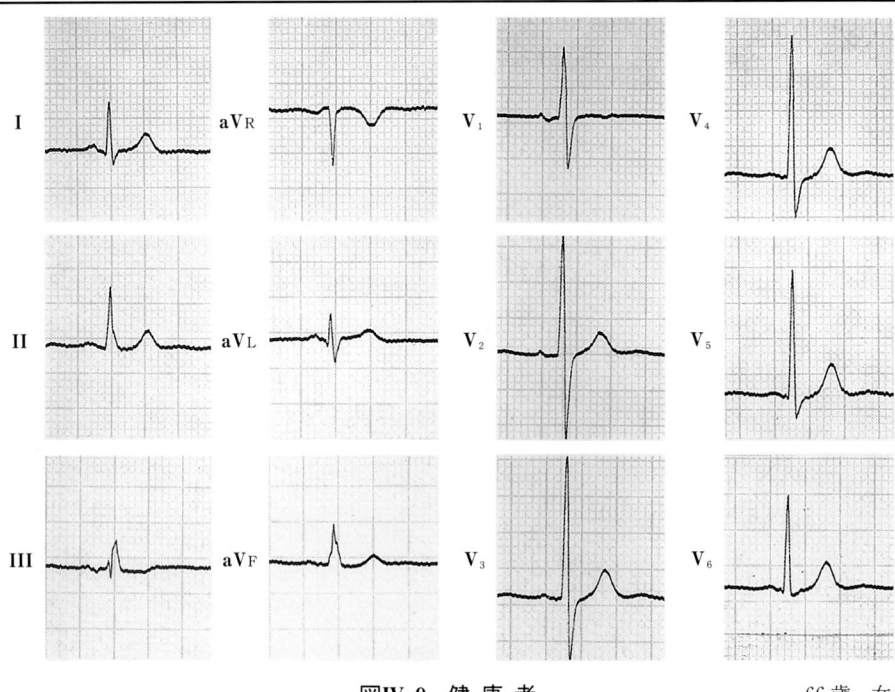

図IV-9　健康者　　　66歳，女

> **異常所見**
>
> 　V_1，V_2のR電位が大で，R/S比は1.0を超えている所見が目立つ．しかもV_1のR幅は0.04秒に達しており，これだけの所見に限っては，右室肥大や後壁梗塞に似ている．ただ，右室肥大にしてはV_1，V_2に陰性Tがみられない点が，後壁梗塞にしてはV_1にST下降・陽性Tがみられない点が典型波形とは違っている．
> 　ここで胸壁誘導のR/S比を観察すると，V_1からV_6へかけて順次増大しており，これは正常所見である．つまり本心電図は，なんらかの理由で心長軸が反時計方向回転を起こし，その結果，移行帯が極端に右へ偏位したものと思われる．

臨床情報

　これは集団検診で記録された心電図で，情報に乏しいが，問診では心臓に関する何の訴えもない．

コメント

　正常心電図のR電位は，Ⅰ誘導が15 mm未満，Ⅱ，Ⅲ，aVFが19 mm未満，aVLが10 mm未満，V_5，V_6が25 mm未満，そしてV_1は5 mm未満というのが正常範囲とされている．本例のR電位はV_1で10.0 mmに達しているが，R/S比はV_1からV_6にかけて緩やかな増加を示している．これに対して，後壁梗塞や右室肥大の場合は，V_1，V_2のR電位は高いものの，<u>R/S比はV_1よりV_2のほうが小さく，V_1からV_2，V_3へ進むとともにR/S比が大となる単純な移行帯の右ずれとは違った態度をとる点が鑑別のポイントとなる</u>（図IV-2，IV-5）．

　もちろん心電図だけでなく，臨床情報の裏づけと総合的に判断するのが正攻法である．

第V章　R漸増不良

　胸壁誘導のR電位は V_1 がもっとも低く，V_2，V_3 へ進むにつれ順次増高し，V_4 ではもっとも高くS電位を上回るが，V_5，V_6 へ向かっては電位が減少するというのが正常所見である．ところが V_2，V_3 でR電位がなお低く2〜3mmという症例がある．これをR漸増不良（poor R wave progression）と呼ぶが，時に V_1 より電位が高くなるはずの V_2 のRが逆に V_1 より低くなったり，V_3 のRが V_2 より低くなったりすることがある．これを逆R漸増（reversed R wave progression）と呼ぶ．

　ところで，R漸増不良という用語は心電図学書のいたるところで使われているが，この所見がもつ臨床的意義は千差万別で，それが診断の手がかりとして重要なのはQ波がみあたらない前壁梗塞くらいである．つまり，左室肥大をはじめ，右室肥大，左脚ブロック，ひいては心臓の位置変化だけでも，この所見はみられるものである．したがって，用語としてはもっともらしいが，診断効率からみると，名前負けした存在である．

　ただし逆R漸増の所見については話は別で，これは電気的位置変化だけでは説明しにくい．とくにR/S比が右胸壁誘導から胸壁中央部や左胸壁誘導へかけて減少している所見を伴っている場合は，心筋活動電位の低下をもたらすなんらかの器質的病変の存在を考えるべきである．

　ところで，R漸増不良を呈する心電図の鑑別診断として有名なのが Zema-Kligfield のフローチャート（図V-3）である．この目的は前壁心筋梗塞の診断で，感度85％，特異度75％，予測値69％とされている．ただし，QRS幅が広いときや低電位差のときは使用に耐えない．また「左側R高電位」という項目は左室肥大を示唆したものであるが，左室肥大のなかには必ずしも左側R高電位を示さない症例があるので，注意を要する．なお，左脚前枝ブロックのなかにはR漸増不良を呈する場合もあるので留意すること．

　なお，R漸増不良の鑑別診断法として Kennish-Swartz のものを表V-1に示した．本書に記載されているR漸増不良の症例を以下に列挙する．

　　漏斗胸（図I-5，V-1）
　　神経循環無力症（図X-2）
　　異型狭心症発作間欠期（図IX-7）
　　早期再分極症候群（図VIII-10）
　　慢性閉塞性肺疾患（図VIII-7，VIII-15）
　　副伝導路症候群（図VIII-5）
　　左脚ブロック（図III-12，VII-13，X-4）
　　肥大型心筋症（図VI-6，VIII-25）
　　前壁心筋梗塞（図I-9，VIII-13）
　　脳梗塞（図X-22）

表V-1　R漸増不良の鑑別診断

低電位差のないとき
$R_1 \leq 4$ mm かつ $S_1 \geq 1$ mm……右室肥大
$Rv_3 \leq 1.5$ mm あるいは $R_1 \leq 4$ mm……前壁梗塞
上記のいずれでもないときは左室肥大の基準を用いる
上記のいずれでもないときは左脚前枝ブロックの基準
　（QRS軸<−60°，Q_1S_3，QRS幅わずか延長）を用いる

(Kennish, A. and Swartz, M. H. 1982)

■ V_1〜V_3 の rS

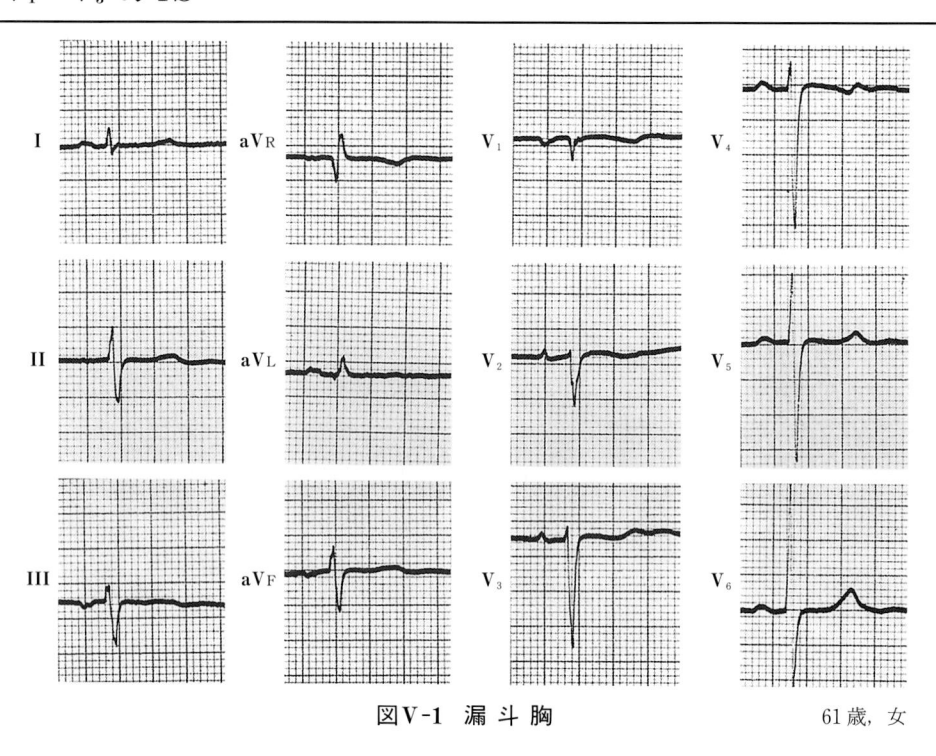

図 V-1　漏斗胸　　　　　61歳，女

異常所見

　QRS が I 誘導で上向き，III 誘導で下向き，そして II 誘導で R＜S であるから，電気軸は −30°を超えた左軸偏位である．詳しく計算すると −61°となる．aV_L の近接様効果は 0.05 秒を超え，V_6 の近接様効果より 0.015 秒以上遅れてはいるが，I 誘導の Rs というパターンは左脚前枝ブロックを否定する所見である．

　ところで V_1 は初期 R を欠き，V_2 以降は r を描いているものの V_3 の r は 2 mm にも及ばない．いわゆる poor R wave progression である．しかしよくみると，R は V_2 から V_6 へかけて順次電位を増し，V_6 の R がもっとも高い．そして V_1 は P も QRS も T も陰性となっており，移行帯は V_5 よりさらに左へずれている．

　以上のことから，なんらかの理由による心臓の位置変化を反映した心電図であろうと考える．

臨床情報

　本例は漏斗胸で，胸部 X 線所見では心陰影が左へ偏位している．1 秒率は 86％であるが，胸郭伸展の制限を反映して％肺活量は 72％にとどまる．

コメント

　R 漸増不良の心電図が記録されたとき，女性の場合は電極の位置が正確であることを確認する必要がある．それは，もし V_3，V_4 の電極を乳房の上へ当てると，正規の位置より高位に記録することになるので，R 漸増不良の波形を記録する結果となるからである．

　本例の場合は，胸郭変形による縦隔の左方偏位のため，心臓の位置に対して電極が相対的に右寄りとなった結果と考えられる．

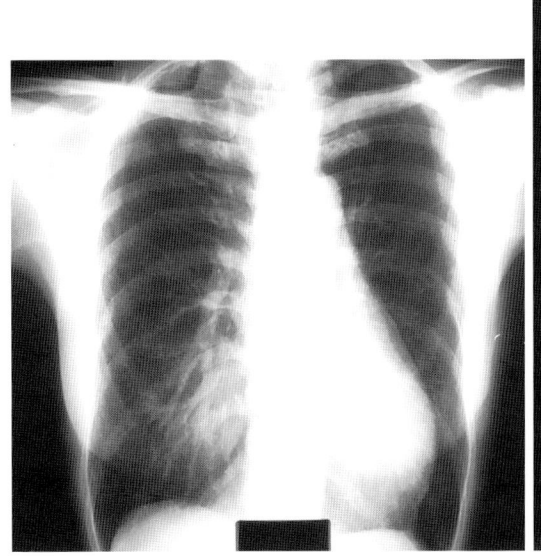

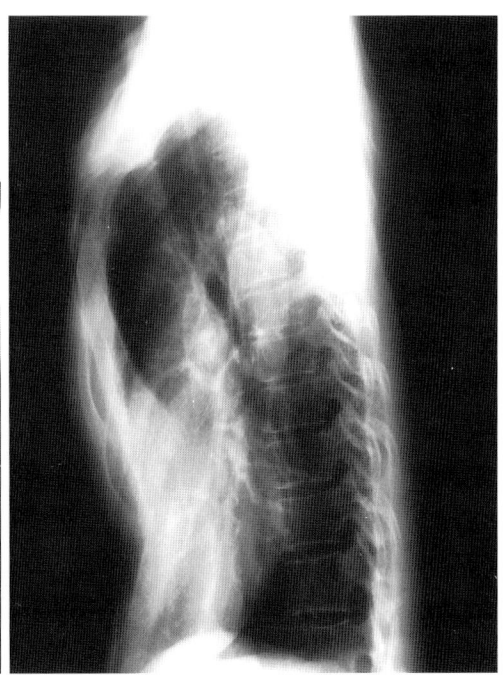

図V-2　胸部X線所見

この所見は前壁心筋梗塞の診断に重要視されているが，左室肥大や右室肥大にもみられるし，著しい左軸偏位にもみられる．また，導子の位置が心臓より相対的に高い場合にもみられる．

これらの鑑別方法を図V-3に示すが，たとえばⅠ誘導でR≦4mmであり，しかもⅠ誘導のS<1mmあるいはV_3でR≦1.5mmであるときは，前壁心筋梗塞の可能性が6倍と高くなるといわれている．なお，この手順で本心電図を判読すると，皮肉にも前壁梗塞という誤診が下される．

ところで，漏斗胸の典型的心電図所見については表Ⅰ-2（第Ⅰ章②13頁）に示してある．そこに引用した症例は右軸偏位を呈していたが，本例は左軸偏位である．つまり漏斗胸の診断に軸偏位は役立たない．

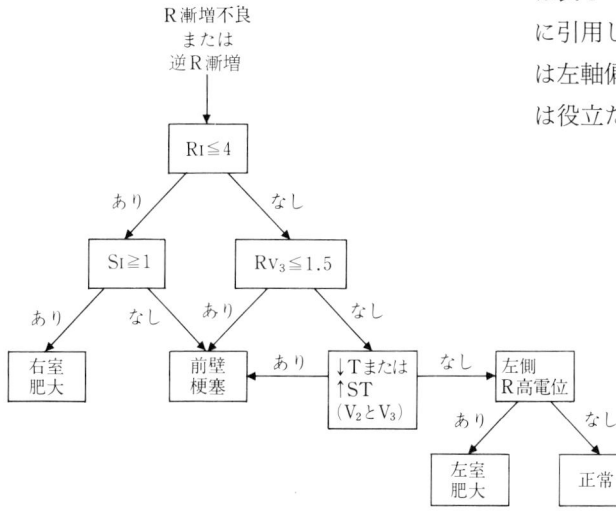

図V-3　R漸増不良の鑑別診断
(Zema, M. J. and Kligfield, P., 1982)*

*Zema, M.J.and Kligfield, P.: ECG Poor R-wave Progression. Review and Synthesis. Arch. Intern. Med. 142; 1145-1148, 1982, Chicago, American Medical Associationの承諾を感謝する．

誘導の取り違い

　昔と違って現在の心電計は，心得のある者なら誰でもが初めての装置でも使いこなせる時代になった．しかし，すべての ME 機器がそうであるように，機械と人間との接点に問題がひそんでいる．最近の心電計は高入力インピーダンスの増幅回路が組み込まれているし，多素子心電計ではバッファ方式による結合抵抗回路網を設けて，電極の接触抵抗の影響を受けない工夫がなされているが，それにしても皮膚と電極の接触抵抗は 10 KΩ 以内に抑えるのが原則である．

　このためには，ペーストを塗る前にアルコールで電気の不良導体である皮膚脂肪を清拭すべきであるが，実は省略されているのが現状ではなかろうか．また，ペースト塗布が粗雑で，隣り合わせの誘導部位のペーストが互いに接続しているケースも時に見られる．

　これらの点はさておいて，誘導コードの取り違いによる心電図波形にお目にかかることが時にある．その多くが心電図記録に慣れている者の失策で，不思議に右手と左手の取り違いが圧倒的に多い．この誤まった記録を見破るコツは，Ⅰ誘導が P，QRS ともに逆転していることと，本来は逆転波形であるはずの aVR 所見が aVL にみられ，aVR が逆転波形となっていない所見である．

　ここで思い出す事件が二つある．一つは誘導コードの取り違えの結果，某大学病院で心筋梗塞と誤診された症例である．当時は標準肢誘導だけしか記録しないのが通常の慣習であったが，心筋梗塞という病名は当時の常識では致命的疾患と考えられており，事実，心筋梗塞患者は半年以上，時に 1 年近く入院治療を強いられていたものである．この患者は自殺した．

　もう一つの例は心筋梗塞といわれ，その心電図をもって紹介されてきた患者である．誘導コードの取り違いであることを説明し，あらためて 12 誘導記録を行い，まったくの正常心電図であることを確認したが，本人は大変な神経質で半信半疑であったように記憶している．この例は 3 カ月後に急死した．毎年のように芸術祭参加作品を出し，その賞を何回となく受けていた某テレビ局のディレクターであっただけに，その死をめぐって週刊誌は騒ぎたてたものである．

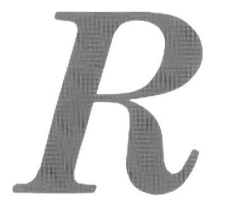

第VI章　左側 R 高電位

　R高電位の基準はいくつも挙げられているが，ここではミネソタコード3-1所見が地域集団検診でどの程度チェックされるのかを検討した．

　3-1所見は正常血圧群に比べ高血圧群に多いのは当然として，各血圧群ともに男性に圧倒的に多くみられる．元来，欧米人の資料で作成された左室肥大の電位基準を体格の劣る日本人に適用すると，かなりの偽陽性者をとらえる結果となる．

　ところで，3-1所見の出現頻度は加齢とともに高くなるのが一般的常識であるが，実は図VI-1に示すとおり，正常血圧群では話が別で，ことに男性では加齢と逆相関を示している．そして40歳代の男性では正常血圧でも3-1所見を呈する者が22％を占めているが，そのほとんどは左室肥大と似て非なるものと思われる．

　ここで正常血圧を呈していても，降圧剤治療中の高血圧症が含まれている可能性はあるが，本調査では，降圧剤治療中の者は集検時血圧がたとえ正常値であっても，これを強制的に高血圧群に分類してある．

　今度は左室肥大ストレイン型の心電図について，出現の実態を述べる．

　かつて降圧剤治療が普及していない時代は，高血圧症の患者に左室肥大ストレイン型の心電図をみることは多々あったが，近年に至りその所見はあまりみられなくなった．それにしても，地域集団検診で結構みうけるものである．図VI-2に示したその出現頻度は平成元年～3年の調査成績である．

　ところで，この種の所見の頻度が激減したのは高血圧群についてであって，これは降圧剤治療のため真の左室肥大ストレインへ進展する症例が減ったためと考えられる．しかし正常血圧群や境界高血圧群における出現頻度は20年前とほとんど変わっていない．ということは，これが真の左室肥大ストレインを反映した所見ではなくて，非特異的なR電位増高に非特異的な陰性Tが重なった偶発的な所産である可能性が大きい．

　ただこの調査の弱点は，特発性心筋症が除外できていないところにある．しかしその出現頻度は文献にみる心筋症出現頻度の10倍をはるかに超えているので，心臓病とは無関係な左室肥大ストレイン型心電図が多く存在するのは事実であろう．

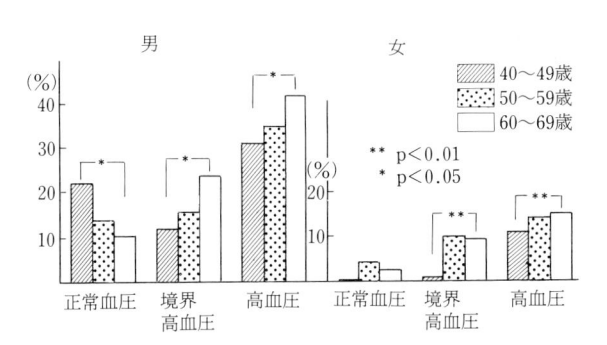

図VI-1　ミネソタコード3-1所見出現頻度

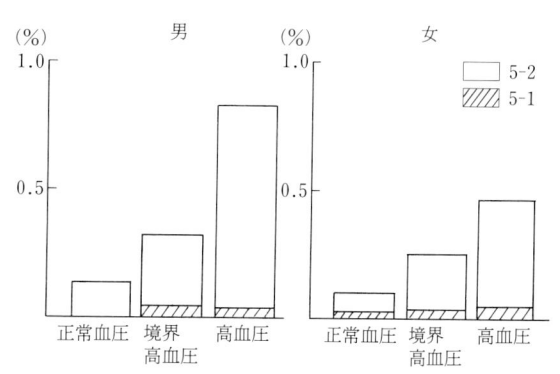

図VI-2　左室肥大ストレイン出現頻度（40～69歳）

1 V₅のR電位増高（1）

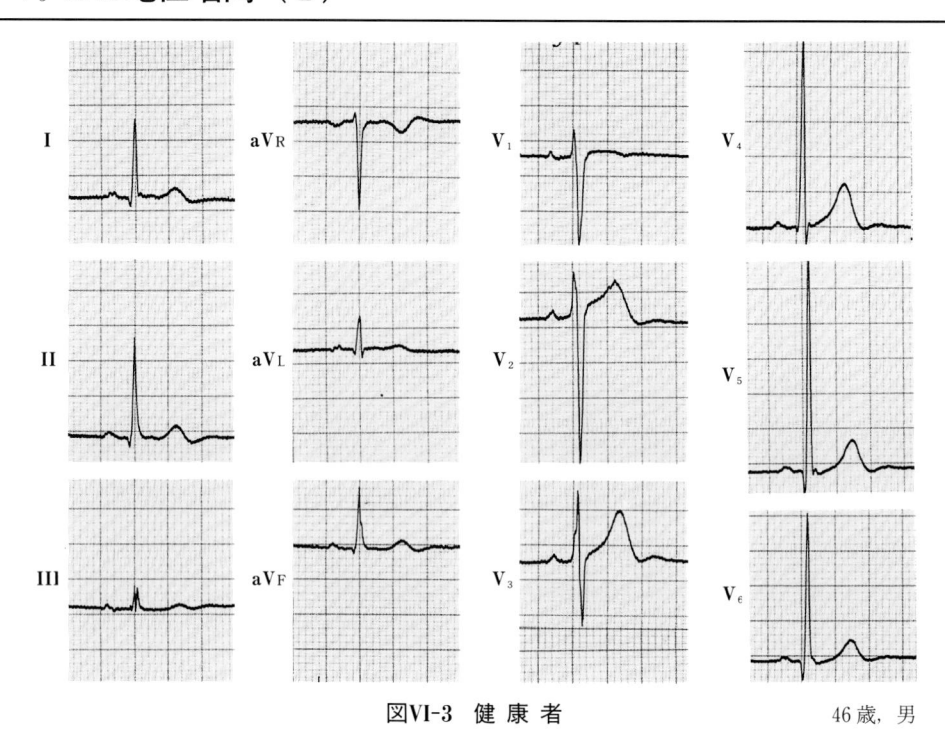

図VI-3　健康者　　　46歳，男

異常所見

V₅のRが33 mmに達しているほかには，さしたる変化はない．電位基準からは左室肥大が疑われるが，ST・T異常を伴っていないので，他の臨床情報と合わせないかぎり判断のしようがない．

なおQRSの終末部はV₄，V₅でノッチを形成し，V₆ではスラーを描いている．V₄〜V₆のSTは上昇していないが，もしこれが早期再分極によるJ点上昇であるなら，左室側にみられる早期再分極ではR波増高を伴うことがあるので，本例でRv₅増高を呈する背景の一部は，これが理由かもしれない．

臨床情報

人間ドックの症例で，心臓に関する自覚症状はまったくない．身長169.5 cm，体重65.0 kg（BMI 22），皮厚26 mm，血圧122/80 mmHgである．UCGおよび胸部X線には左室肥大の所見がない．

コメント

心電図による左室肥大の診断基準については，Sokolow-Lyonをはじめ，Romhit-Estes, Casaleら，Odomらといくつも報告されているが，偽陽性が多い反面で，偽陰性も少なくない．とくに電位基準は欧米人の資料に基づいたものだけに，体格が劣る日本人では偽陽性率がきわめて大である．R高電位のほかに，左軸偏位，V₅，V₆の近接様効果の遅延，poor R wave progression，さらにはストレイン型のST・T変化を伴えば，より左室肥大らしいと判断されるが，これらの所見は左室肥大がかなり進展しないと現れてこない．

表VI-1 左室肥大の判定基準

男	全年齢	$R_{aVL}+S_{V_3}>35$ mm
	<40歳	$R_{aVL}+S_{V_3}>22$ mm かつ $T_{V_1}\geq 0$ mm
	≧40歳	$R_{aVL}+S_{V_3}>22$ mm かつ $T_{V_1}\geq 2$ mm
女	全年齢	$R_{aVL}+S_{V_3}>25$ mm
	<40歳	$R_{aVL}+S_{V_3}>12$ mm かつ $T_{V_1}\geq 0$ mm
	≧40歳	$R_{aVL}+S_{V_3}>12$ mm かつ $T_{V_1}\geq 2$ mm

(Casale, P. N., et al., 1985)

したがって左室肥大を初期段階でとらえるには，どうしても電位基準に頼らざるをえない．ただ同じR高電位でも $R_{V_5}<R_{V_6}$ の場合は，左室肥大の疑いが濃厚となる．

また，とくに男性の場合は，40歳代までの若年～壮年層や，やせ型のときに，偽陽性である可能性が大であることに配慮する必要がある．いずれにせよ左室肥大の確認は，心電図でなく UCG に託するのが妥当である．

ところで，表VI-1に Casale らが提唱した左室肥大の診断基準を示す．これは，$R_{aVL}+S_{V_3}$ の値，あるいはこれに T_{V_1} の値を加味したユニークなもので，臨床医の多くは奇抜と受けとめるであろうが，感度49％，特異性93％，予測値76％という優れた成績が報告されている．この基準を用いると，本症例の心電図は左室肥大が否定される．比較的に簡便な尺度であるので，R_{V_5} 高電位の症例に出合ったとき，利用してみてはいかがであろうか．

それはそれとして，心電図による左室肥大の判定成績は，特定の基準にかかわらず，臨床医が自己の経験から導いた結果がもっとも優れていたという興味深い報告がなされている．

さて，R_{V_5} 電位と有意相関をもつ項目についてみると，最大血圧，最小血圧は男女ともに関連が大である．これは当然に納得できることがらであるが，血色素量が男女ともに R_{V_5} 電位と逆相関にありながら，肥満度や BMI をはじめとし，栄養の質的指標である血清総コレステロールとの逆相関は女性にしかみられない．この点についての論議は省略する．

図VI-4 UCG 所見

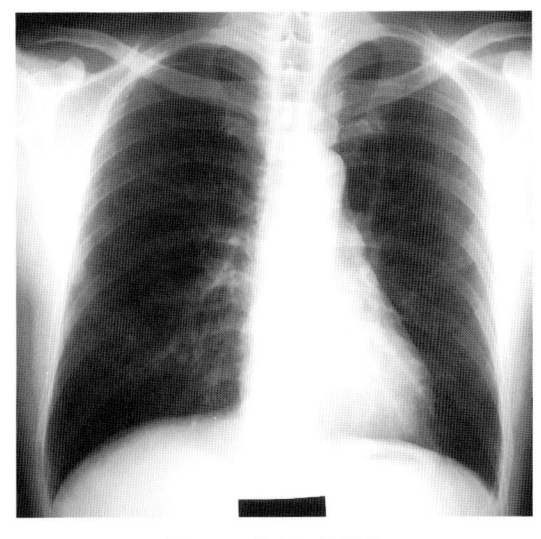

図VI-5 胸部X線所見

2 V_5のR電位増高（2）

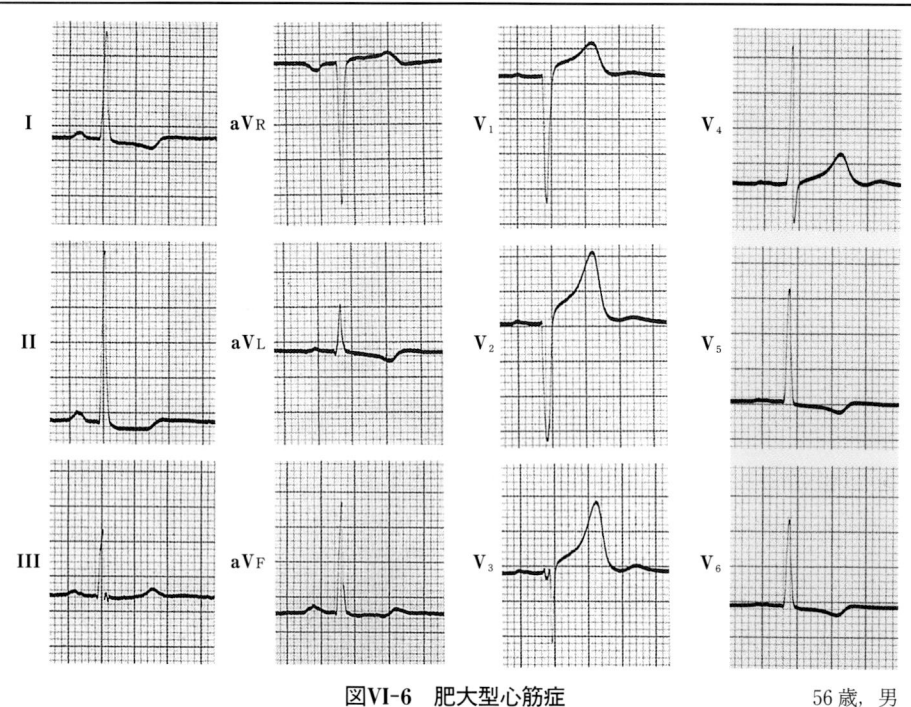

図VI-6　肥大型心筋症　　56歳，男
（V_1〜V_6 は 1 mV＝0.5 cm）

異常所見

　胸壁誘導は感度を1/2にした記録であるため，実際の印象とは大部違っているが，計測してみるとV_5のR電位は3.1 mm強に達しており，V_1，V_2のSは深く，V_1はQS型で，V_2のrは痕跡，V_3のrもきわめて小さい．いわゆる poor R wave progression である．なおV_3のQRS起始部はノッチを示すが，V_2のQRSは下向き，V_4のQRSは上向きということで，この間に挟まれた誘導でのQRSが変形することは通常みうける所見である．またV_5，V_6のST・Tはストレイン型である．

　肢誘導ではII誘導のRが高く，aVRのSが深い．I誘導とaVLにはストレイン型のST・T変化がみられるが，II誘導のST・Tの形はどちらかというと心筋虚血に似ている．

　以上をまとめると左室肥大の所見である．

臨床情報

　人間ドックの症例で，本人は心臓に関するなんらの自覚症状もない．聴診上，心尖部に全区間性収縮期雑音があり，胸部X線（図VI-7）では心拡大，UCGでは僧帽弁閉鎖不全を伴う肥大型心筋症が認められた．血圧は122/70 mmHgである．

コメント

　左室側誘導でR電位増高と陰性Tがみられた場合は左室肥大の可能性が濃厚であるが，ここに一つ落とし穴が開いている．それは，若年〜壮年層の男性では左胸壁誘導のR電位が高い例が少なくないことと，左胸壁誘導で非特異的な陰性Tを呈する例がみられることである．つまりこの両者が

図VI-7　胸部X線所見

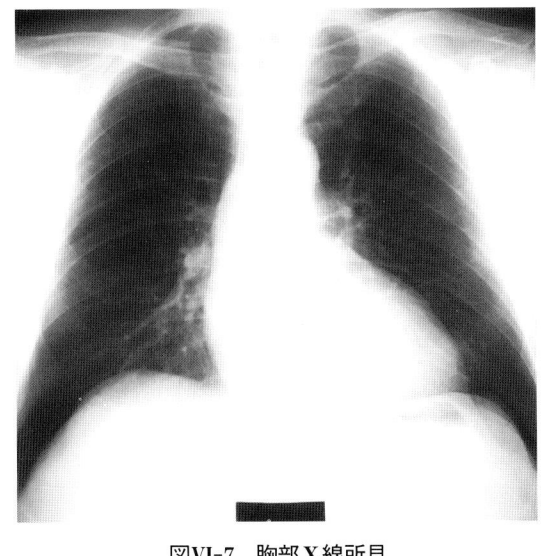

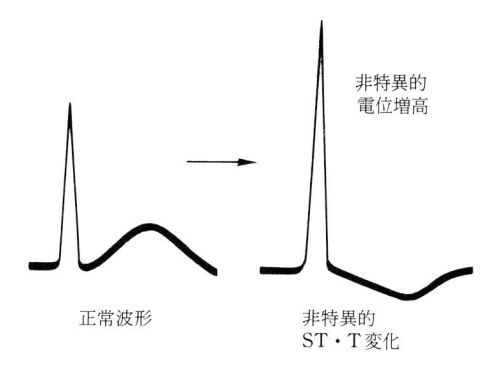

図VI-8　偽左室肥大ストレイン

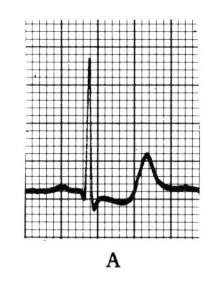

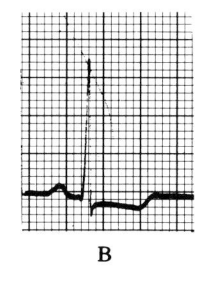

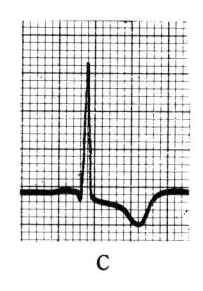

図VI-9　各種 ST・T 変化

同時に現れると，あたかも左室肥大ストレインに酷似した波形が生ずる（図VI-8）．

ところでストレイン型波形とは，J 点からの ST 下降が上に弧を描きながら陰性 T に移行したあと，急速に基線へ戻るもの（図VI-9-C）で，ST が下り坂下降で陽性 T へ移行する，いわゆる虚血型（図VI-9-A）に対比したパターンである．しかし実際にはその中間的な ST・T 変化（図VI-9-B）があって，その成因をストレインとみるか虚血とみるか困惑する症例は少なからずある．

もちろんストレイン型の陰性 T が －5 mm 以上に深くなると，谷が尖鋭化するために冠性 T にも似てくるし，陰性 T の電位に不相応な ST・J 下降がみられる症例もあり，教科書が教える典型的なストレイン型波形と典型的虚血型波形の一つ覚えでは実戦に役立たない．

また典型的ストレイン型波形が QRS 電位の変化なしに現れ，その後 QRS 電位が増高してくる症例もある．

要するに，ストレイン型とか虚血型とかいう名称は，それぞれの特徴的な ST・T 変化につけた便宜上の呼び名であって，その背景が真のストレインか真の虚血かを問うものではないと解釈すれば，気は楽になることであろう．

実際には，左冠状動脈前下行枝領域の虚血による陰性 T は V_3, V_4 を中心に現れるであろうし，左室ストレインによる陰性 T なら V_5, V_6 が著しいことであろう．

One Point Lecture

集団検診における指導区分

近年，職域・地域を問わず心電図検査がスクリーニングとして普及している．ここで登場してきた問題は，被験者に対する心電図所見の通知内容である．「異常なし」や「要精検」は別として，「要観察」や「要注意」という通知は不親切もいいところで，受けとった本人自身はどうしたらよいのか見当もつかないし困惑するだけである．元来，「要観察」，「要注意」というのは健康を管理する医師自身に課せられた責務であって，これを被験者に押しつけるのはよくない．この用語は，医療の場で医師が主導権を握っていた当時，肺結核対策で生まれた胸部レントゲン所見の通達区分であって，これが現代社会に通用するはずはない．

期外収縮，第1度房室ブロック，房室結合部調律，房室解離をはじめ，Rv_5電位増大，完全右脚ブロック，非特異的ST・T変化などがこういった通知で処理されるのは問題である．とくに，左室肥大，右室肥大，心筋虚血と通知されるに至ってはまったく言語道断である．

ところで集団検診における指導区分のゴールデンスタンダードとしては，日本循環器管理研究協議会の循環器疾患判定基準，老人保健事業のための安静時心電図判定基準，保健事業用の安静時心電図判定基準などが挙げられるが，心電図を介して臨床を担当している者にとっては納得がいかない点は多々ある．

とくに問題なのはQとSTの項目で，前者はQ所見を対象外としているが，後2者はミネソタコード1-1をすべて異常として扱い要医療とし，1-2～3は要指導としている．またST下り坂下降については，後2者がすべて異常として扱い要医療としている．この点，前者ではミネソタコード4-3を異常なしとしているので実害はない．

いずれにせよ，判読を依頼された心電図には性別と年齢だけは記載されているはずであり，さらに心臓の位置変化によるQは他の誘導所見から判別できることが多い．もちろんわずかな4-3程度の変化で自覚症のない場合の女性では，臨床的に重大な意義をもっている症例はまずない．こういった症例への通知は「心電図に多少の変化はあるが心配いりません」という通知をしたいものである．

第VII章　幅広いQRS

　QRS幅が広い心電図というと，心室内刺激伝導が異常な状態である．それが典型的な右脚ブロックや左脚ブロックでない場合は，心室内ブロックという用語で難を逃れているのが現状である．しかし真に心室内刺激伝導系にブロックがあるなら，12誘導のすべてがQRS延長を示してしかるべきである．ただ一方で，心室興奮ベクトルの最初や最終部を把握できず，心室興奮中でありながら電位が基線を這い，QRS幅が他の誘導と比べて短いという場合はある．このため，QRS幅の計測は，全誘導のなかでもっとも幅広いQRSで測るように申し合わされている．

　ところがここに一つの落とし穴がある．それは，遅延R波にみえる所見が実は真のR波ではなくて，ST・Jが上昇し，それに続くST上昇部の基線への戻りがあまりにも急峻であるため，たまたま終末Rのようにみえただけという症例があるからである．もしこれを終末R波とみなせば，QRS幅は広いと判定されてしまう．現在では多素子心電計が普及しており，この点の判断は容易であるが，かつて1素子の心電計しかなかった時代には，このものを壁在心室ブロック（parietal ventricular block）と誤診した可能性は大きい．このパターンは右胸壁誘導に少なからず見受けるものである．

　このST上昇がQRS延長と酷似した所見は，異型狭心症の心電図にもみられる．したがって，QRS幅の精密な測定は，すべての誘導でQRS幅が広く，そのパターンは脚ブロックそのものであるがQRS幅は0.12秒ぎりぎりという場合だけにしか必要でない．

　なお，幅広いQRSの代表は完全脚ブロックであるが，ここでは教科書的な解説をいっさい省略し，完全脚ブロックが心室肥大や心筋梗塞の波形にいかに影響するかについてのみ解説した．

　ちなみに，正常QRSの幅は0.06～0.10秒とされているが，ここで不完全脚ブロックについて一言触れておく．まず不完全脚ブロックについてはQRS幅が0.08～0.11秒と記載されているが，V_1とV_2がRSR′型を示しR′>Rというパターンがもっとも重要な所見である．このときQRS幅は0.12秒未満である点が完全右脚ブロックとの鑑別になるが，実際にはQRS幅がぎりぎりで完全型とすべきか不完全型とすべきか悩む症例も多い．その背景はまちまちで，右脚主幹部の不完全ブロックとは限らず，右室拡大のため右脚が延長したりPurkinje網から固有心筋へかけての興奮伝達が遅れたりする場合もあるし，先天的な右脚末梢の分布異常で室上稜部の興奮が遅れる場合もある．

　不完全左脚ブロックについてはQRS幅が0.10～0.11秒とされているが，左胸壁誘導で近接様効果が0.06秒以上，qを伴わずR上行脚にノッチやスラーを示すのが重要所見である．その成因は左脚主幹部の刺激伝導遅延とは限らず，左脚末梢線維束の伝導遅延，心室中隔の広範な線維化，限局性の心室中隔梗塞と多彩である．

　そして不完全脚ブロックを呈する症例の多くは，右脚型にせよ左脚型にせよ，心室肥大の結果生じた波形異常であることが多い．心電図学上は心室肥大と脚ブロックを別個に扱っているが，不完全脚ブロックの多くは心室肥大と関連していることを考慮に入れる必要がある．

1 V_1, V_2 の RSR′ 様波形（1）

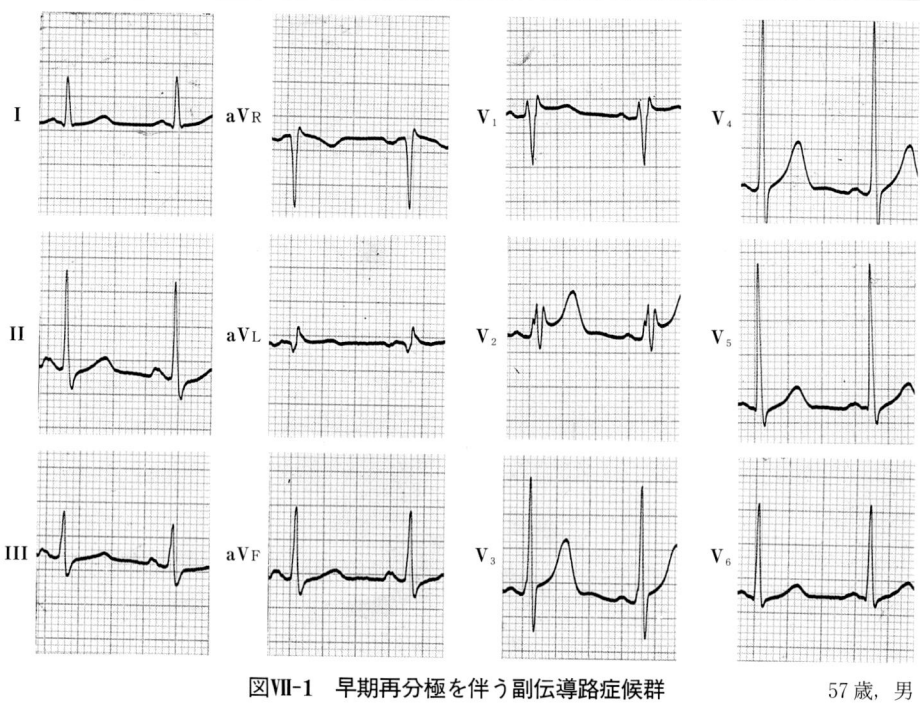

図Ⅶ-1　早期再分極を伴う副伝導路症候群　　57歳，男

異常所見

　一見して不完全右脚ブロックの印象が強い心電図であるが，それにしては V_1，V_2 の R′ 下降脚が急峻でなく，とくに V_2 の QRS 幅は他の誘導に比べて広い点が気になる．
　ところで V_1〜V_3 は3素子同時記録であるので，V_3 の QRS 終了部（J点）と同期の部位を V_1，V_2 に求めると，R′ 波にみえた波形の頂点に一致する（図Ⅶ-2）．つまり QRS はこの点で終了しており，これより右側は ST 部ということになる．したがって，本例は右胸壁誘導にみられた早期再分極症候群である．たまたま，上昇した ST 部の基線への復帰が急峻だった結果，V_1，V_2 では R′ 波と見誤られ，これが不完全右脚ブロックと誤診するおそれがある．

臨床情報

　人間ドックの症例で，心臓に関する訴えはなく，心電図以外に異常所見はない．

コメント

　本心電図が示す他の気がかりな所見は，aVL で小さいながら0.03秒の幅をもったQ波がみられることと，V_3，V_4 の QRS 起始部が鋭くなく，P終了部直後から緩やかな波形が始まり R 棘に続いていることである．
　前者は異常Qの疑いがあり，後者は副伝導路症候群を疑わせるが，結論は難しい．
　図Ⅶ-3の心電図は，本症例が別の時期に記録されたものである．これによると，aVL のq波は正常範囲内の所見となっている．そして aVL のP波は，図Ⅶ-1では陰性を示していたのに今回は陽性となり，R電位も増加している．また，Ⅱ，Ⅲ，

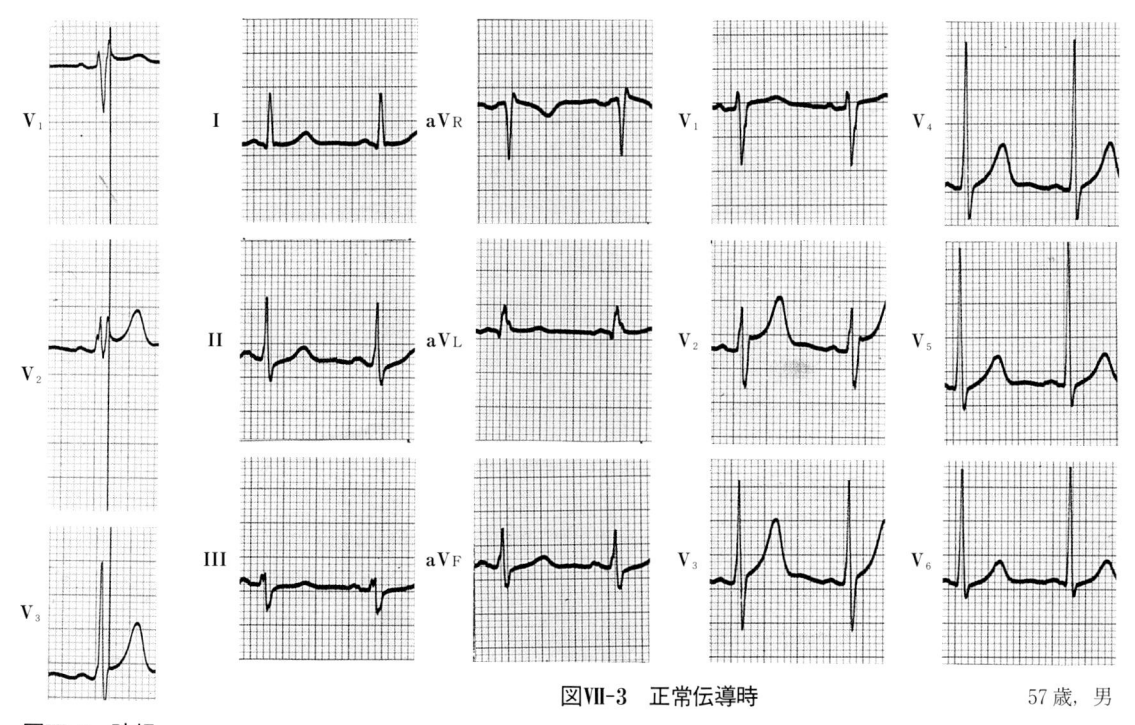

図VII-2 時相分析

図VII-3 正常伝導時　　57歳, 男

aVFのR波は前回と比べて電位が低くなった．

つまり，前回は半垂直位であった電気軸（aVLのQRSの陽性相と陰性相とほぼ同程度であり，かつQRSの振幅が小さい）が，今回はやや左偏したということで，図VII-1の異常Qに似た所見は，いわゆるpositional Qと呼ばれるものである．

aVLのpositional Qの決め手は，QRS振幅が小さいこと，R電位が3 mm未満のこと，P波が陰性を示すことにあるが，本症例のように別時期の記録で確認されることも多い．

次に注目すべき点は，前回 V_3, V_4 に示されたQRS起始部の小丘状波形が今回はみられないことである．つまり，この波形はδ波であった可能性が濃厚である．

元来，心電図学書に記載されているWPW型波形では，δ波はある程度の振幅と時間幅をもつ異様な波形で，一，二の誘導に限定して現れるというものでない．したがって図VII-1のように V_3 と V_4 だけにしかみられない所見となると，これをδ波と呼ぶには勇気がいる．

しかし本症例のように，この波形が現れたり消失したりしている場合には，副伝導路による早期心室興奮がきわめて狭い範囲の部位で出没しているものと推測することができる．そして早期興奮による活動電位が低いだけに，多くの誘導でそれをキャッチしにくい結果となったものであろう．

早期再分極症候群における特徴的波形の成り立ちは，心外膜下筋層の心室筋が脱分極の終了前に再分極が始まるためといわれてきた．近代流にいえば，活動電位第1相の抑制ないし消失の結果で，これは一過性外向きK電流（Ito）が増強した結果である（図VII-8）．

なお本波形の特徴は，他の誘導で逆像としてのST下降がないこと，運動負荷でST上昇が改善することが多い点にある．

近年，集団検診で不特定多数の心電図が記録されるようになってみると，このような症例は決して珍しいものではない．

2 V_1, V_2 の RSR′ 様波形（2）

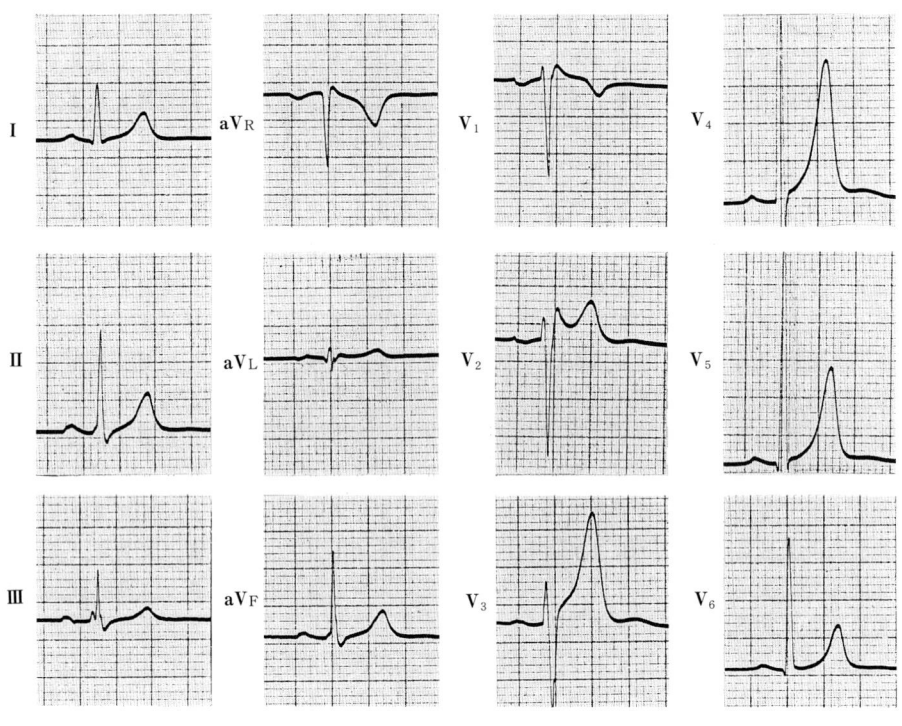

図VII-4　早期再分極症候群　　　　　　　　　　　57歳，男

異常所見

　V_3〜V_5 の T 波が著しい高電位を呈し，V_2〜V_4 の ST が上昇している．V_1, V_2 の QRS は RSR′ で R′＞R にみえる．つまり一見，右脚ブロックに似ているが，それにしては対側の V_5, V_6 に幅広い S 波が示されていない点は右脚ブロックとは違った所見である．
　この心電計は3素子同時記録であるので，V_1〜V_3 は同期的波形である．そこで V_3 における QRS の終了点を V_1, V_2 にたどってみると，実に R′ とみえた QRS の頂点は QRS 終了部であり，それに続く波形は ST 部であることが明確となる．つまりこの心電図は，右胸壁誘導で rSr′ 型，ST 上昇はサドル状で陽性 T を伴うという，典型的な右胸壁誘導の早期再分極症候群と診断される．

臨床情報

　集団検診でチェックされた心電図であるが，本人はなんの自覚症状もなく，元気で農作業に従事している．

コメント

　一見して右脚ブロックと見違えるが，V_1, V_2 の R′ 様波形が真の右脚ブロックであるなら，これが完全ブロックであればもちろんのこと，たとえ不完全ブロックであっても，右室側の遅延興奮を見送る左胸壁誘導では幅の広い S 波が描かれるはずである．
　この波形は心電図学が完成していない時代に，心室筋の局部だけが遅れて興奮するという意味で focal block と呼ばれていたものである．

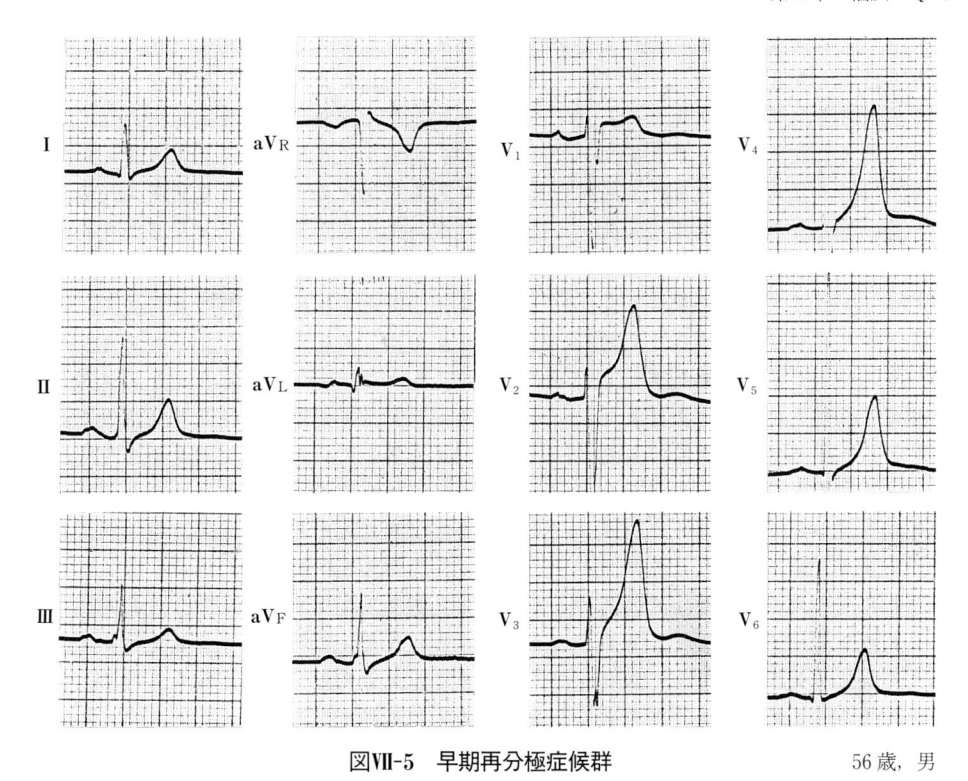

図VII-5　早期再分極症候群　　　　　　　　56歳, 男

　心電図学が生理学者の専門領域として発展途上にあった時代にあっては，このような考え方が受け入れられたのも同情できないわけではない．しかし現在では，早期再分極症候群の波形として理解されている．

　図VII-5は図VII-4と同一人の心電図で，1年前の集団検診時の記録である．V_1, V_2のR′様の波形がなく，V_1のTは陽性，V_2では高いTが描かれているのが図VII-4と違った所見であるが，ST上昇・T増高が健康者にみられたという点では早期再分極症候群と呼んで支障はない．

　早期再分極症候群はすべての年齢層でみられるが，どちらかというと若年層でしかも男性に多い．人種的には黒人に頻度が高いと記載されているが，本邦でもかなりの頻度でみられる．この所見の最大の特徴は，無自覚で何年もの長期間，同じ波形が続くところにあるとされているが，本例のように波形が変化する症例もある．

　なお，図VII-5のST上昇・増高Tの所見は心筋梗塞の超急性期のパターンと酷似している．それもそのはずで，両者とも早期再分極現象が関与しているからである．したがって早期再分極症候群という用語は不適当だという意見もあるが，本用語は上記のような特徴的波形が健康者にみられたとき，ST上昇・T増高の説明として便宜上用いた名称であると解釈するのが妥当である．

　強いて図VII-5を心筋梗塞超急性期と鑑別しようとなると，V_1～V_3のR波が十分な電位を保っている点に焦点が向けられる．心筋梗塞ではQ波が描かれない早期でもR電位は低下するであろうというのが鑑別の焦点である．

　しかし実際に正しい両者の鑑別は，あくまでも臨床所見に基盤をおくべきで，心電図を過信して神業的判読を強行する態度は慎むべき所行と考える．

③ V_1, V_2 の RSR′ 様波形（3）

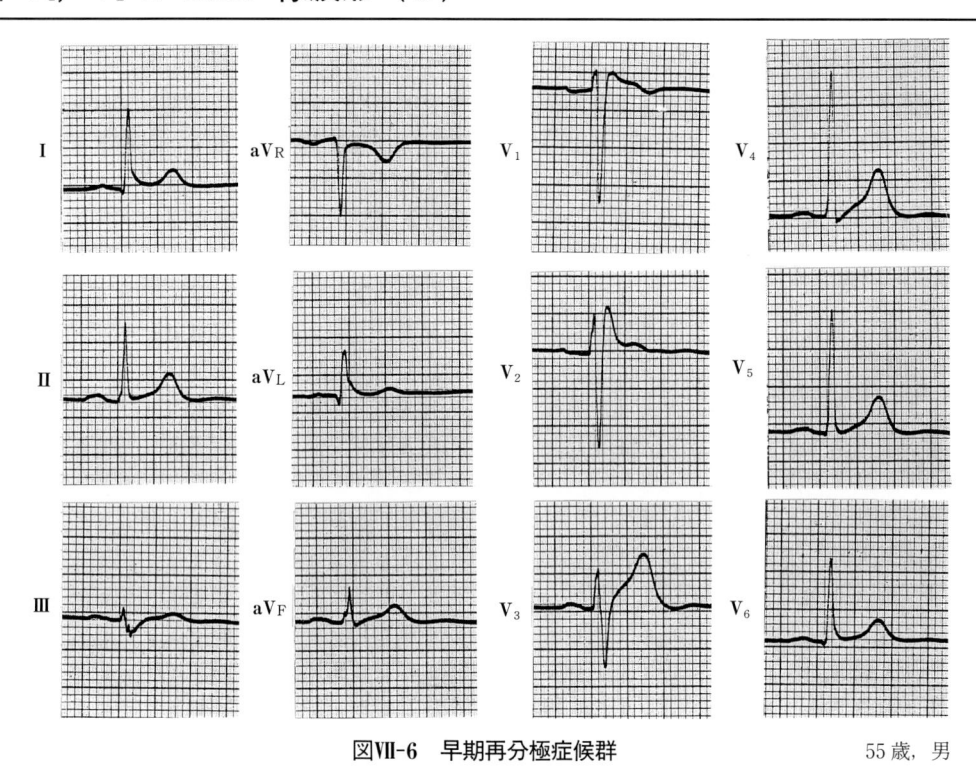

図Ⅶ-6　早期再分極症候群　　　　　55歳, 男

異常所見

　V_1, V_2 の RSR′ 様波形が目につき，この誘導だけに気をとられると完全右脚ブロックと誤診される．これを記録した心電計は3素子同時誘導であるから，V_1〜V_3 の波形は同じ時系列にある．そこで V_3 の QRS 終了部と ST 部との接合点（J 点）と同時期の点を V_1, V_2 に求めると，R′ 波にみえた波形の頂点に一致する．ということは，この点が QRS 終了部であり，この点から後の波形は ST，という話になる．

　つまり，上昇した ST の J 点が急速に基線に戻るため，たまたま R′ と紛らわしい波形が描かれただけのことである．事実，QRS が幅広くみえるのは V_1 と V_2 だけで，他の誘導では正常幅の QRS が記録されている．

　なお，I, aV$_L$, V_5, V_6 では QRS の終末点が不明瞭で，なだらかに ST 部へ移行しているが，これは心室筋の再分極開始にずれを生じ，ある部分の心室筋は分極状態にあるのに他の部分ではすでに再分極が始まっている状態を示すものである．

臨床情報

　人間ドックの症例で，心臓に関する自覚症状はなく，心疾患を示唆する何の他覚所見もない．

コメント

　V_1, V_2 にみられる RSR′ 様波形が右脚ブロックでないもう一つの証拠は，幅広いS波が左胸壁誘導に描かれていない点にある．

④ V_2 の ST 上昇・陰性 T

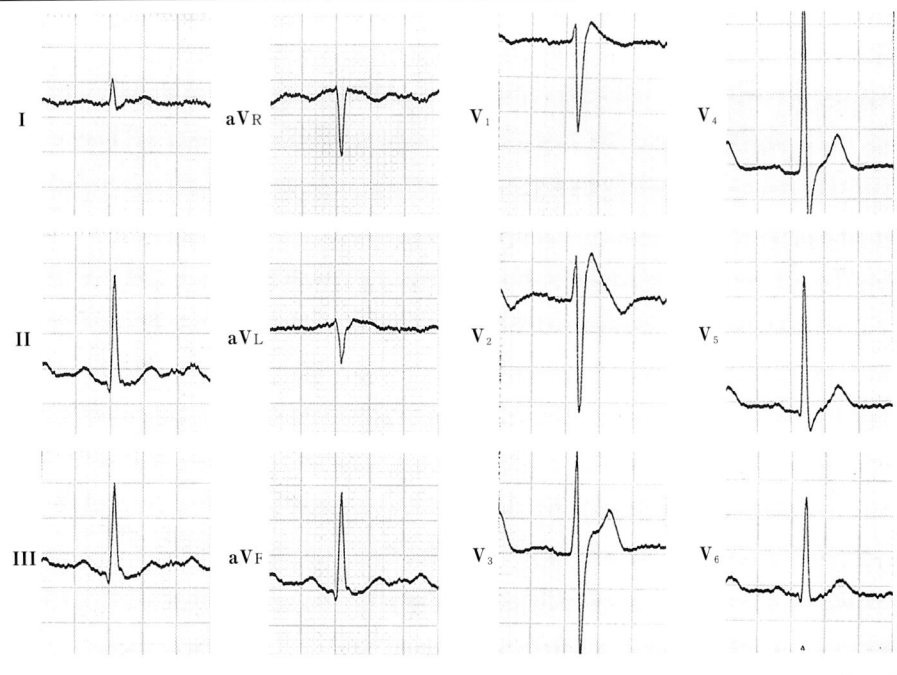

図Ⅶ-7 Brugada 型波形　　43歳，男

異常所見

　V_1〜V_3 の ST が上昇しているが，とくに V_2 の ST・J 点の上昇は 6.5 mm に達しており，その後の ST 部は急速に下降して陰性 T へ移行している．ST 上昇・陰性 T という態度は心筋梗塞急性期にもみられるが，心筋梗塞の ST 上昇は J 点からこれほど急速に下降し始めるものではない．

　この異様な ST 上昇は前頁の症例と類縁の波形であるが，上昇した ST・J 点からなだらかに T 波に移行している点が違う．つまり RSR′ 型ではなく，あくまでも ST 上昇と判読できる波形である．となると，異型狭心症の発作時の所見も考慮に入れる必要があるが，実際には，異型狭心症が右胸壁誘導に限局した ST 上昇を示したり，陰性 T を伴うことはまずない．

臨床情報

　本症例は集団検診でチェックされたもので，問診では心臓に関するなんの自覚症状もなく，冠動脈性心臓病のリスクは何ももっていない．

コメント

　本例は 1 年前の検診でも同波形の心電図所見を呈しており，自覚症状もなく，理学的所見，胸部 X 線所見にも異常がないことから，あえて精密検査には踏み切っていない．1 年間も同じ波形となると冠動脈性心臓病は否定的であるが，肥大性心筋症の疑いは拭いきれない．この鑑別診断には UCG 検査が必要であろう．なお図Ⅶ-7 の V_1，V_2 の波形は Brugada 型とも呼ばれ，かかる波を示す症例は心室細動を起こしやすいということで臨床界へ紹介された．それだけに，臨床家の多くが危機感を抱いている心電図である．

【Brugada症候群と早期再分極症候群】

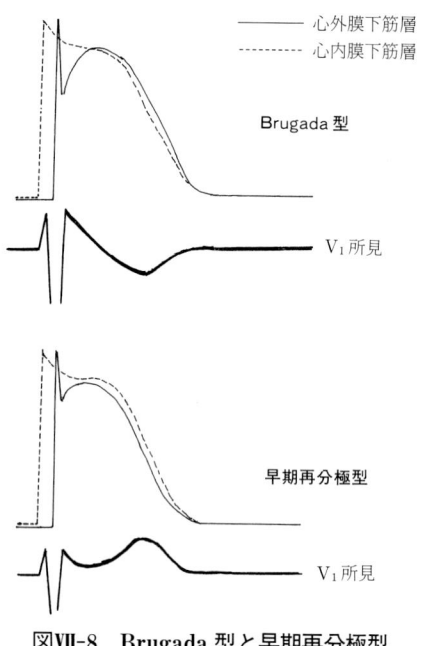

図VII-8　Brugada型と早期再分極型

1992年，Brugada PとBrugada Jは，特発性心室細動による失神発作を起こすが何らの器質的心疾患ももたず，非発作時に特徴的心電図波形を呈する8例を報告した．その波形とはV_1〜V_3で右脚ブロックに似ており ST部上昇を示す．彼らによると全例が右脚ブロックだとしているが，真の右脚ブロックは2例だけで，残る6例は右脚ブロックなら随伴するはずのIやV_5，V_6の幅広いS波がみられない．つまりV_1〜V_3のrSr′に似た波形は，J点上昇に続くST部上昇にすぎない．

その後彼らはisoproterenol投与でST上昇が消失したあともrSr′波形が残っている症例を示し，真の右脚ブロックと報告しているが，著者の目にはJ点上昇による見かけ上のr′波と判読される．

1. Brugada型波形の成因

本症におけるV_1〜V_3の特徴的波形は，右室心外膜下筋層の活動電位第1相が抑制ないし消失したために生ずる．これは一過性外向きK電流（Ito）増強が原因となっている（図VII-8）．

また，この特徴的波形は増強されたり減弱されたりすることも知られているが，これは早期再分極症候群のST上昇についても同じである（表VII-1）．

2. Brugada型と早期再分極型との違い

Brugada Pらによると，Brugada型ST上昇の所見は右室側（V_1〜V_2時にV_3）に限局し，上昇したST部は右下へ向って傾斜し陰性Tへ移行する．これに対して早期再分極型ST上昇はV_2からV_4，V_5と広い範囲にみられ，QRS終了部にノッチが画かれる．そしてST部上昇は上に向かって凹，つまりサドル型である．かつ両者の決定的違いは，前者には心室細動発作があるのに後者にはそれがない点である．

たしかに早期再分極型波形は右室側と左室側（図VI-3）があるのに対して，Brugada型波形は右室側誘導だけにしかみられないが，その共通点は心外膜下筋層の活動電位第1相が心内膜下筋層のそれに比べて低いことにある．

本書に紹介したJ点上昇・ST上昇の症例のうち図VII-1，図VII-4，図VII-9は早期再分極症候群である．図VII-7はBrugada型波形で，心電図記録か

表VII-1　Brugada型，早期再分極型のST上昇所見に対する効果

増強	クラスIa，Ic，IIIの抗不整脈薬 とくにajmaline, procainamide flecainide 迷走神経刺激
減弱	交感神経刺激 isoproterenol
増強と減弱の両報告あり	運動負荷 心房ペーシングによる心拍数増加

ら現在まで8年経っているのに心室頻拍や心室細動を思わせる症状はない．また図Ⅶ-6 は Brugada 型とも早期再分極型とも区分し難い症例である．

要するに Brugada 症候群と早期再分極症候群との違いは，前者が心室細動を起こすのに後者はそれがないということである．そして心室細動を起こすか否かは，心室筋内の再分極や不応期にばらつきが大きいか小さいかが要因となっていよう．

つまり V_1〜V_3 における特徴的心電図波形の成因は程度の違いこそあれ両者とも同じであり，V_1〜V_3 の波形で両者を区別することはできないのではないかと考える．

3．早期再分極症候群とは

早期再分極症候群とは，胸壁誘導や下壁誘導で ST 上昇・T 増高を示しながら健康そのものである場合を呼んだ名称である．この場合，同様に QRS 終末部にノッチを形成することが多い．このノッチは fish-hook という渾名がつけられている．

ところで，多少の ST 上昇は正常範囲の所見として通常みられるが，心筋虚血時の ST 上昇も一部は早期再分極現象が関与しているところから，この用語は不適当だという意見もある．本症候群の背景については，右星状神経刺激でかかる心電図所見が出現するところから，右交感神経の緊張亢進と考える者もいる．

いずれにせよ，このような特徴的波形が健康者にみられたとき，ST 上昇の説明として便宜上つけた名称にすぎないと解釈するのが妥当であろう．

1）左胸壁誘導の早期再分極型波形

V_4〜V_6 で ST 上昇・T 増高を示し，しばしば QRS 終末部にノッチを形成する（図Ⅸ-5）．ときには ST 上昇は目立たず，QRS 終末部のノッチと R 電位増高だけが目立つ症例もある（図Ⅵ-3）．また T 終末部が陰性化する場合があり，これをとくに

表Ⅶ-2　Brugada 症候群の心電図

- 右脚ブロック，ST 上昇，PR 延長
- ST 上昇はあるが右脚ブロックや PR 延長はない
- サドルタイプの ST 上昇を伴う不完全右脚ブロック
- ST 上昇を伴わない不完全右脚ブロック
- PR 延長のみ

(Antzelevitch, C. et al. 1999)

神経症性心症候群と名づける者もいるが，この波形はまさに異様で，上昇中の ST 部が陰性 T の始まりと重なるため，上に凹の本来のパターンが歪んで上に凸と変化し，陰性 T の下行脚は急峻化し，まさに左右対称的な陰性 T の様相を画き出す（図Ⅹ-5）．

2）右胸壁誘導の早期再分極型波形

V_1〜V_3 で rSr′ 様波形，ST 上昇はサドル状で陽性 T を伴うのが典型的所見である．しかしこの r′ 様波形は真の r′ でない．たとえば図Ⅶ-1 の症例について，同時記録した V_3 の J 点は V_1，V_2 の r′ にみえる波形の頂点と同期である（図Ⅶ-2）．つまり一見 r′ にみえる波形の頂点は上昇した J 点であり，J 点以降の波形は ST 部そのものである．これを心室波形としての r′ 波と誤ってはいけない．図Ⅶ-4 の症例は V_1〜V_2 の上昇した J 点に続く ST 部の下降がゆるやかな波形であるので，これは r′ でないことが容易に理解できる．これが右脚ブロックでないことは，I，V_5〜V_6 に幅広い S 波がないことで決定的である．

3）心筋梗塞超急性期との鑑別

本症の ST 上昇は上に向かって凹状を呈し，心筋梗塞のドーム型 ST 上昇とは違ったパターンであるが，心筋梗塞でも超急性期は増高した T 波にひきずられて ST 上昇は上へ凹の波形となる（図Ⅸ-1）．この所見は T 波増高の著しい早期再分極症候群（図Ⅸ-5）とまったく酷似している．しかしこの場合，QRS 末部のノッチは良性の ST 上昇に特徴的な所見で，もしこの所見があれば心筋梗塞は否定的となる．

5 V_2〜V_6 の ST 上昇と QRS 後棘様波形

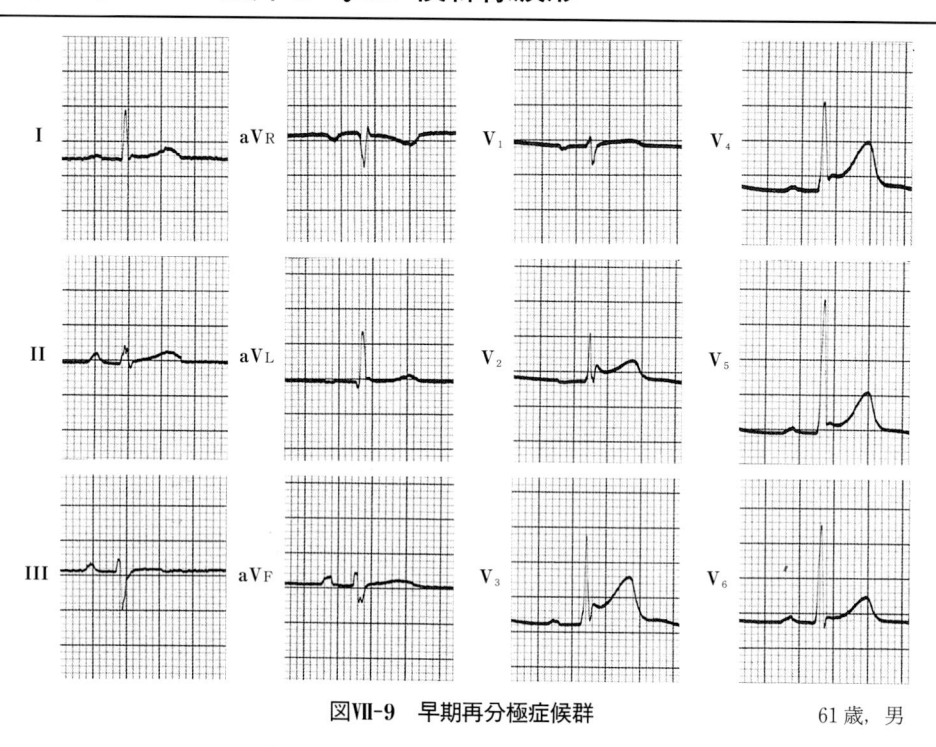

図Ⅶ-9　早期再分極症候群　　61歳, 男

異常所見

正規には rS 型を示すはずの V_2 の QRS が上向きであり, RS 型を示すはずの V_3 の QRS も上向きである. そして V_2 から V_6 にかけては ST の上昇がみられ, V_3, V_4 では 2 mm を超え, V_5 では 1 mm を超えている. また V_2 から V_5 へかけては QRS に後棘様波形をみるが, この後棘は QRS の一部ではない. QRS の起始部と終末部が明らかな I, II, aVR, V_1, V_6 の QRS 幅をルーペで観察すると, せいぜい 0.08 秒というところである.

つまり後棘の頂点は J 点〔QRS と ST との接合部 (junction)〕に相当し, J 点以降の波形はスパイクの一部でなく ST 部そのものだということである.

臨床情報

本例は, 時どき動悸がするという主訴で来院した. 聴診でも胸部X線でも異常所見はない.

コメント

いわゆる早期再分極症候群と呼ばれる心電図である. これは, 胸壁誘導や下壁誘導で ST 上昇 (通常は 4 mm 未満)・T 増高 (通常は 10 mm を超える) を示しながら健康体である場合に使う名称であり, 同時に QRS の後棘形成を伴うことが多いものである.

そして心電図教科書では, これが右胸壁誘導に現れる場合もあり, 左胸壁誘導に現れる場合もあるが, 後者のほうが前者より頻度は多いと記載している.

この心電図は V_1 や V_6 には特徴的波形がないので, 両者が同時に示されたというより, 中間型と呼んだほうが適切であろう.

本例は心電図で上記所見のほか移行帯の右方向

図VII-10　WPW型　　　61歳，男

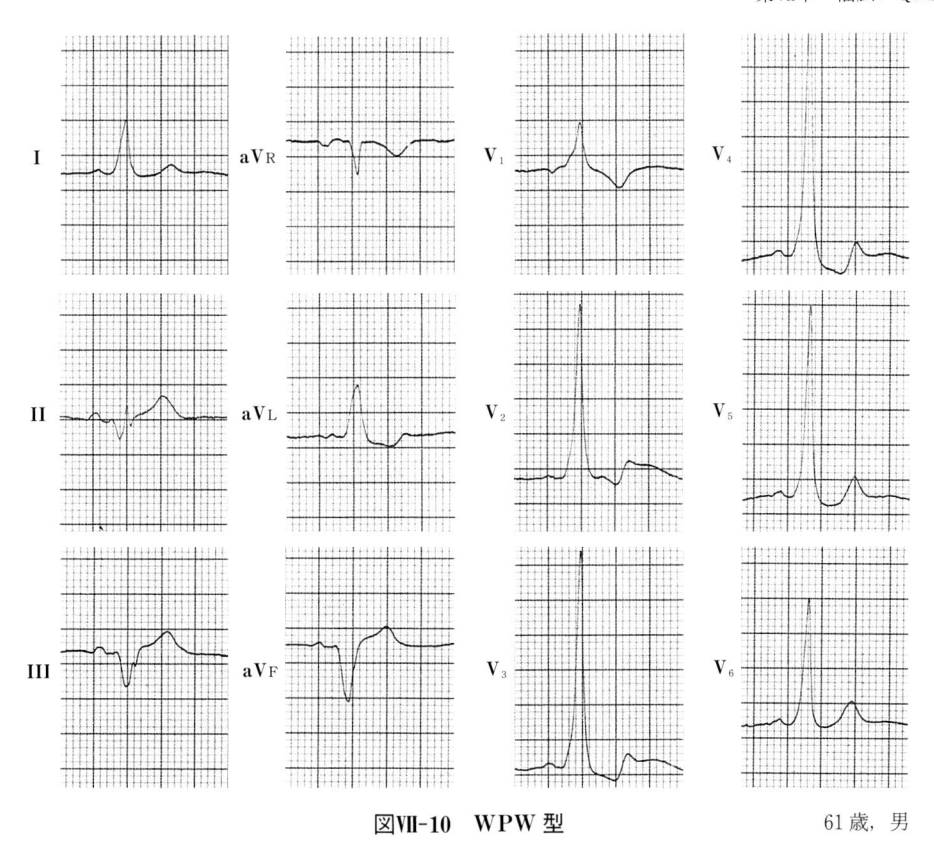

　ずれと半水平位を示すだけなので，訴えの動悸という症状は心配ないと判断された．

　図VII-10は3日後に記録した左頁と同じ症例の心電図であるが，誰がみても明らかなWPW型波形を呈している．一見してIII，aVFにQS様の波形が示されているが，これは主たる心室内興奮の方向が下方から上方へ向かったことの反映である．V_1からV_6にかけてのQRSが上向きを示している所見は，心室内興奮伝搬が後方から前方へ向かったことを意味しており，古典的にはA型と呼ばれるWPW型心電図である．

　もちろん，本心電図が示すST・T異常は，QRS幅が広くなった結果の二次的変化であって，この波形に病的意義をもたせるわけにいかない．

　元来，動悸という訴えは漠然とした表現で，その中身は千差万別である．つまり，この訴えを説明しうる他覚的所見がないことから不定愁訴と判断してよいものもあるし，心拍動を大きく感ずるなんらかの条件が解明できる場合もある一方で，不整脈が原因であることもある．

　ところで本症例については，図VII-9の異常心電図が動悸という自覚症状と直結するはずはないし，心臓に器質的異常がない場合には不整脈が起こっても重篤化しないということから，気安い判断となった．しかし図VII-10をみると，動悸という訴えをあながち心因的なものと決めつけるわけにいかない．そして，たった3日後なのに診断をひるがえすということは，立場上辛いことである．

6 V_1 の RSR′ 波形

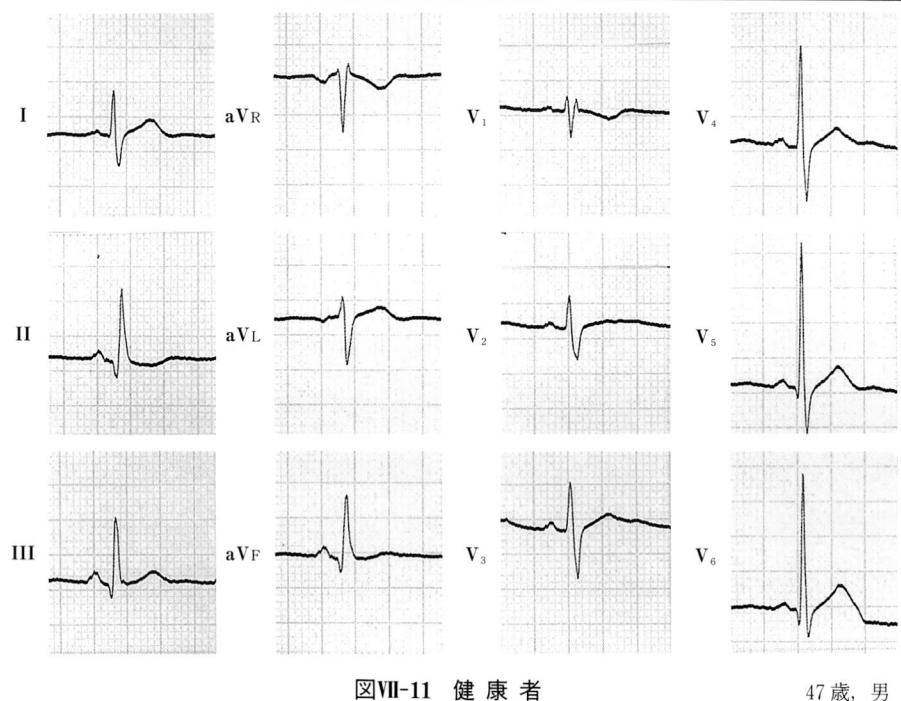

図VII-11 健康者　　47歳，男

異常所見

　V_1 の RSR′ がおもな異常所見である．使用した心電計は6素子同時記録であるから，V_1〜V_6 は同期的に描かれている．そこで V_1 の R′ 終了部を検討すると，他の誘導にみる QRS 終了部とほぼ一致しており，少なくとも遅延はしていない．したがって，この R′ は見せかけのものでなく真の R′ と判定される．

　また V_1 誘導下で心室興奮がもっとも遅れていることは，V_2〜V_6 の S 幅がやや広めであることが裏づけをしている．不完全右脚ブロックとの違いは，QRS 幅が0.10秒どまりで R′＜R であることが鑑別のポイントとなる．つまりこの所見は正常範囲内の変化として扱ってよい．

　なお II, III, aVF では小さな q 波が描かれているが，幅は 0.03 秒程度であり，深さは R の 25% 未満であるので，電気的位置変化によって生じた正常範囲の所見と考えられる．もちろん V_5, V_6 の q は，深くなく幅も 0.02 秒程度なので，中隔性 Q と判断される．

臨床情報

　集団検診でミネソタコード 1-3-4, 7-5 とチェックされたものであるが，被検者は何の自覚症状もなく，他の検査項目には異常がない．

コメント

　正常範囲内の変化として V_1 の RSR′ 所見はまれならずみられる．とくに V_3R や V_4R 誘導では高率に出現する．この R′ は心室興奮が遅い右室流出路や室上稜の電位を反映したもので，R′ 電位は R 電位や S 電位より低いという特徴がある．そ

第Ⅶ章　幅広いQRS　87

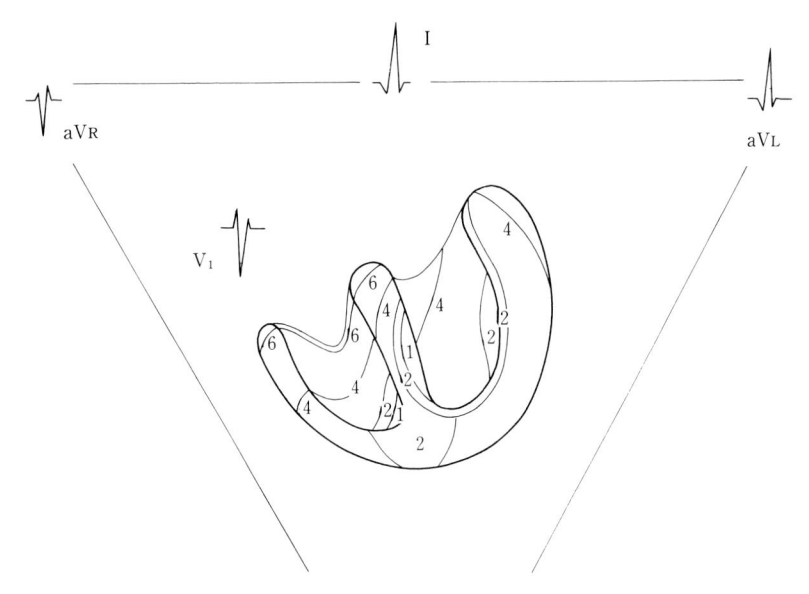

図Ⅶ-12　心室内興奮の進み方

してこの所見は，<u>1肋間下で誘導すると消失するのが不完全右脚ブロックとの鑑別のポイント</u>でもある．

　また，正常範囲内のV₁のRSR′所見を異常所見と鑑別する方法としては，R電位が8mm未満，R′が6mm未満，R′/S比が1.0未満という基準が報告されている．もちろん，正常範囲内の所見であっても器質的心臓病の存在を否定するわけにいかないが，他の誘導で異常Pや異常QRSがみられないかぎり，V₁のRSR′かつR＞R′所見は正常範囲内のものとして支障はない．

　ところでQRSは心室固有心筋の興奮を反映しているが，その最初の興奮は，左脚中隔枝の刺激で心室中隔中央1/3の左側に始まる．これは左右両脚の解剖学的特徴に理由がある．つまり右脚は心室中隔右側の心内膜側を下降し，前乳頭筋に達するまではほとんど枝を出さない．これに対して左脚は，心室中隔左側を下降し，こまかい枝を分岐しながら大動脈弁の後尖下へ進み左前枝と左後枝に分かれるが，これらの中枢部からは心室中隔の左側へ向かって中隔枝が出ている．

　したがって初期心室興奮は中隔の中央1/3の領域で左→右へ向かう．このとき時期を同じくして早期に興奮が始まっているのは，左室では僧帽弁輪近辺と心尖部に近い中隔左側であり，右室では前乳頭筋基部である．時相としては心室興奮開始後0.01秒というところである．次いで興奮部位は心室中隔を上方へ，左室や右室の遊離壁へ進んでくるが，この0.01～0.02秒の時期に描かれる左胸壁誘導のq波を中隔性Qと名づけている．そして右胸壁誘導にみられるR波は，心室中隔の興奮と右室遊離壁の興奮を反映したものである．この興奮は心臓の電気的位置関係で，IやaVLではq波とし，aVRではr波として描かれるが，下壁誘導では描かれることもあり，描かれないこともある．

　ところで心室興奮がもっとも遅れる部位は，Purkinje線維が少ない心室中隔上部，両室後基部と肺動脈円錐部である．この部位の興奮はV₁でr′波として出たり，V₁～V₃でQRS終末部のノッチとして描かれるが，その電位が高いときは，I，aVLでS波を，aVRで終末R波を描くことになる．

　ただ本症例のI，aVLのS波はV₁のR′を反映するものとしては大きすぎるので，むしろ電気軸の回転とみるのが妥当であろう．

7 完全左脚ブロック

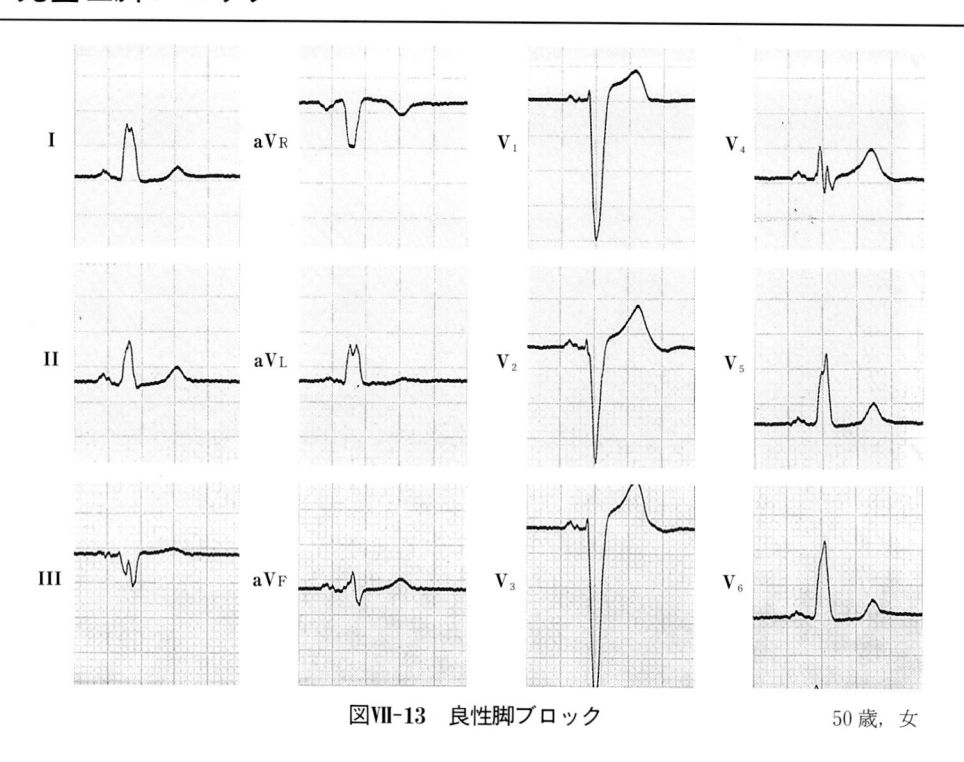

図Ⅶ-13　良性脚ブロック　　50歳，女

異常所見

　一見してなんの変哲もない完全左脚ブロックである．つまり，QRS 幅が 0.12 秒を超え，Ⅰ，V_5，V_6 の近接様効果が著明に遅れており，しかもこの誘導ではQを欠除している．
　なおこの症例は右胸壁誘導で，心室中隔を右→左へ進む興奮ベクトルをとらえた r 波が描かれているが，このベクトルが後下へ向かうと，V_1，V_2 は QS 型となるものである．
　ここで問題となるのは，QRS が上向きのⅠ，Ⅱ，aVF，V_5，V_6 で，本来なら下向きとなるべき二次的 ST・T 変化（図Ⅶ-14）がみられない点である．

臨床情報

　本例は集団検診で心電図異常をチェックされ来院したが，本人はなんらの自覚症状を訴えておらず，胸部X線，UCG ともに異常所見は認められなかった．

コメント

　結論的には，いわゆる良性脚ブロックとして扱ってよい症例である．元来，左脚は His 束から分岐して間もなく扇状に枝を出し広がっているところから，これが心筋の器質的変化によってブロックされるのなら，広範囲な病変の広がりを背景とすることが推測されるし，また左脚後枝は冠状動脈の前下行枝からも後下行枝からも血流を受けているので，これを含めた左脚全体のブロックが冠動脈疾患を背景とする場合は，2 枝ないし 3 枝病変に基づくものと推測される．
　実のところ，かつて明らかな心臓病しか扱っていなかった病院の窓口では，完全左脚ブロックを呈する患者のほとんどすべてが予後不良であった．このことから，完全左脚ブロック所見を危険

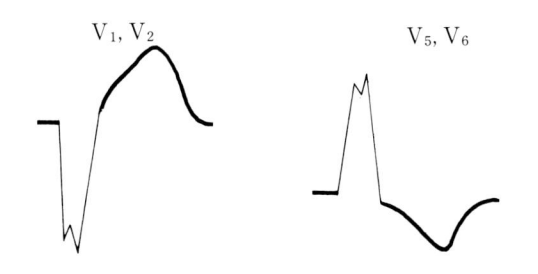

図VII-14 完全左脚ブロックのST・T

表VII-3 軸偏位を伴う完全左脚ブロックの背景

左軸偏位
左脚前枝ブロック＋不完全左脚後枝ブロック
左脚前枝ブロック＋左室巣状ブロック
完全左脚ブロック＋横位心
完全左脚ブロック＋下壁心筋梗塞
完全左脚ブロック＋下位前壁・側壁心筋梗塞
右軸偏位
左脚後枝ブロック＋不完全左脚前枝ブロック
完全左脚ブロック＋右室負荷
完全左脚ブロック＋立位心
完全左脚ブロック＋左室遊離壁心筋梗塞

視する傾向が現在なお，はびこっている．しかし健康者を対象とした集団検診で発見された完全左脚ブロックのなかには，他にこれといった心臓病の徴候をもっていない者がかなりいる．たとえばFramingham調査では，完全左脚ブロックを呈しながら心臓病でない者が16％を占めている．

ところで，心電図を見慣れている者にとって気になるのは，本例がV_5，V_6でSTの偏位を伴わずT波が陽性を示す点である．というのは，元来QRSの幅が広いときは，QRSの上向き面積が大であればSTは下降しTは陰性を示し，QRSの下向きの面積が大であればSTは上昇しTは陽性を示すのが二次的ST・Tの特徴だからである（図VII-13）．つまり本症のV_1～V_3がST上昇・陽性Tを呈する所見は理解されるが，V_5，V_6でSTの偏位がなくTも陽性という所見は二次的ST・T変化と解釈するわけにいかない．

この点に関しては，間欠性完全左脚ブロック例の検討で，左脚ブロック時にV_5，V_6のTが陽性の場合，正常心室内伝導の心電図ではV_1～V_4のTが陰性であったという報告があるし，完全左脚ブロックでV_5，V_6のTが陽性の症例のなかには，心室中隔右側の心筋虚血のため中隔の再分極が左から右へ向かう例のあることが知られている．

しかしQRS幅が0.12～0.13秒程度のときは，完全左脚ブロックのV_5，V_6のTは平坦，干型二相性あるいは軽度の陽性を呈するものであり，このパターンはとくに女性に多いといわれている．本例はQRS幅が0.12～0.13秒しかない女性である．

次に電気軸についてであるが，完全左脚ブロックの7割は左軸偏位を伴うといわれている．しかし完全左脚ブロック自体の電気軸は極端な偏位を示さず−30°～＋30°ないし＋60°の範囲にとどまるものである．これは左脚前枝による左室の前・側壁の興奮が遅延すると同時に，左脚後枝による左室の後・下壁の興奮も遅延するためである．

ただ同じ完全左脚ブロックでも，左脚後枝を介する左室後方のPurkinje網領域が早期に興奮すれば，左室の前・側方の興奮が遅れるため左軸偏位をとることになるし，左室前・側方の興奮が早ければ右軸偏位をとり，両者ともに同時に遅延すれば軸偏位は起こさないであろう．

しかし，完全左脚ブロックが左軸偏位を呈したり右軸偏位を呈するときは，その背景を探索する必要がある．

完全左脚ブロックが軸変位を伴う諸条件を，表VII-3に列挙したが，このなかで心筋梗塞との合併はきわめて重要である．それは完全左脚ブロックが心筋梗塞のQ波を隠蔽するためであり，その鑑別の要点は95頁に示した．

なお，完全左脚ブロックではR漸増不良の所見を伴いやすい．これはQRS平均ベクトルが左後方へ向かうためであるが，合併症がなくてもV_1からV_3，V_4へかけて逆R漸増を示すことがある．

8 V_5, V_6 で幅広い QRS のようにみえる波形

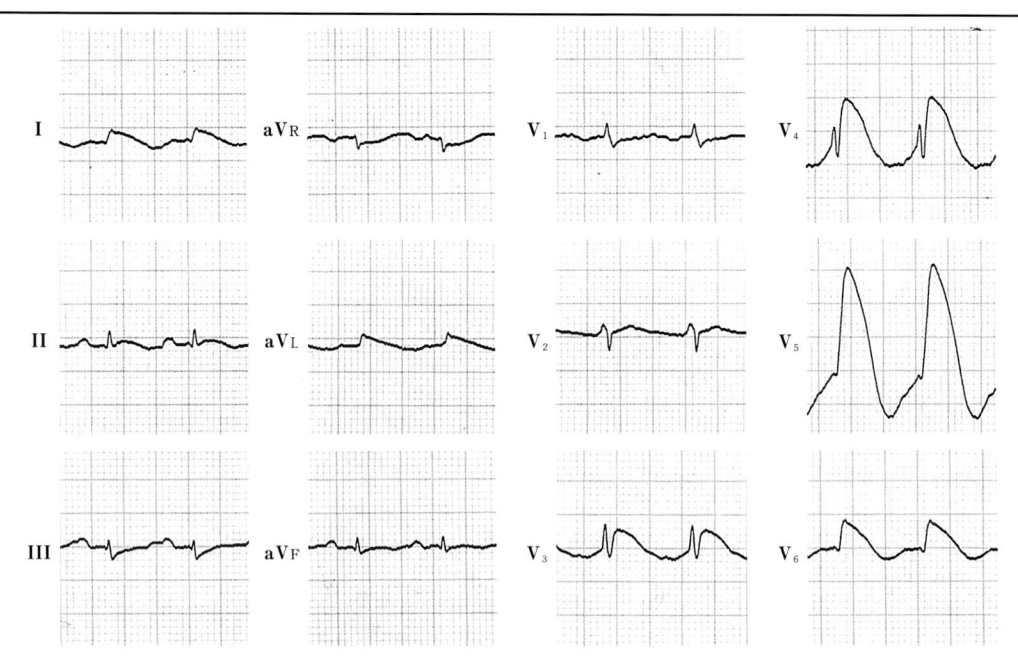

図VII-15　異型狭心症　　69歳, 女

異常所見

　V_5, V_6 の QRS が異様に幅広いという錯覚に陥る心電図であるが, V_3, V_4 でみると, QRS 棘が先行しそれに続く ST が著明に上昇している波形である. II, III, aVR, aVF, V_1, V_2 では QRS 幅が正常であり, I と aVL では ST が上昇しているとみるのが妥当であろう.

　つまり, V_5, V_6 で異様な QRS にみえる波形の上行脚は真の QRS 棘であるが, 下行脚は ST であり, その頂点は J 点に相当する.

　V_5, V_6 の波形を左脚ブロックと鑑別する要点は, QRS 幅の増大のわりには近接様効果の遅延が目立たないことである. もちろん左脚ブロックでは, 限られた誘導だけに QRS 幅が広いはずはない.

　このような波形は異型狭心症の発作時に現れる特徴的所見である.

臨床情報

　意識混濁, 全身痙攣を主訴に救急車で運ばれてきた患者で, 来院時の心電図は図VII-16である. 図VII-15の心電図は翌日の記録で, 患者は意識混濁のままであった. このときの採血では GOT 16, GPT 4, CPK 65 であり, 2日後では GOT 9, GPT 6, CPK 6 である.

　本例の心電図所見は, 翌日には正常化したが, その後, 典型的な前壁・側壁梗塞の所見を呈した.

コメント

　異型狭心症の心電図学的特徴は ST 上昇にあるが, 時に ST・J 点の上昇が著しく, それに続く ST 部の基線への戻りが急峻であるため, 幅広い QRS と見違える波形を呈することがある.

　なお, III と aVR にみられる ST 下降は, ST 上昇の対側誘導に現れる逆像である.

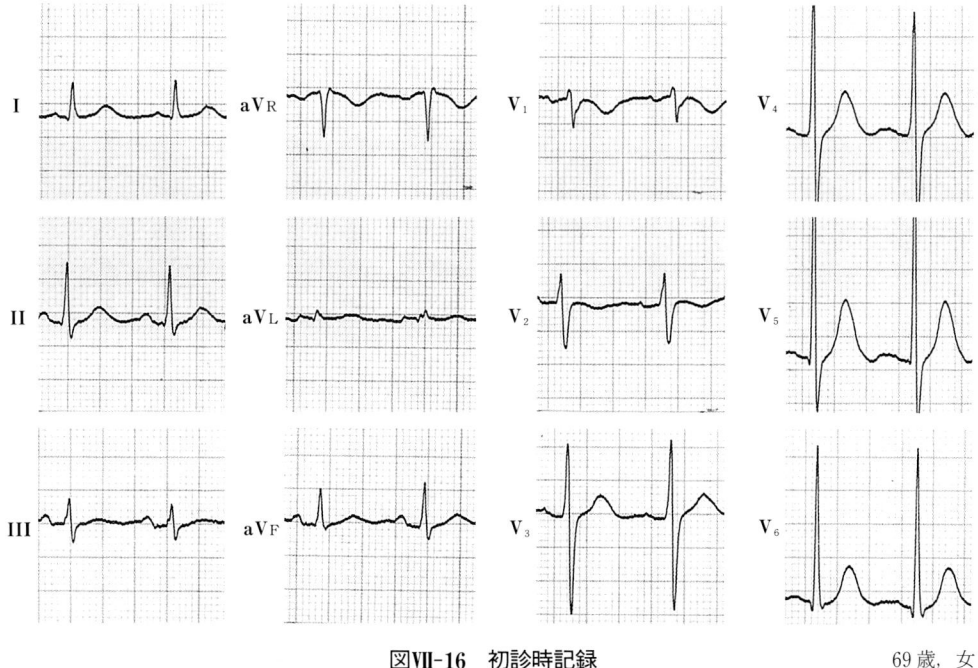

図VII-16　初診時記録　　　　　　69歳, 女

　ところで両心電図を比べてみると，ST上昇期の心電図ではQRS振幅が減少している．これは，もともと電位が小さかったaVLを除き，すべての誘導にみられる．このことに関しては，心筋梗塞発症時の心電図は，まず一過性にQRS振幅が減り，次いで超急性期にR波の増大をきたすことが知られている．

　元来，異型狭心症のST上昇は，冠動脈主幹部のスパスムによる完全閉塞が非貫壁性の心筋虚血を生じたことの反映と考えられている．このスパスムが一過性であるから心筋は壊死しないのであって，もしこの閉塞が血栓という器質的病変で起こった場合は心筋梗塞が発生する．つまり両疾患とも心電図の初期像に大きな違いはない．

　そしてQRS振幅の減少は，活動電位を生ずる正常心筋が減ることや虚血心筋での膜電位が減少することが関係していよう．なおR波増大は，心筋梗塞の超急性期のほか冠動脈疾患例の運動負荷時にもみられるが，その成因については議論が多い．

　なお異型狭心症ではST上昇が特徴的所見であると述べたが，冠動脈スパスムによる閉塞が不完全なときは，ST下降や陰性Tという所見が出る可能性がある．そして実際に，狭心症発作時にST上昇を示しながら，発作寛解時に一過性にST下降を呈する症例もある．

　ところで図VII-16の心電図をこまかくみると，IIIではR上行脚にノッチ，V_1ではS上行脚にスラー，V_2ではR上行脚にスラーが描かれている．これらは心室内刺激伝導が円滑でないことの反映であり，伝導障害の部位はPurkinje網や固有心筋のレベルにある．これらは peripheral block, arborization block, focal block, parietal block などと呼ばれるが，心室中隔部でないかぎり，単独な末梢ブロックであって臨床的意義は乏しい．

9 V_1〜V_4の幅広い rSR′ 型にみえる波形

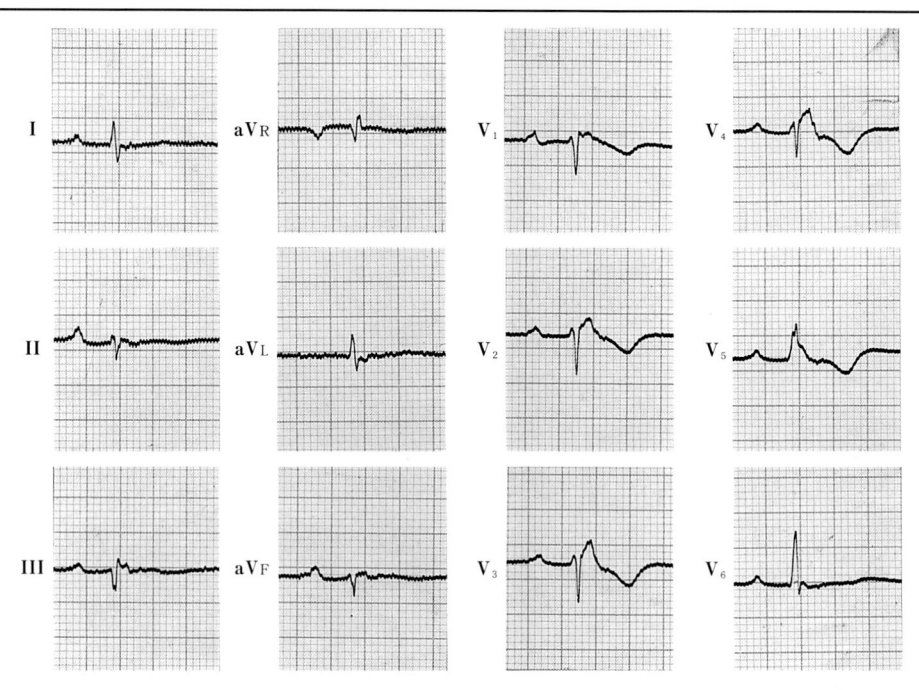

図Ⅶ-17　催不整脈性右室異形成症　　54歳,男

異常所見

　V_1〜V_4を rSR′ 型の幅広い QRS と見誤ると,完全右脚ブロックと誤診する.これが右脚ブロックでないことは,R′ にみえる波形が鋭くなく,対側誘導の V_6 に幅広い S 波がみられないところから明らかである.実は R′ に似た波形は ST 上昇によるもので,V_4〜V_6 をこまかく観察すると理解しやすい.つまり,V_5 の R 頂点はノッチを描いたあと急峻な下行脚は中途から上昇した ST に移行しているが,この QRS と ST との接合部(J 点)は V_6 の S 波の終了部に一致している.またこの J 点と同期の点を V_4 に求めると,V_4 で R′ に似た波形は上昇した ST であることが明瞭である.ちなみに V_4〜V_6 は同時記録である.

　ところで V_1 から V_5 にかけては陰性Tがみられるが,ノイズの多い記録ではあるものの,ST からTへの移行部には小さなノッチが,とくに V_2,V_3 で観察される.これは,いわゆる epsilon wave である疑いが濃い.

　なお,全誘導にわたって低電位差を呈しており,PQ 時間は延長し,V_2 でみると 0.26 秒に及んでいる.

臨床情報

　10 年前にうっ血性心不全で入院した際,左脚ブロック型の心室頻拍を呈していた.7 年前,心臓カテーテル検査で右室の拡大や壁運動低下が認められ,右室駆出率は 16.8％と減少しており,催不整脈性右室異形成症(arrhythmogenic right ventricular dysplasia;ARVD)と診断された.

　その後,心室頻拍発作が間欠的に繰り返され,次第に薬剤抵抗性となってきており,心拡大が進

行しているが，左室駆出率は80.6％と良好な収縮能を保っている．

> コメント

ARVDは心筋症の一種で，その心電図の特徴としては，不完全右脚ブロック，V_1～V_4（時にV_1～V_6）の陰性T，右室起源性の頻発する期外収縮などが挙げられているが，右室内で興奮伝導障害による局部の遅延電位がpostexitation waveとしてST部に現れる所見はとくに重要である．この波形についてはepsilon waveという呼び名もある．

なお本症が完全右脚ブロックを伴うことはほとんどないが，時に肺性Pを呈することはある．

本例はUCG所見でもMRI所見でも，右室とともに右房の著明な拡張がみられたが，心電図ではII誘導とV_1でP電位がやや高めにみえるものの，いずれも正常範囲内の所見である．

ところで本例が心室頻拍発作を起こしたときの心電図を図VII-18に示す．本例の頻拍発作はこれまで何回となく繰り返されてきたが，常に左脚ブロック型（つまり右室起源性）であり，頻拍波形もほとんど変化していない．ということは，心室頻拍の起源部位がごく限られた範囲内にあることを示唆している．なお頻拍発作時の食道誘導では，QRSとPとの解離がみられていることから，心室頻拍であることは確実である．この点に関しては図VII-18のII誘導所見からも推測することができる．つまり，左端から2番目，4番目，6番目のQRS直前の丘状波形は洞調律によるP波である．なお，右端のQRS上行脚に示されたノッチは補正曲線によるノイズである．

さてここで，左室機能にさしたる障害がない本例が低電位差を示している所見は不可解である．実際に，左室心内膜心筋生検所見はごく軽度の肥大を認めるだけであった．それなのに左胸壁誘導のQRS振幅が1.0 mmに満たないという背景は，うっ血性心不全による心膜液の影響という考え方もあろうが，本例の心電図は心不全の治療前後でQRS振幅はほとんど変わっていない．また，心不全改善時の体重は66 kg，肥満度にして＋14％，BMIは24という体型であり，甲状腺機能にも異常はみられていない．

ところで本例は，15年前から動悸を自覚するようになり，当時すでに胸部X線で心拡大があり，心電図異常があった．本症は近年，「異形成症」を「心筋症」と呼び変えている．

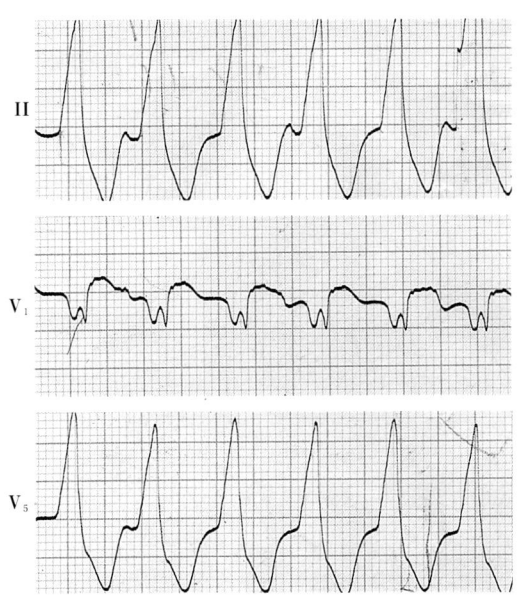

図VII-18　心室頻拍時

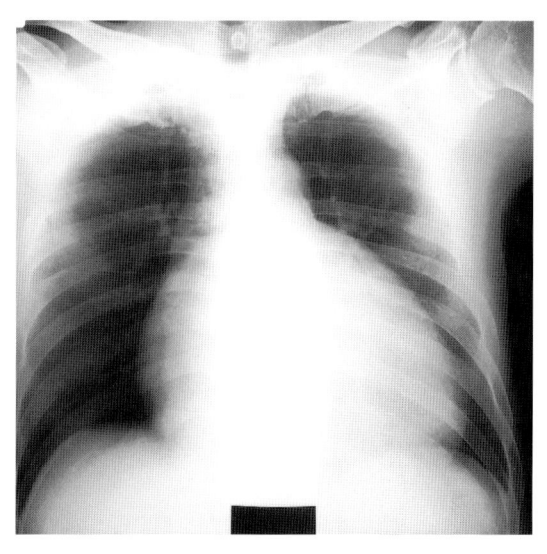

図VII-19　入院時の胸部X線所見

【完全右脚ブロック】

完全右脚ブロックの診断基準については他の心電図学書を参照されたい．ここでは追加的項目を述べる．

まず，脚ブロック波形を完全型とみるか不完全型とみるかについては，QRS 幅が 0.12 秒以上を完全型とする申し合わせになっている．これは右脚の場合も左脚の場合も同じ基準である．しかし実際には，完全右脚ブロックの QRS 幅は完全左脚ブロックほど広くないものである．これは，心室中隔左側では Purkinje 網が広く分布しており，左脚を介した刺激による心室中隔の左→右への興奮速度は，右室乳頭筋の興奮で始まる心室中隔の右→左への興奮速度より速いことと，右室壁は左室壁ほど厚くないので，心室興奮時間は右室のほうが左室より短いことによる．実地臨床では，QRS 幅が基準ぎりぎりで完全とするか不完全とするか迷う右脚ブロックに接する機会は多いが，上述の理由から，このような例は完全型と判断するのが妥当であろう．

右脚ブロックの V_1 所見は RSR′ であり R＜R′ とされている．R′ が R より電位が高い理由は，右室壁のほうが心室中隔より筋量が大であり，また電極に近いことと，右室の興奮が遅れるため，その興奮ベクトルを相殺する左室興奮がすでに終了していることによる．また V_1 で qR 型を呈することがある．これは時計方向回転のため心室中隔ベクトルが左横を向き，初期 R に相当する電位が基線を這うためで，右室負荷に伴う右房拡大のときにみられるとされているが，必ずしもそうと限った話ではない．この場合の qR 所見は V_1 にみられても V_2 には及ばない点が前壁中隔梗塞とは異なる．

また左室側へ進む興奮ベクトルが右室興奮ベクトルで相殺されると，S 波は浅く，時に基線下への振れがなく rR′ 型を呈することがあるし，移行帯が極端に右へずれると，V_1, V_2 で R′ を描かず，幅広い S を伴った rS 型を示すことがある．後者の場合は V_{3R} 誘導で特徴ある RSR′ 型波形が記録される．

ところで，完全右脚ブロックがもつ臨床的意義については，良性脚ブロックと呼ばれる無害なものから心疾患まで広いスペクトルを有している．その判定は，右脚ブロック以外の心電図異常の有無や他の臨床所見との総合的な検討を要する．

＜他の心電図所見への影響＞

1）心筋梗塞

完全右脚ブロックがあっても左心室の興奮伝搬はほぼ正常であるから，心筋梗塞の診断に重要な Q 波への影響はほとんどない．ただ後壁心筋梗塞は例外で，このものの診断は QRS の中期・後期ベクトルが前方へ向かうこと，つまり V_1, V_2 で R 電位が増高することによるが，この所見は完全右脚ブロック単独でもみられる．したがって，完全右脚ブロックがあると後壁梗塞の診断は不可能となる．

なお完全右脚ブロックではⅢ, aVF に q 波を描くことがあるが，Ⅱ誘導に q は出ない．もちろんこの q 波は幅が狭く小さな鋭い振れでスラーは示さない．したがってⅡ, Ⅲ, aVF に異常 Q があれば下壁梗塞の診断は容易である．

2）心室肥大

完全右脚ブロックの左室興奮伝搬はほぼ正常であるため，診断感度は減るものの，左室肥大の診断にはほとんど影響はない．

これに対して右室肥大の診断は困難となる．それは，完全右脚ブロックでは右室興奮が遅れ，左室興奮ベクトルの影響を免れるから，QRS の終期ベクトルが大きく右前へ向かうことによる．この点については，V_1 の R′ 電位が 15 mm 以上あれば右室肥大とする基準もあるが，あまり当てにはならない（図Ⅳ-8, 63 頁）．

【完全左脚ブロックと合併した心筋梗塞の診断】

完全左脚ブロックがあると，心筋梗塞の診断はきわめて厄介なことになる．それは，完全左脚ブロックにおける心室中隔の興奮が初期0.02秒は右→左へ向かい，続く0.02秒では左下へ向かうことや，完全左脚ブロックではQRS幅の1/2に相当する時点でも左室遊離壁の興奮は完了しておらず，心筋梗塞の診断基準として重要なQ波が現れにくいためである．

ただし心筋梗塞の急性期では，特徴あるST・Tの経時的変化が脚ブロックによる二次的ST・T異常に重なって現れるので，Q波に重点がおかれた陳旧性心筋梗塞の診断よりは楽である．

それにしても，心筋梗塞があれば左脚ブロックによる心室内伝導が影響を受け，左脚ブロック波形が歪むであろうことは容易に推測できる．

1．前壁中隔梗塞

心室中隔に梗塞が起こると，①左脚ブロックによる右→左への中隔興奮が消滅する．②最初の心室興奮は，右脚を介した刺激で右心室に始まり，中隔へは向かわず右下方へ進む．この興奮ベクトルはV_1で最大のr波を描くが，V_2, V_3と誘導が左へずれるにつれr波は小さく描かれる．③次に興奮は左心室側へ向かうが，前壁に梗塞があるので，興奮ベクトルは左後方へ向かう．④最終の心室興奮は左へ向くが，これは前壁中隔梗塞の有無とは関係がない．

2．側壁梗塞

左脚ブロックのため，⑤最初の心室興奮は中隔を右→左へ進む．⑥左脚ブロックでは左室側壁の興奮は遅延するため，QRS開始後0.04〜0.08秒で心筋梗塞の影響が出る．これは興奮ベクトルが梗塞部を避けて遠ざかるとか，⑦壊死に陥ったぶんだけ興奮ベクトルが減衰するという現象である．

3．下壁梗塞

下壁梗塞の診断はさらに複雑で，⑧心室興奮の初期ベクトルは上へ向かうが，⑨梗塞範囲が狭いときは，左脚ブロックのため左下へ向かう初期ベクトルと相殺し合う結果となる．

以上の事項を踏まえると，完全左脚ブロック例で心筋梗塞の存在が疑われる心電図所見は表VII-4のようになる．

このほか古典的には，V_3, V_4でS上行脚のノッチ（Cabrera徴候），I, aV_L, V_6でR上行脚のノッチ（Chapman徴候），II，IIIまたは胸壁誘導でQRS初期0.04秒のノッチなどが注目されている．しかしUCGや心血管造影をはじめ核医学的な諸検査が普及した現在，その診断方法は変革した．

表VII-4 完全左脚ブロックを伴う心筋梗塞の心電図所見

	心電図所見	成因
前壁中隔梗塞	I, aV_L, V_6のQR V_3, V_4でQS, qrS, QrS V_1→V_4へかけてrが小さくなる	Qは①②，Rは④ q, Qは①，Sは③ ②
側壁梗塞	左胸壁誘導でRS 左胸壁誘導でQRS振幅減少 V_4, V_5でW型	Rは⑤，Sは⑥ ⑦ ①②⑥
下壁梗塞	aV_Rで初期r 下壁誘導でqrS, QR, rSr'	⑧ ⑨

One Point Lecture

安全対策

　交流電源で作動する電気機器の金属部分にはモレ電流が発生する．心電図記録では人体が心電計と電気的に結合しているので，モレ電流や故障のための電流が人体へ流れると電撃を受ける危険がある．この場合の許容電流は 10 mA 程度なので，現行の普及型心電計では，心電計のアースが完全であれば危険は防止される．それにしても安全対策としては，①アースを確実にとること，②患者コードをつけたままの修理を避けること，③患者ヒューズが切断したとき電源ヒューズや他の電線を代用しないことが基本である．

　ただ，食道誘導では心臓の近くに電極がおかれているので，ミクロショック対策に準じた注意として，後に述べる安全心電計を用いることをすすめる．

　ところで心電計を単独で使用するときの安全対策はこれで十分であるが，心臓カテーテル検査や体外ペーシングのときは電極やトランスジューサーが血管を通って心臓内へ入っているため，ミクロショックの危険性がでてくる．この場合の許容電流は 10 μA で，これ以上の電流が流れないためには，500 Ω という小さい抵抗しか持っていない人体へ加わる電圧は 5 mV 以下としなければならない．そのためには，患者の近くに 5 mV 以上の電位差のないことが安全対策の絶対条件となる．

　したがって，2 台以上の ME 機器を同時に使用する ICU, CCU, 心臓カテーテル検査室などでは EPR (equipotential patient reference) システムを採用する必要がある．つまり心電計はもとより，室内の電気機器（電動ベッド，電話，ナースコール，スタンド など）をはじめとし室内のあらゆる金属導体を，抵抗が非常に低い導線で等電位化ポイントと呼ぶ 1 点に結び，このポイントを独立のアース母線で接地することが大切である．

　また使用する心電計も普及型のものは危険で，C 型装置（患者へのモレ電流の限度を 10 μA 程度にするため保護強化したもの）や CF 型装置（患者への機器装着部をフローティングした C 型機器）とすべきである．

　さらに安全を期するためには，室内電源に絶縁トランスを用いることや，電源コンセントはアース線のついた 3 芯を用いることが望ましい．

第Ⅷ章 Q波

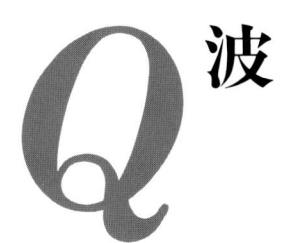

QRSの最初の振れがマイナスで始まるとき，これをQ波と呼ぶが，その成り立ちは千差万別で，病的意義をまったくもっていないものから，心筋壊死の反映まで広いスペクトルを有している．

1．Qの成因
1）中隔性Q

最初の心室興奮は，左脚の中隔枝からの刺激により，心室中隔中央1/3の左側に始まる．心室中隔の下1/3は，右脚からの刺激で前乳頭筋の基部の興奮が波及してくる．なお心室中隔の上1/3はPurkinje線維が少ないため，興奮はかなり遅れる．その結果，心室の初期興奮ベクトルは右前上を向く．つまり前額面では右上へ向くベクトルをとらえてⅠ，Ⅱ，Ⅲ，aVL，aVFではq，aVRではrを描き，水平面では右前へ向くベクトルの反映でV₁，V₂でr，V₅，V₆でqを描く．これらのqは生理的所見であり，電位は小さく幅も狭い．

ところが心臓の位置変化，心長軸の回転や偏位のため中隔興奮ベクトルの向きが変わると，qが消失したり増強したりする．図Ⅷ-1は初期ベクトルの方向のいかんで中隔性Qを描く前額面誘導が違うことを示したものである．

なお水平面では，中隔興奮がV₁，V₂のrとして反映されるが，中隔興奮ベクトルが左後へ向きを変えるとrが消失してQSやqRを描くことがあるし，V₁，V₂の導子が心臓より相対的に高い位置にある場合も初期rは消失するものである．

2）対側の興奮ベクトル増大

反対側へ進む興奮ベクトルが増大すると，本来はrSを描く誘導でrが相殺されQSを呈することがある．その代表は左室肥大におけるV₁，V₂の

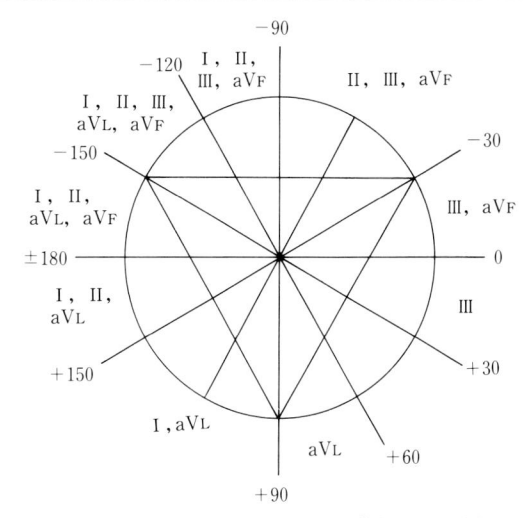

図Ⅷ-1 初期ベクトルの方向と中隔性Qを描く誘導

QSである．

3）心室内刺激伝導の変化

心室内の興奮伝導過程が異常のためQRS初期ベクトルを見送る側となった誘導では，Qが記録される．完全左脚ブロックにおけるV₁，V₂のQS，左脚前枝ブロックにおけるⅠ，aVLのQ，左脚後枝ブロックにおけるⅡ，Ⅲ，aVFのQがその例である．

4）心筋活動電位の消失

Purkinje線維網までの刺激伝導に異常がなくても，心室筋の一部が正規の活動電位を保てない状況にあると，心室筋の興奮伝導に異常をきたし，特定の誘導でQが出現する．その代表が心筋梗塞と特発性心筋疾患である．この場合のQは一般に電位も幅も大きいが，正常Qとオーバーラップしている症例もあり，異常Qとみなすか否かの判断は，他の所見の裏づけを必要とする．

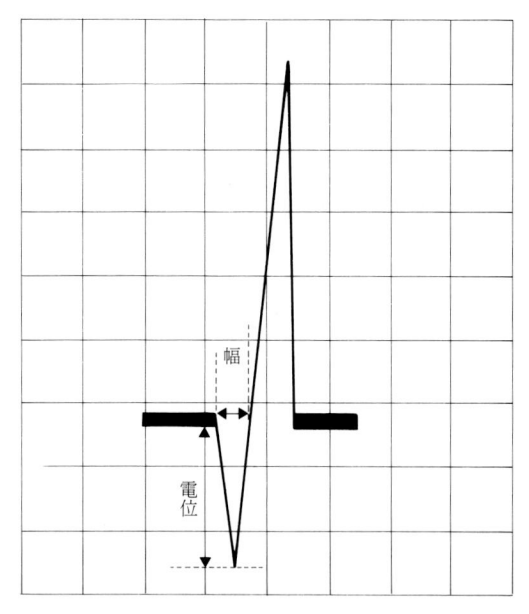

図Ⅷ-2　Qの測り方

2. Qの測定

　異常Qとは幅0.04秒以上，深さはRの25%以上というのが一般論であるが，それだけにQの測定は正確を期す必要がある．心電図波形は真の意味での線ではなく，ある程度の幅をもっている．このため，Q電位はQRSが始まる点でPR基線の下縁からQ谷の下縁までを測る．

　Q幅の測定はとくに慎重を要する．Qの始まりの点とはPR基線とQ波起始部の接合点でPR基線の上縁であり，Q終末部とはQの谷からの上行脚が基線の上縁を横切る際の左縁の点である．つまりQ幅とは，Qが始まるPR基線上縁の折目と，基線を横切るQRS上行脚の左縁の点の水平距離である（図Ⅷ-2）．

　ところで，疫学で使われるミネソタコードでは，小さい不明瞭なQやRは判定があいまいになるため細則を設け，1.0 mm未満のQは左脚前枝ブロック判定を除いてはQと認めていない．そしてrSの場合，rが0.25 mm以上で鋭い振れであればr波とみなすが，鋭い振れでなくPR基線がもち上がった程度のもの（頂点に達するのに0.02秒以上かかっている）はrとみなさない．となると，rS波形でなくQR型と判定する申し合わせと

なっている．しかし臨床の場では，この細則に縛られる必要はない．

3. 異常Qの頻度

　健康者を主たる対象とした集団検診にあたっては，ミネソタコードのQ・QS型所見を示す者の大多数が健康者である．健康でありながらQ波がチェックされる誘導はaVL，Ⅲに多く，またV₄，V₅にも多い．V₁～V₂，時にV₃へかけてのQS波型も病的意義をもたない場合が多いものである．

　このaVL，ⅢのQは心臓の位置異常に，V₄，V₅のQは左室肥大に，V₁～V₃のQS波は慢性閉塞性肺疾患に出やすい．群馬県農山村地区で行った40～69歳4,978名の集団検診成績では，ミネソタコードQ・QS型に該当した95名のうち心筋梗塞は4名にすぎず，しかも3例は1-1-1（Ⅰ，Ⅱ，V₂～V₆のいずれかでQ/R≧1/3かつQ≧0.03秒）であった．1-3-3（aVLで0.03≦Q＜0.04秒かつR≧3 mm）と1-3-4（Ⅲで0.03≦Q＜0.04秒かつaVFでQ≧1 mm）は高率にチェックされるが，そのなかに心筋梗塞は1例も含まれていない．

　老人保健法では1-1-1～7を異常，1-2-1～8と1-3-1～6を軽度異常としており，保健事業用では1-1-1～7と1-3-6を異常，他は軽度異常としているが，実際のところ心筋梗塞の診断に信頼がおける所見は1-1-1ぐらいである．

4. 異常Q判定のコツ

　異常Qの判定は，深さと幅が重要視されているが，QS型の場合はQ起始部のパターンが重要な鍵を握っている．たとえば同じV₁～V₃のQSでも，心筋梗塞によるものはQ起始部にノッチやスラーを描く特徴があり，左室肥大や慢性閉塞性肺疾患によるQSならQ起始部は鋭い下行脚を描くものである．

　また心筋壊死によるQは深さよりむしろ幅が重要所見であるが，心室中隔欠損や肥大型心筋症で心室中隔の肥大によるV₅，V₆のQは，幅の増大よりも深さが増すものである．

表VIII-1 Q波の背景

I，aVL，V₄～V₆ の Q	II，III，aVF の Q
aVL の QS, Qr（正常範囲の変化）	III, aVF の Q, Qr（正常範囲の変化）
右胸心	漏斗胸
左側気胸	急性肺性心（S₁Q₃型）
漏斗胸	慢性肺性心
右室負荷	特発性肥大性大動脈弁下狭窄［IHSS］
特発性肥大性大動脈弁下狭窄［IHSS］	左脚ブロック
左脚ブロック	右脚ブロック
pacemaker 心	pacemaker 心
C型 WPW	A型およびB型 WPW
急性心筋炎	急性心筋炎
心外傷	心外傷
筋ジストロフィー	筋ジストロフィー
特発性心筋疾患	特発性心筋疾患
続発性心筋疾患	続発性心筋疾患
一過性心筋虚血，一過性心筋代謝障害	一過性心筋虚血，一過性心筋代謝障害
前壁・側壁心筋梗塞	下壁心筋梗塞

V₁～V₃ の Q

- V₁, V₂ の QS（正常範囲の変化）
- 左側気胸
- 漏斗胸
- 左心膜の先天性欠除
- 左室肥大
- 右室負荷（右室肥大，急性および慢性肺性心）
- 特発性肥大性大動脈弁下狭窄［IHSS］
- 左脚ブロック
- 右脚ブロック
- pacemaker 心
- B型 WPW
- 急性心筋炎
- 心外傷
- 特発性心筋疾患
- 続発性心筋疾患（アミロイドーシス，サルコイドーシス）
- 一過性心筋虚血，一過性心筋代謝障害
- 前壁中隔心筋梗塞

（Goldberger, A. L., 1984 を修正）*

* Goldberger, A. L.：Myocardial Infarction：Electrocardiographic Differential Diagnosis, ed. 3, St. Louis, 1984, The C. V. Mosby Co. の承諾を感謝する．

さらに心室梗塞によるQと判定するコツの一つは，本症に特有なSTのドーム型上昇と冠性Tの存在やその名残りのST・T所見を参考にすることである．

なお自動解析心電計はノイズによる誤診を避ける目的で，きわめて電位の小さいqやrは認識しないようプログラムしてある．このため右胸壁誘導のrS型をQRとみなしたり，aVFのqを見落としたりする結果，心電図判定医の判断とは違った答えが記録されるものである．

5．Q波の背景

Q波を描く心電図の背景は必ずしも心疾患と限らない．表VIII-1は，左胸壁誘導，右胸壁誘導，下壁誘導別にQ波の背景を列挙したものである．Q＝心筋梗塞でないことを念頭においてほしい．

1 V_1, V_2 の QS（1）

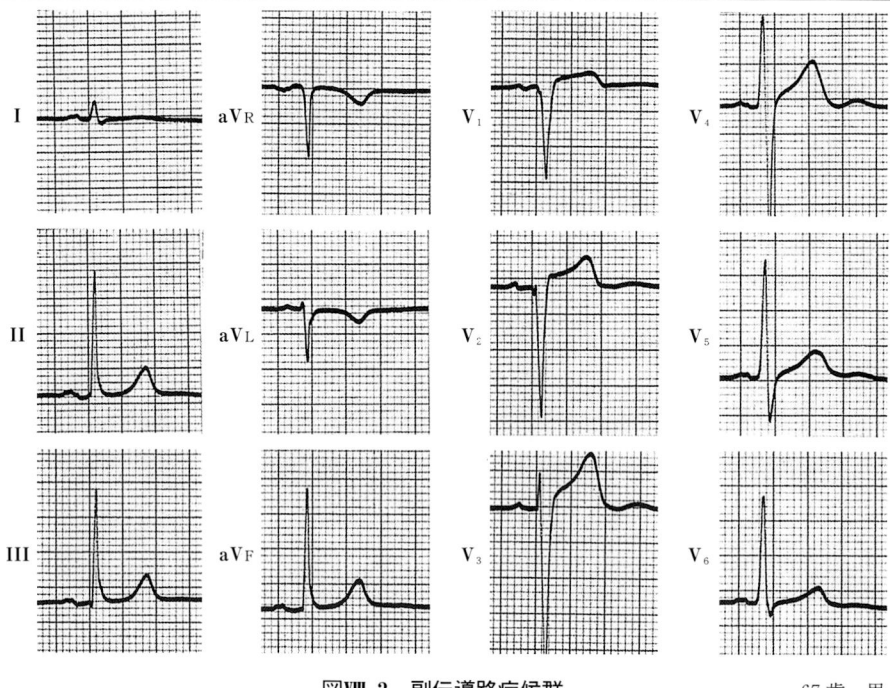

図Ⅷ-3　副伝導路症候群　　　67歳，男

異常所見

　V_1, V_2 の QRS が QS 型を示し，下行脚起始部に V_1 ではスラーが描かれ，V_2 ではノッチを伴っているのが主たる所見である．V_1〜V_4 のわずかな ST 上昇や，V_4〜V_6 の二峰様 P 波は正常範囲内の変化である．

　ところで V_1, V_2 に QS が描かれる機序はいくつもあるが，QS 起始部にノッチやスラーがみられるとなると，まずは心筋梗塞と B 型 WPW に範囲はしぼられてくる．

臨床情報

　人間ドックの被検者で，心臓に関する訴えはまったくなく，聴診所見，胸部 X 線所見に異常はない．

コメント

　副伝導路症候群の診断の鍵は，いかに小さい δ 波も見逃さない慎重な観察にある．本例ではⅡの QRS 立ちあがりが鋭くなく，P 終了部から基線が上向き加減というだけで，どうみても δ 波と呼べる波形ではない．しかしそういう目でみると，aVR でも QRS 起始部は鋭さを欠いており，心電図波形に目が慣れていれば，図Ⅷ-3 を副伝導路による B 型波形と疑う下地はそろっている．ただそう断定するに足る証拠がない．

　ところで図Ⅷ-4 は，別の機会に記録した同一例の心電図であるが，V_1, V_2 の QS 波形は消失し，Ⅱおよび aVR の QRS 起始部は基線から鋭く立ちあがっている．つまり本例が前に示した V_1, V_2 の QS 所見は，陰性 δ 波によるいたずらであり，Ⅱ，aVR にみられた P-QRS 間の基線の偏位も早期心室興奮の反映であったことが明らかとなったものである．

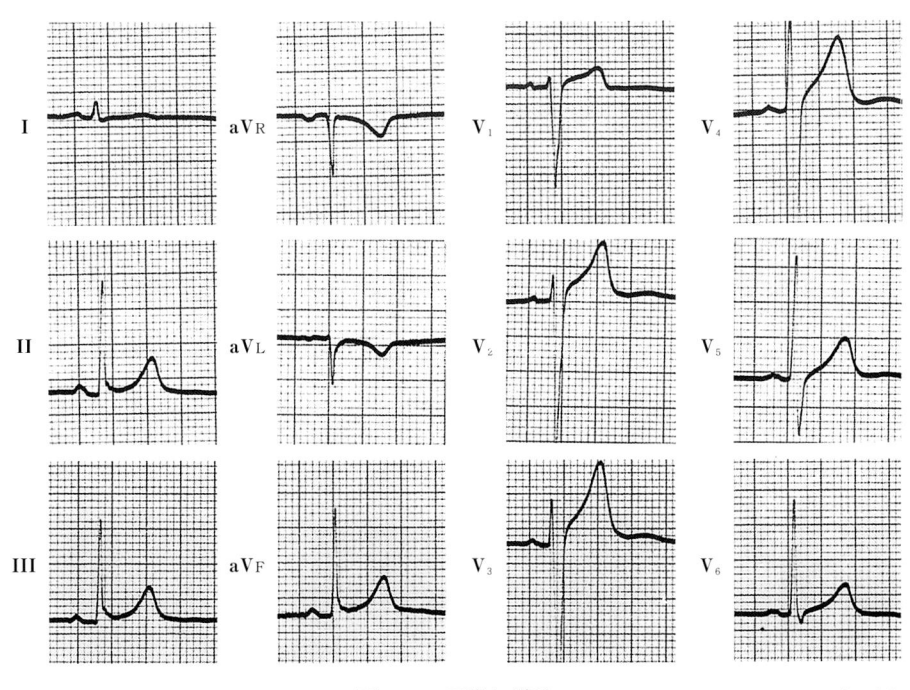

図VIII-4　正常伝導時　　67歳，男

表VIII-2　$V_1 \sim V_2$ の QS（ただし QRS 幅正常のとき）

	正常範囲	前壁中隔梗塞	左室肥大	慢性閉塞性肺疾患	副伝導路症候群
QS を示す範囲	$V_1 \sim V_2$	$V_1 \sim V_4$	$V_1 \sim V_2$	$V_1 \sim V_3$	$V_1 \sim V_2$
QS 形態 Qr 型	鋭い QS なし	ノッチやスラーあり 時に Qr 型	鋭い QS なし	鋭い QS なし	ノッチやスラーあり なし
V_3R の QRS	rS	QS	rS	rS	rS
$V_1 \sim V_2$ の ST・T	通常は Tv_2 陽性	ST 上昇・T 陰性	T 陽性	不定	T 陽性
V_1 の P	陰性	陽性	陽性	±または陰性	陽性
他の特徴		V_3, V_4 で ST 上昇・T 陰性	Rv_5 高電位 V_5, V_6 で ST 下降・T 陰性	V_5, V_6 の R 電位減少，V_5, V_6 に S 波 肺性 P の存在 右軸偏位	他の誘導で陽性 δ 波
成　因	心室中隔興奮による QRS 初期ベクトルが水平面で左へ向き，V_1, V_2 から遠ざかるか水平となる	心筋活動電位の消失	QRS 初期ベクトルが水平面で左へ向く．左室興奮ベクトルの増大による右室興奮ベクトルの相殺	横隔膜下降による V_1, V_2 導子の相対的高位化	陰性 δ 波のため

なお，QRS 幅が広くないときの V_1, V_2 の QS 所見の鑑別診断を表VIII-2にまとめた．

2 V_1, V_2 の QS（2）

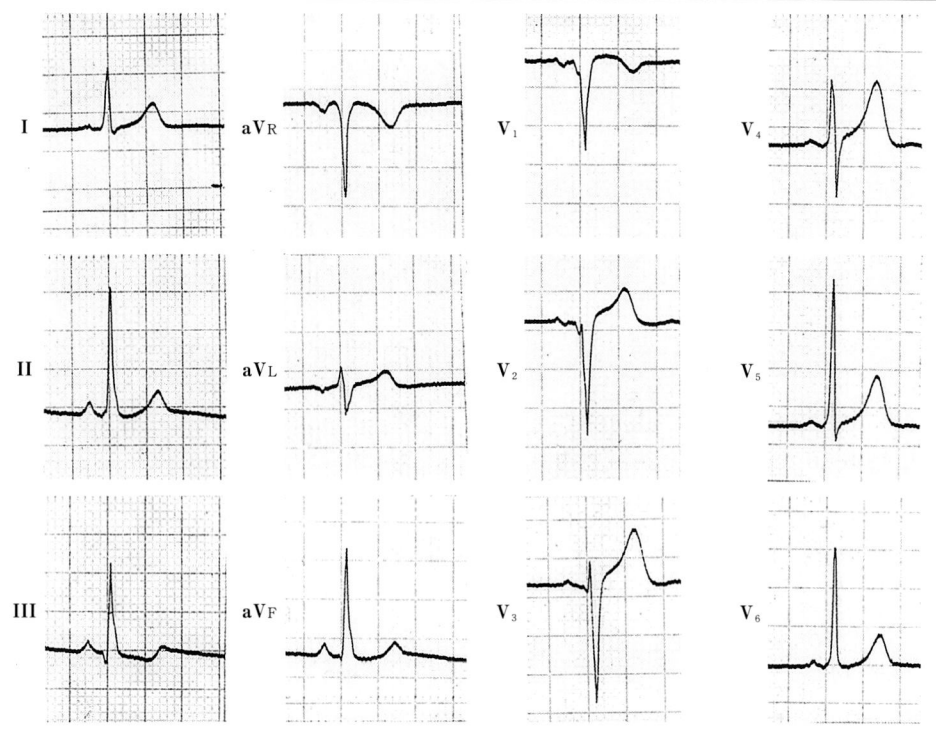

図VIII-5　副伝導路症候群　　　36歳，女

> **異常所見**
>
> 　V_1 と V_2 に QS 波がみられ，しかも下降脚の起始部は V_1 でスラー，V_2 でノッチを伴っている．これは古い前壁中隔梗塞に特徴的な所見である．また V_3 は qrS 型で，きわめて小さい q 波ではあるが左胸壁誘導に Q 波がないのにこの誘導で q 波が描かれるというのは異常である．
> 　この異常波形を解く鍵は，II，V_4〜V_6 の小さな δ 波を見逃さないところにある．つまり本例は副伝導路症候群で，V_1 や V_2 の QRS 起始部は陰性 δ 波のため異様にみえただけのことである．もちろん V_3 で q にみえた波形も実は δ によるものである．

臨床情報

　これは集団検診時の心電図で，被検者は心臓に関する何の訴えももっていない．

コメント

　この心電図が示す V_1, V_2 の QS 所見は図VIII-3 とよく似ている．そしてこのものが，真の QS 波でなく副伝導路症候群の陰性 δ 波によるいたずらであるという推測は，P 終了部から QRS 棘へかけての緩やかな波形が II，aV_R，V_4〜V_6 に示されている所見に気づけば容易である．この緩やかな波形は典型的な δ 波と呼べるものではないが，図VIII-3 の症例に比べれば発見は容易であり，とくに，このパターンに目が慣れている者にとっては難解な心電図ではない．

　なお，ST・J 点は下がっていないが ST 部が下降し陽性 T に移行するパターンが III 誘導にみられ

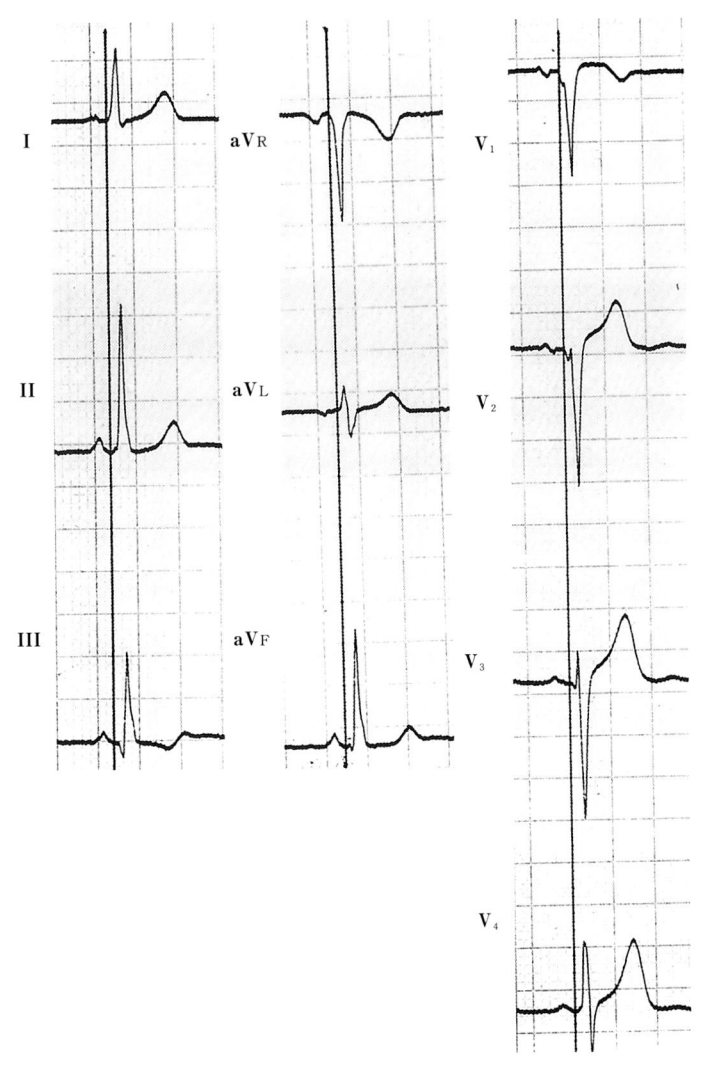

図VIII-6 時相分析

る．これは心筋虚血の面構えの一つではあるが，これがIII誘導だけで aVF には示されていない場合には，正常範囲の変化として見逃してよい．

ところで早期心室興奮の範囲がきわめて小さいときは，その電位をとらえにくい誘導でδ波が基線を這うことがしばしばある．この心電図は6素子同時記録であるが，図VIII-6に示すように，II，aVR では明らかなδ波が，III，aVL，aVF では基線を這い，δ波としてキャッチされていない．また I 誘導では，QRS 棘そのものにみえる起始部が，実際はδ波で始まっていることが明瞭である．

また V_1〜V_3 の同時記録をみると，V_1，V_2 で Q波の起始部にみえた時相は V_3 の QRS 棘より早期であり，V_4 に示されるδ波の始まりに近い．そして V_3 の QRS 棘直前のノッチ波の起始部と一致する．つまり，このノッチ波は早期興奮を反映したものと解釈できる．

要するに，V_1，V_2 の QS 所見に似た波形は真の QS ではなく，陰性δ波が先行した結果そのようにみえただけのことである．ここに，近年普及している多素子心電計に利用価値と強みがある点を強調すると同時に，せっかく記録されている小さなδ波を見逃さない鋭い観察力を要望する．

3 V_1, V_2 の QS と R 漸増不良

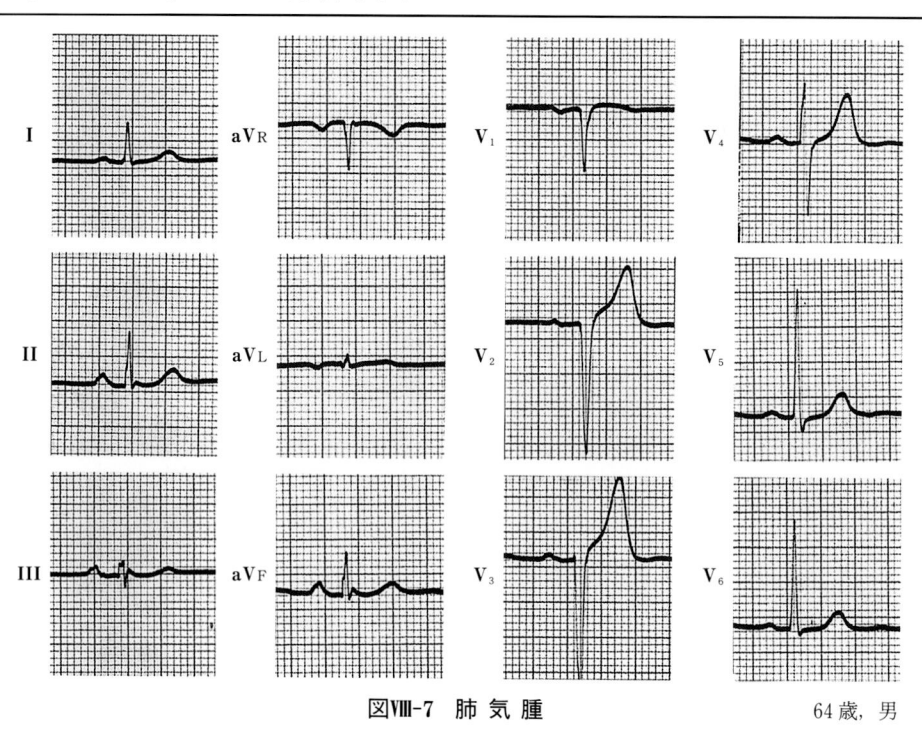

図Ⅷ-7 肺気腫　　64歳, 男

異常所見

　V_1, V_2 が QS で, V_3 の r は 1 mm に満たない痕跡状態, つまり poor R wave progression である. 本例の V_1〜V_3 は同時記録であり, ルーペを用いてこまかく検討すると, V_1 の Q の始まりと V_3 の r の起始部は同時であるが, この時期の電位は V_2 で基線を這っている. そして V_5, V_6 には q がない. これは, 通常は右前へ向かう心室中隔の興奮ベクトルが, 心長軸の時計方向回転のため左方へ向きを変えた結果であろう. 移行帯が V_4 よりさらに左へずれているのも, aVR が Qr を示すのもこのためであろう.

　ここで問題となるのは前壁中隔梗塞との鑑別である. まず V_2, V_3 で ST 上昇と T 波の増高を認めるが, これを心筋梗塞の超急性期と認め難い理由は, V_1 にこの所見を欠く点にある. 陳旧化した心筋梗塞の特徴的 QS 波形は Q の起始部にスラーやノッチを伴うことであるが, 本例の V_2 にみる QS はあまりにもすんなりしている. しかし鑑別の確証を心電図だけに求めるわけにはいかない場合は多い.

臨床情報

　本例は心筋梗塞という診断で治療を受けている肺気腫の症例である. 狭心痛の既往歴はない. %肺活量は 88%, 1秒率 74%, 胸部 X 線では右上野に硬化性病変を認める.

コメント

　肺気腫により横隔膜が下降すると, V_1, V_2 の電極は心臓に対して相対的に高い位置となる. これが V_1, V_2, 時に V_3 まで QS を描く理由とされている. また心臓が立位をとる場合は心長軸の時計

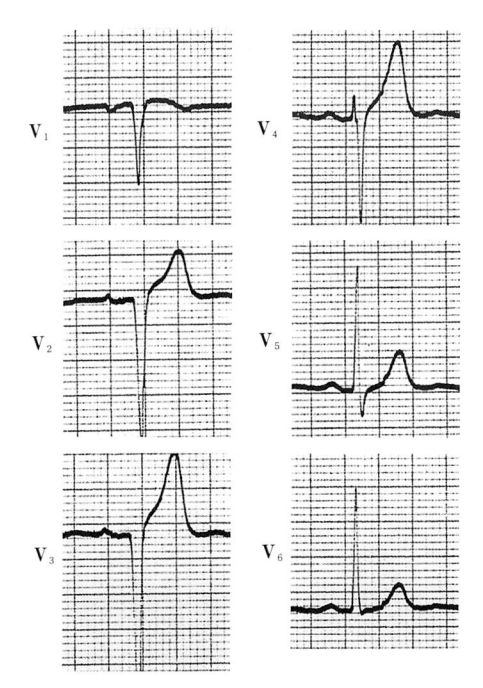

図VIII-8　1年前の記録

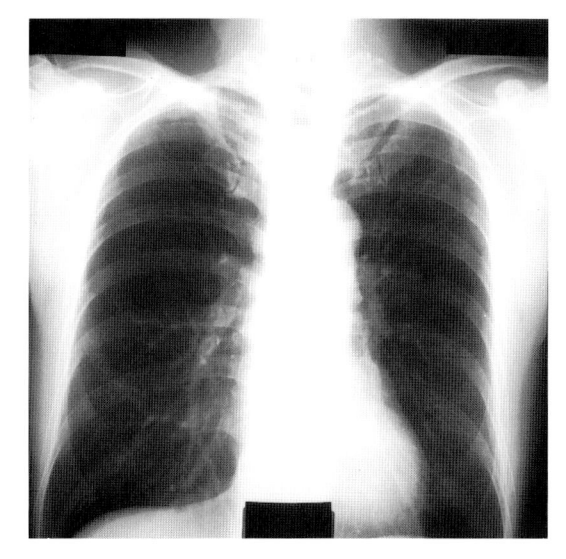

図VIII-9　胸部X線所見

方向回転が起こり，これが中隔興奮ベクトルの向きを変えるため，V_1，V_2 で QS を描く結果になる．

ところで図VIII-8 は 1 年前の記録である．I～aVF の所見はほとんど変わっていないので省略した．これによると，V_1 から V_3 へかけて QS 波形が続いている．一般に V_1，V_2 だけの QS は，これを説明できる病的背景がないかぎり，正常範囲の所見としてよいが，V_3 まで QS が描かれるとなると通常のできごとではない．

ここで図VIII-7 と比べてみると，V_3 の QS 以外に変わっている点は，V_1 の P が二相性でなく陰性を呈していること，V_4 の RS が rS であること，V_1 から V_6 へかけて QRS 振幅が大であることである．これらを総合的に判断すると，電極の位置が不正確なのではなく，電極と心臓との位置関係や距離にずれを生じているためと考えられる．この場合は同一の心電計が使われているが，もし心電計の機種が違っていれば，QRS 振幅の違いは機器の性能の差によることを考慮に入れなければならない．

さて V_1～V_3 の QS 波形について，ルーペを用いて Q の起始部を検討すると，V_1 と V_3 で Q が描かれ始めている時相でも V_2 の電位は基線を這っており，心室興奮ベクトル環の始まりの部分が V_2 電極にとらえにくい方向にあることを示唆している．もし V_1～V_3 の QS 波形が心臓より相対的に高い位置で記録されたという単純な結果なら，QS の起始部は V_1～V_3 ともに同時のはずである．

いずれにせよ，本心電図は肺気腫のため心臓の位置変化をきたした結果であり，心筋梗塞によるものではない．両者の鑑別に当たっては，もちろん臨床情報が重要であるが，強いて心電図波形に鑑別の要点を求めるなら，同じ QS 波形でも，心筋梗塞の場合は Q の起始部や下降脚にノッチやスラーを伴いやすいということである．

なお，導子の位置が心臓の解剖学的位置よりも高位にあるための V_1～V_3 の QS 所見を前壁中隔梗塞と鑑別する手法としては，正規の V_1～V_3 位置から 1～2 肋間下方で記録するとよい（図VIII-15）．もし導子と心臓との位置関係による QS 波形なら，導子を下方へずらしただけで rS が記録されるであろうが，心筋梗塞による QS 波形なら同じ QS 波形が記録されるはずである．

4 V_1, V_2 の Qr 様波形

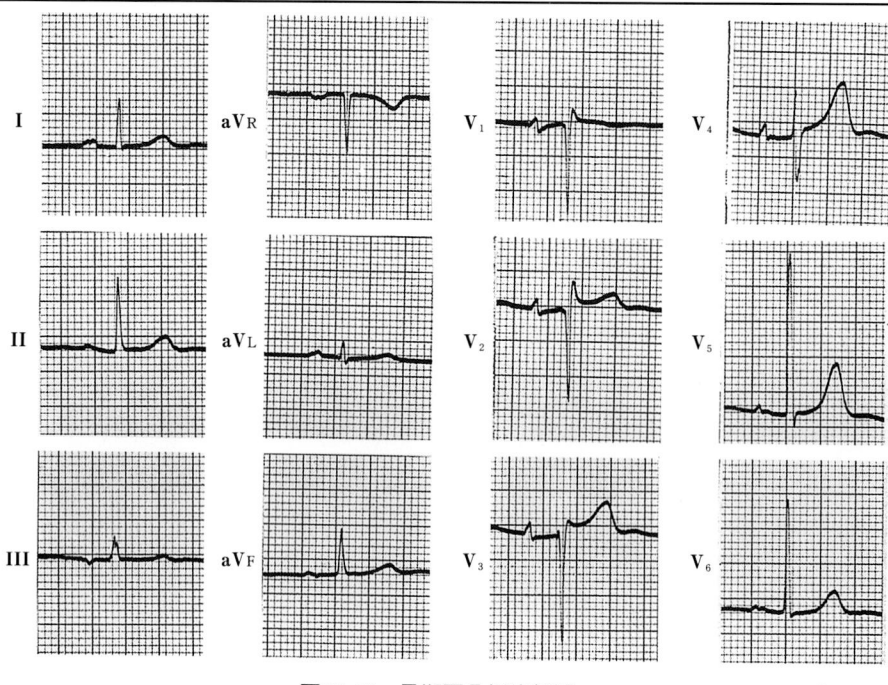

図Ⅷ-10　早期再分極症候群　　　63歳，女

> **異常所見**
>
> 　一見して V_1, V_2 が Qr にみえるところから，陳旧化した前壁中隔梗塞を思わせる所見である．陳旧化したと判断する理由は，ST のドーム型上昇や冠性 T という特徴的パターンが消退しているところにある．
>
> 　ところで本心電図の V_1〜V_3 は同時記録であるので，V_3 の QRS 起始部と同期の点を V_1, V_2 に求めてみると，Q の始まりより早いことが明瞭である（図Ⅷ-11）．つまり V_1, V_2 では QRS 起始部が基線を這っていることを意味している．本来，心室中隔を左から右へ進む初期ベクトルは，水平面で右前へ向くため，V_1, V_2 では r 波が描かれ，V_5, V_6 では q 波が描かれる．ところが本例では V_1 ならびに V_2 の電極に対して左横方向へ向かった結果，V_1, V_2 では r が描かれず，V_5, V_6 では q が描かれなかったものである．もし V_1, V_2 の Q 波が心筋梗塞によるものなら，Q の始まりは V_3 の r 波の始まりと一致するはずである．
>
> 　次に V_1, V_2 で Qr にみえる R 様波形についてである．右脚ブロックで，QRS 初期ベクトルの方向が変わったため右胸壁誘導で r 波が記録されないと，本来の RSR′ 型が QR 型に変身するが，V_1 は QR であっても V_2 は典型的 RSR′ 型を呈するものである．
>
> 　また，本例が右脚ブロックでない証拠は，V_1, V_2 を除いては QRS 幅が広くないこと，左胸壁誘導の S 幅が広くないことである．実は QR にみえるが真の R 波ではなく，上昇した ST・J 点から ST 部が急峻に基線へ向かったために生じた偽物の R である．つまり，V_1, V_2 で R にみえる波形の頂点は QRS 終末部に相当する．いわゆる早期再分極症候群にしばしばみられる異様なパターンにすぎない（図Ⅶ-1, 4）．

臨床情報

地域集団検診で記録された心電図である．被検者は心臓に関するなんらの訴えももっていない．

コメント

V_1, V_2 の QS 所見の健康者でもみられるものである．その成り立ちの一つは，本例のように QRS 初期ベクトルが V_1 および V_2 の電極へ向かわず，電極に対して左横方向へ向かった場合であり，このときは r に相当する電位が基線を這うわけだから，Q の始まりは他の誘導でみる R の始まりより遅延するはずであり，ここに鑑別のポイントがある．

もう一つの成り立ちは，V_1, V_2 の電極が心臓に対して相対的に高い位置にある場合で，QRS 初期ベクトルが V_1, V_2 の電極から遠ざかるために起こる．このときはPもTも陰性となってよいはずであるが，実際には必ずしもそうではない．

なお本心電図の V_1, V_2 は QS 型であるが，早期再分極症候群の ST 上昇のため生じた見かけ上のR様波形を真のR波と誤ると，右脚ブロックを伴った前壁中隔梗塞と誤診される結果になる．

また本例では V_3 が rS であり，移行帯が V_4 へずれており，いわゆる poor R wave progression の状態であるが，これは心長軸の時計方向回転によるもので，V_1, V_2 の QS 型や V_5, V_6 の q 欠除と同一の機構による．

ところで本例のP波をみると，V_1 で二相性を示し，$V_2 \sim V_4$ で電位は小さいが尖鋭なパターンを呈している．健康者でも V_1 でPが二相性を呈することはままある．これは心臓の位置変化によって，左心房の興奮ベクトルが水平面で左後方へ向かった場合であり，陰性相は浅く，P 終末力（第1章[1] 11頁参照）は小さいものである．本例の場合も二相性Pは正常範囲内の所見であるが，$V_2 \sim V_4$ の尖鋭なPは気になる．つまり，この所見を右房負荷とみるか否かが問題となる．

元来，右房負荷の胸壁誘導所見は，V_1 でPが尖

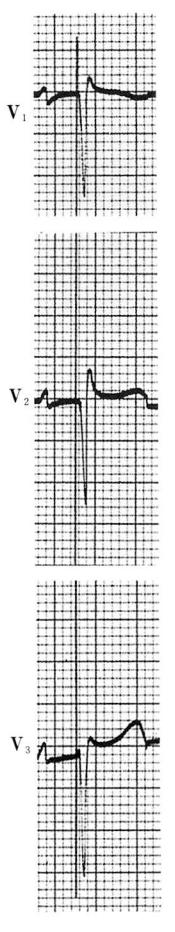

図VIII-11 時相分析

鋭な陽性波を示すのが普通であるが，二相性を呈することがある．これは著明な右房拡張を起こすと，右房興奮ベクトルが水平面で左へ回転し，興奮方向が V_1 から遠ざかるためである．そして V_1 の陽性相のP幅が 0.04 秒以上，あるいは電位と幅の積が 0.06 mm 秒以上とか，V_2 の尖鋭な陽性Pの電位が V_1 のP電位より高い所見も重要視されている．

本例では V_1 のP幅は 0.04 秒ぎりぎりであり，電位と幅の積は 0.03 mm 秒で，右房負荷の判定基準に達しない．しかし V_2 のP電位は 1.0 mm で V_1 のP電位を超えており，V_4 のP電位は 1.5 mm に達している．ちなみに胸壁誘導の正常P電位は 1.5 mm 未満とされている．つまり本心電図は右房負荷を疑わせるが，その確認はとれていない．

5 $V_1 \sim V_3$ の QS (1)

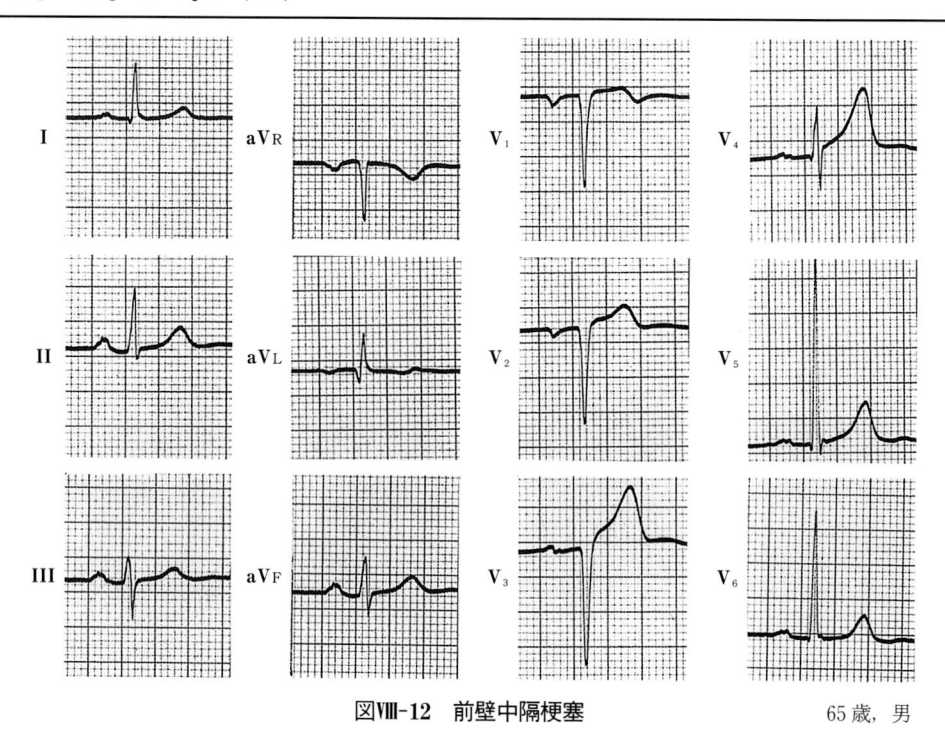

図VIII-12　前壁中隔梗塞　　　65歳, 男

異常所見

　$V_1 \sim V_3$ のQSに目が惹かれる心電図である．そしてQの起始部を観察すると，V_3 ではわずかなスラーがあるようにみえるが，V_1, V_2 はいずれも起始部が鋭く，しかも V_1, V_2 のPが陰性を示すところから，V_1, V_2 の電極の位置が心臓より相対的に高い状態にある結果ではないかという考え方が生まれる．もしそうなら，教科書的には V_1, V_2 のTは陰性になってしかるべきなのに，本例のTはあまりにも正常すぎる．

　とはいっても，肺気腫例で $V_1 \sim V_3$ にQSを描きながらTは陽性を示している場合はある（図VIII-8）．ただ肺気腫にしては V_5, V_6 のQRS振幅が減少していない点は納得がいかない．

　また，$V_3 \sim V_6$ のPは二峰性と表現できないまでもノッチを示している．しかしノッチ頂点間隔は短いし，P幅も広くないので，この程度の所見はまず正常範囲とみなしてよいであろう．

　なお aVL のQは0.03秒程度で，干型のTを伴っているとはいえ，Pが陰性であるから，異常所見として扱わないでもよかろう．

　要は $V_1 \sim V_3$ のQSという異常なパターンを何と解釈するかという問題であるが，その背景は千差万別である（表VIII-2）．

臨床情報

　実は1年4カ月前，とくに自覚症状はないが，たまたま記録した心電図が異常を示しており，3カ月前の心電図には異常がなかったという理由で紹介されてきた症例である．当時の心電図を図VIII-13に示すが，これによると V_1, V_2 で QS, $V_1 \sim V_3$ で典型的ではないがどちらかというとドー

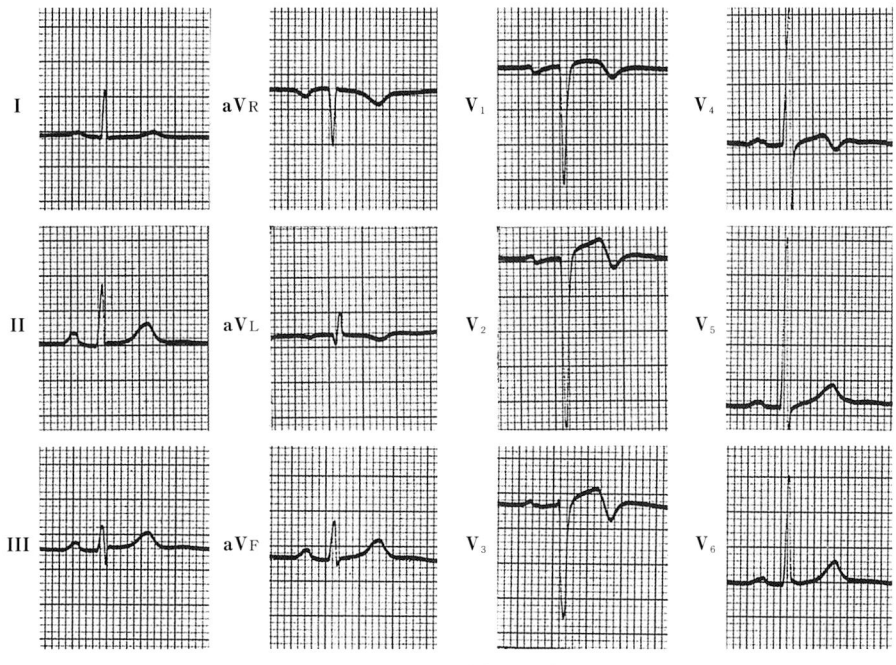

図VIII-13　前壁中隔梗塞　　64歳，男

ム型 ST 上昇であり，陰性 T へ移行する所見で，心筋梗塞を強く印象づける波形である．

　診察ならびに胸部 X 線では肺気腫の所見はない．

　^{201}Tl 心筋シンチグラムで明らかな虚血所見がみられたので冠動脈造影を施行したところ，左冠動脈前下降枝 seg.6 に 90％狭窄があり，左室前側壁と心尖部の運動低下がみられた．PTCA 3 週後の ^{201}Tl 心筋シンチでは虚血所見は消失し，3 カ月後の冠動脈造影では seg.6 の狭窄は 0〜10％，左室運動低下は改善し，駆出率は 72％であった．

コメント

　図VIII-12 はそれから 1 年 4 カ月後の心電図で，ST・T 異常は完全に正常化し，V_1〜V_3 の QS 所見が残っているだけである．このような心電図の鑑別診断については 101 頁に列挙してあるが，問診で狭心痛の既往がない場合には，心筋梗塞を否定してかかるのが臨床医の常識である．しかし本例のように無症候性心筋梗塞の場合は，いきなり図VIII-12 の心電図を見せられたとき，心筋梗塞以外の病態で心電図波形を説明しようとするあまり，誤った思考過程へ進むおそれがある．

　とくに，V_1，V_2 で P が陰性という所見と V_1〜V_3 の QS 所見を絡ませると，心臓に対する電極の位置が高いという考え方になり，胸郭変形や肺気腫へ疑いがかかってくる．もちろん心筋虚血の場合は左室機能低下の結果，左心房に負荷が及び，V_1 では陰性相の大きい二相性 P が出現するが，これは 1 枚の心電図だけで決められるものではない．本例についても，ST・T が正常化し左室機能が回復した時期で V_1，V_2 の P が陰性を示している所見は，心筋虚血と関連づけるべきではない．

　要するに，心電図波形の異常は臨床診断に直結するものではなく，あくまでも他の臨床情報と総合的に判断していくのが本筋である．それにしても，図VIII-12 を心筋梗塞と読み取るのは，目が慣れた者にとってはかえって至難の技となる．

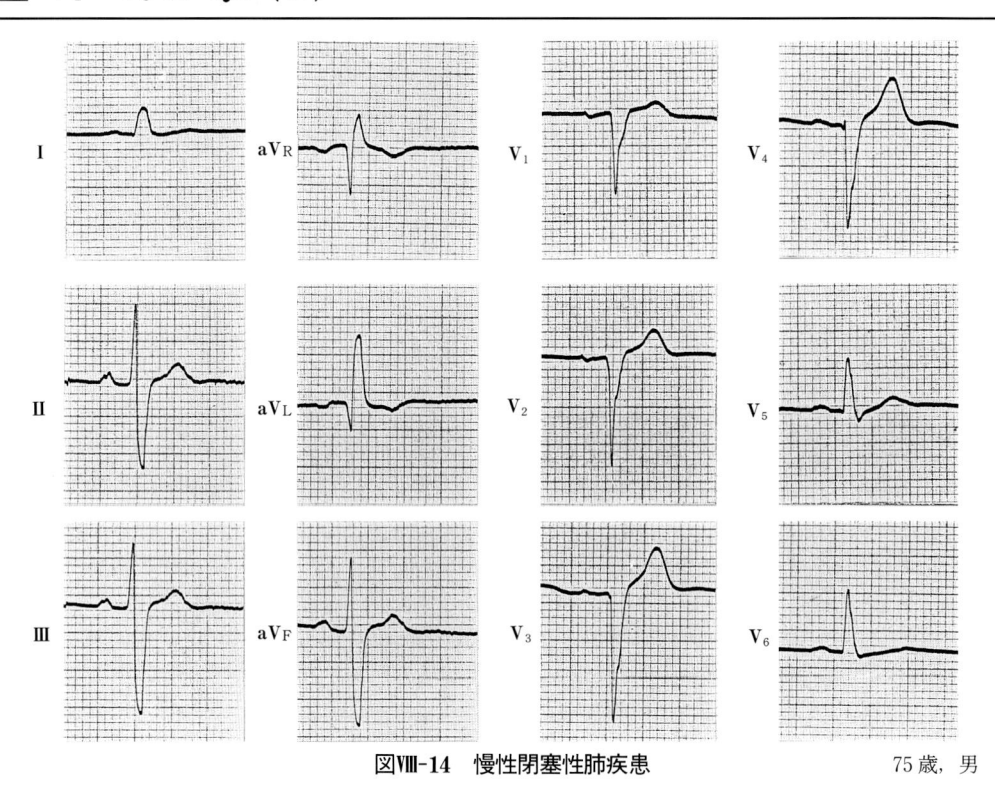

6 $V_1 \sim V_3$ の QS（2）

図VIII-14　慢性閉塞性肺疾患　　75歳，男

異常所見

　$V_1 \sim V_3$ の QS が目立つ所見であるが，そのほか，QRS 幅が 0.12 秒に達してはいないものの幅広く，左軸偏位を呈し，aVL には 0.03 秒程度の Q が描かれ，V_5, V_6 で R 電位が低い．V_4 の QRS が q で始まっているが，V_3 が QS であり V_5 が RS であるので，その中間の誘導では小さな q があっても不可解なことではなく，もちろんこの q は幅も電位も異常というわけではない．

　この複雑な所見をまず左軸偏位と幅広い QRS から解いてみると，左脚前枝ブロックが疑われる．元来，電気軸算定の基本となる I 誘導と III 誘導の所見は，上向き振れと下向き振れの面積差で決めるべきであるが，簡易的に電位差で計算すると $-87°$ であり，左脚前枝ブロックの診断基準の $-45°$ 以上に該当する（第III章　33頁，表III-3）．そして aVL の R は鋭さを失い，aVR で終末 R が描かれている．ただ I 誘導に Q がなく，V_5, V_6 で深い S がみられない点は，典型的な左脚前枝ブロックとは違っている．しかし aVL の近接様効果は 0.07 秒で，V_6 の近接様効果 0.03 秒をはるかに超えているところから，左脚前枝ブロックの可能性は濃厚である．

　次は $V_1 \sim V_3$ の QS 波と V_5, V_6 の低電位所見であるが，このワンヒントゲームの答は肺気腫である．

臨床情報

労作時の息切れを主訴に来院した症例で，マッチ吹き消し試験から 1 秒率の低下が推測された．胸部 X 線所見は肺気腫であり，UCG で心室壁肥厚はなく狭心痛の既往歴もない．

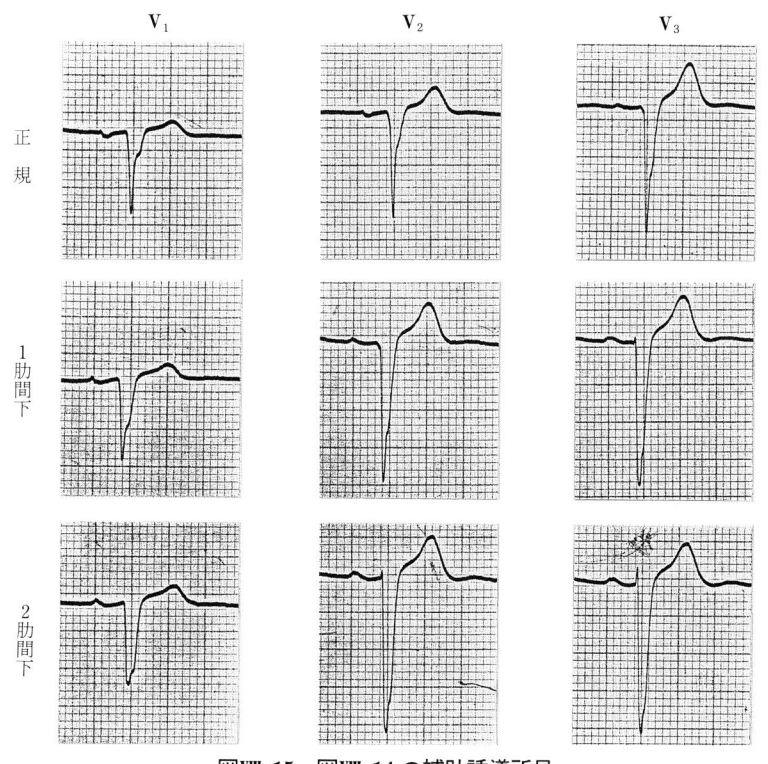

図VIII-15　図VIII-14の補助誘導所見

表VIII-3　慢性閉塞性肺疾患の心電図基準

P≧2.5 mm……II, III, aVFのいずれか	R≦5 mm……V_6
P電気軸≧80°（または＞70°）……前額面	R/S比≦1……V_5またはV_6
P平坦，QRS振幅＜1.5 mm，	R/S比≦1……I, II, IIIのいずれも
かつT＜0.5 mm……I	S電位がSimonsonの正常上限値を
QRS電気軸≧90°	超える$S_1S_2S_3$型……I, II, III
QRS振幅≦5 mm……全肢誘導とも，	著明な陰性P……V_1
またはV_5, V_6	偽心筋梗塞波形
R≦7 mm……V_5	

(Chou, T-C., 1986を修正)＊

＊ Chou, T-C.：Electrocardiography in Clinical Practice, ed. 2, Orlando, 1986, Grune & Stratton, Inc. の承諾を感謝する．

コメント

　肺気腫では横隔膜が下がり，心臓は垂直位をとり時計方向回転をきたす．その結果，P軸もQRS軸も右へ偏位し，I誘導のP電位は低く，II, III誘導のP電位は高くなり，移行帯の左方ずれ，心室興奮ベクトルの後方ずれによるV_5, V_6のR電位減少が起こる．同時に膨らんだ肺が電極と心臓との間へ介入するので，V_5, V_6のQRS振幅は減少するものである．

　図VIII-15は図VIII-14と同一症例で，1～2肋間下方の記録である．一般に，電極が高めのためのQS所見は1肋間下で記録するとrSになるといわれているが，本例では1肋間下ではV_3だけがrSとなり，2肋間下の記録でやっとV_2もrSを示した．ちなみに心筋梗塞のQSは，1～2肋間下で記録しても同じQS波形を示すものである．

7 aVLのQS様波形

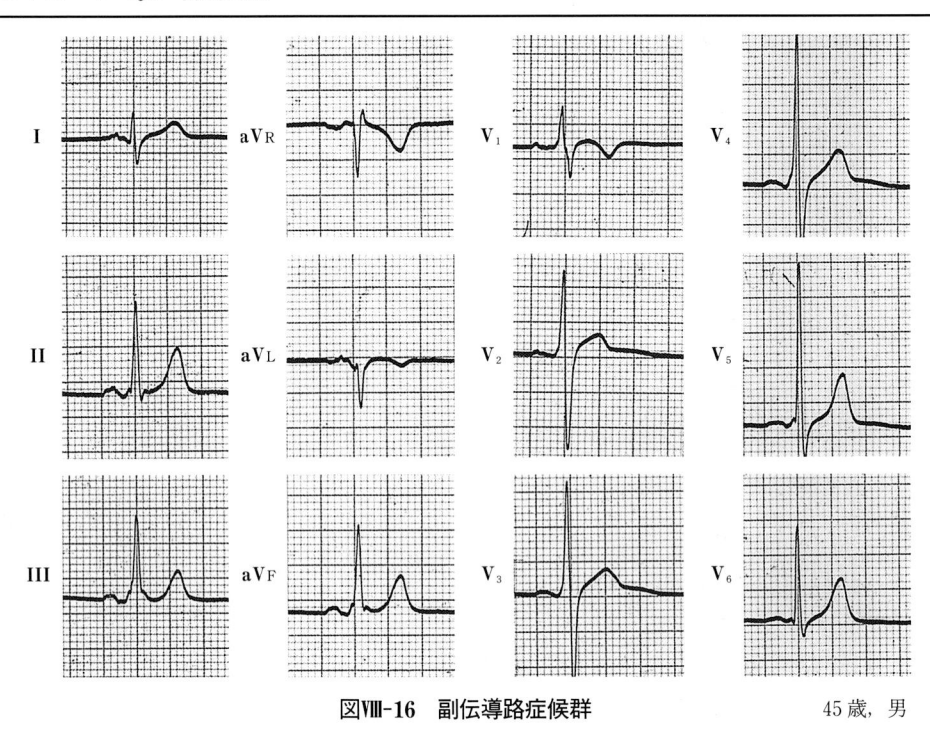

図VIII-16　副伝導路症候群　　　　45歳, 男

> **異常所見**
>
> 移行帯がかなり右側へずれており，aVLはQS型で，それに続くT波は浅いとはいえ陰性である．しかもこのQSは鋭い形ではなく，Qの下降脚起始部に近くノッチが描かれている．つまりaVLだけでみるかぎり，心筋梗塞の面影はあるが，Iには小さい正常範囲内のq波がみられるもののTは陽性であり，aVLの所見を心筋梗塞と支持するだけの力はない．
>
> この心電図を解く鍵は，II，III，aVF，V₄，V₅のQRS起始部が尖鋭でなく，P終了部とQRS棘との間に小丘状の波形が介在する所見にある．

臨床情報

この症例は人間ドックの受診者で，心臓に関する訴えはまったくない．

コメント

元来，WPW型心電図の特徴は，PQ短縮（成人では＜0.12秒，小児では＜0.09秒），QRS延長（成人では＞0.10秒，小児では＞0.09秒），そしてδ波の存在である．しかしこれは，心房興奮が正規の房室伝導系を経て心室に到達する時間より，はるかに早く副伝導路を介する心室興奮が始まる場合であって，実際には，この古典的WPW型から正常心電図に近い波形まで連続した段階がある．

つまり，副伝導路を介した心室興奮が局部に起こっても，正規伝導路を介しての心室興奮が大部分を占めるときは，δ波はごく小さく，慎重に観察しないと見逃すおそれもある．

本心電図は，目が慣れた医師には容易にδ波が発見され，診断はきわめて容易であろう．そうなると，I，aVLでQにみえた波形は，陰性δ波のいたずらによるものではないかという疑いが濃厚

第Ⅷ章　Q波　113

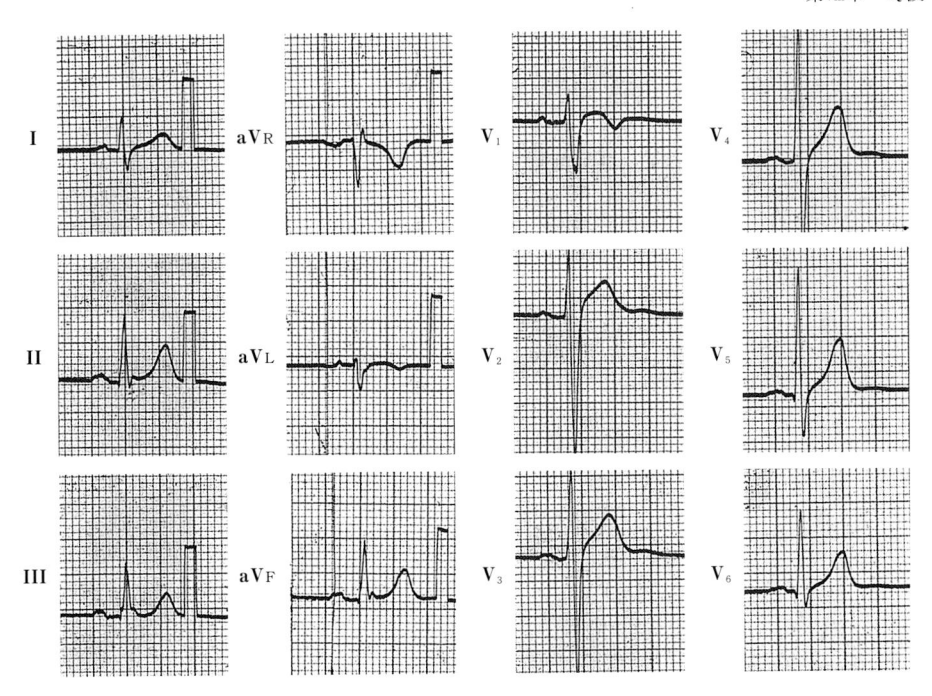

図Ⅷ-17　正規伝導時

となる．

　図Ⅷ-17は本例が正規の房室伝導を示した時期の心電図である．こうしてδ波が消えてしまうと，図Ⅷ-16にみられたⅠのq，aVLのQSも消退した．

　図Ⅷ-18は，同一誘導中に副伝導路を介した波形と正規伝導路を介した波形が記録されたものである．つまり，3波形のうち左端と中央部のものは副伝導路波形，右端のものは正規伝導路波形である．

　副伝導路を介する心室波形は心室興奮初期ベクトルを変化させるため，異常Q様波形が出現することがある．とくに本例のようにδ波が小さい場合は，これを見落とすと誤診につながりかねない．また副伝導路波形が二次的ST・T変化を伴うと，時に心筋虚血に酷似したST・T所見を呈し，運動負荷試験では偽陽性を呈しやすいため，扱いには慎重を要する．その例を第Ⅱ章3 26頁に紹介した．

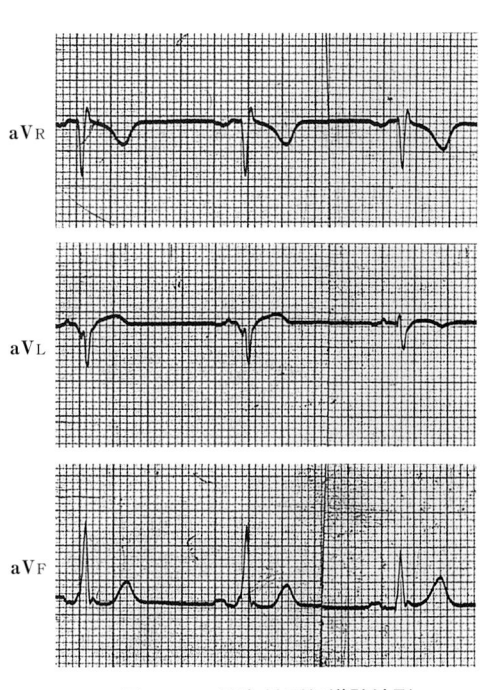

図Ⅷ-18　間欠性副伝導路波形

8 III, aVF の Q（1）

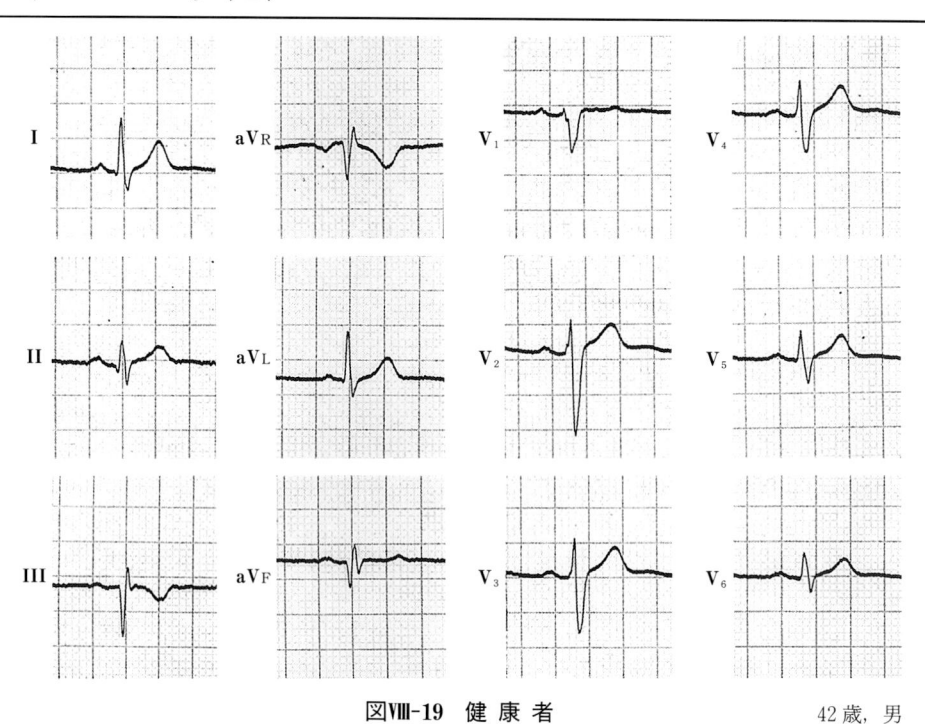

図VIII-19　健康者　42歳, 男

> **異常所見**
>
> 　一見して目立つのはIII, aVF の Q 波である．その幅は 0.04 秒にわずかに足りないが 0.03 秒を明らかに超えている．Q の深さは R 電位をはるかに上回り，III では 7 mm 弱を示している．一般に下壁誘導に現れる Q 波は，正常 Q の場合でも他の誘導と違って幅広いものであるから，この点を考慮してかかる必要はあるが，真の下壁梗塞でも，陳旧化すると Q は改善しやすく，梗塞範囲が広くないときは Q 波が消失することすらある．したがって本例の III, aVF の Q は，電位が大きいことや II にも Q があること，ならびに III の ST がドーム型上昇で陰性 T を伴うところから，心筋梗塞を疑う余地は十分ある．
>
> 　一方，I に S，aVR に終末 R を描くことや移行帯が V_4 よりさらに左側へずれ込んでいる点は，心長軸の時計方向回転によるいたずらの結果とも推測される．

臨床情報

　この心電図は集団検診でチェックされたものであるが，被検者は自覚症状がなく，冠動脈疾患の危険因子をはじめ狭心痛の既往もない．

コメント

　本例は単なる心長軸の時計方向回転による偽下壁梗塞所見にすぎない．これを下壁梗塞でないと見破るコツは，aVR が QR，I に S が示される所見である．一般論的に，下壁梗塞の場合は初期興奮ベクトルが下方へは向かない．つまり典型例では右下向きの初期ベクトルが右上へ向かい，aVR は初期 r で始まるはずである．また上方へ向かう初期興奮ベクトルが不十分なときは aVR の初期 QRS は基線を這い，次の段階での左へ向かう興奮

第Ⅷ章　Q波　115

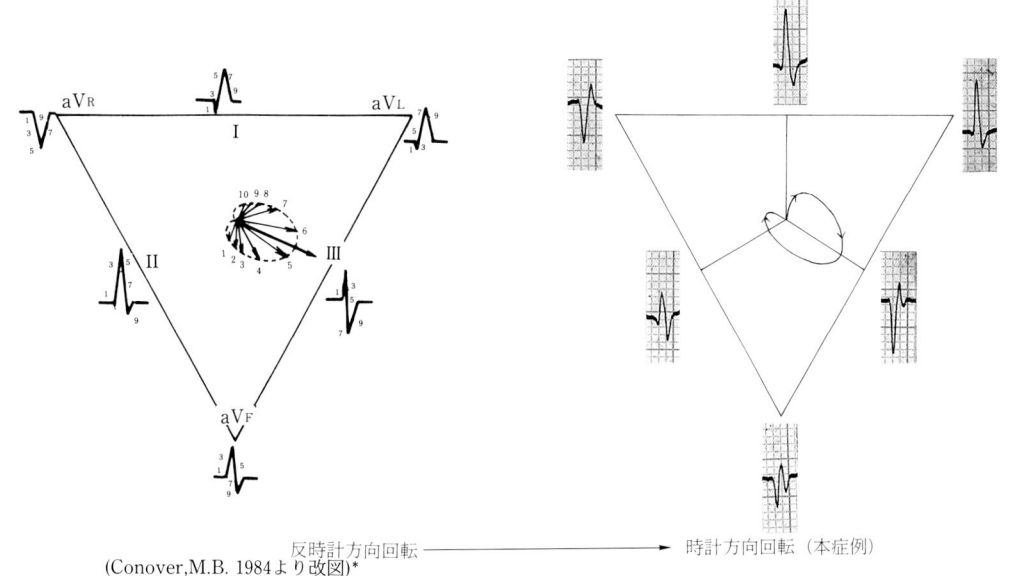

図Ⅷ-20　ベクトル環の回転
(Conover, M.B. 1984より改図)*

*Conover, M. B.：Understanding Electrocardiography Arrhythmias and the 12-lead ECG, ed. 4, St. Louis, 1984, The C. V. Mosby Co. の承諾を感謝する.

ベクトルによるQはⅢやaVFのQの始まりより遅れて描かれるはずである.

　ところで本心電図記録に使用した心電計は6素子同時誘導で，Ⅰ～aVFは同時的に記録されている．ということは，aVRのQの始まりがⅢやaVFのQの始まりと同時であるので，このQ波は心筋梗塞とは別の機序で描かれたものと考えられる.

　それではなぜ，このような心電図波形を呈したのであろうか．まず胸壁誘導の移行帯が左側にずれている所見から，心長軸の時計方向回転があることは直観的に判断できる．そうなると下壁誘導は左室の背側面の電位を反映するためQR型を呈する.

　ここで重要な点は，心室興奮がもっとも遅れる左室後基部，肺動脈円錐部，心室中隔上部の電位を反映する右上後へ向かう終末ベクトルがより右へ向かうことである．その結果，Ⅰ，aVL，aVFではS波が，aVRでは終末R波が描かれる．場合によってはⅡやⅢでもS波がみられることもある．ただし後方へ向かうベクトルは前額面誘導には反映されず，水平面誘導ではV₁~V₆のSが強調されることになる.

　ここで心室興奮の進み方を前額面でとらえると，まず心室中隔を左→右へ向かう興奮で始まり，次いで右室と左室の興奮が起こるが，左室壁は右室壁よりはるかに厚いため，右室興奮が終了したあとも，なお左室壁の興奮は続いている．つまり心室興奮ベクトルはまず右下を向き，次第に左へ回転して左下から左上へ向きを変える．この状態を図Ⅷ-20に示した.

　ところで心長軸の時計方向回転が起こると，前額面でとらえたベクトル環は図に示すように上下が入れ替わり，興奮ベクトルはまず左上を向き，次いで左下から右上へ向きを変える結果となる.

　そして左上へ向かう初期ベクトルはⅢ，aVFの深いQ波として反映し，Ⅰ，aVLのQは痕跡状態，Ⅱではきわめて小さいqが描かれる．また右上へ向かう終末ベクトルはⅠ，Ⅱ，aVL，aVFのS，aVRの終末Rとして反映する．また，ⅢやaVFの近接様効果がaVLの近接様効果より遅れるのも，ベクトル環が時計方向に進んでいる結果である.

　要するに，心長軸の時計方向回転が起こると，Ⅲ，aVFにQ波が出現するが，このとき左上へ向かう興奮ベクトルが大きいと異常Qと見違える場合がある．そして異常Qとの鑑別のコツは，ⅠにS，aVRに終末Rが描かれる点である.

9 Ⅲ, aVFのQ（2）

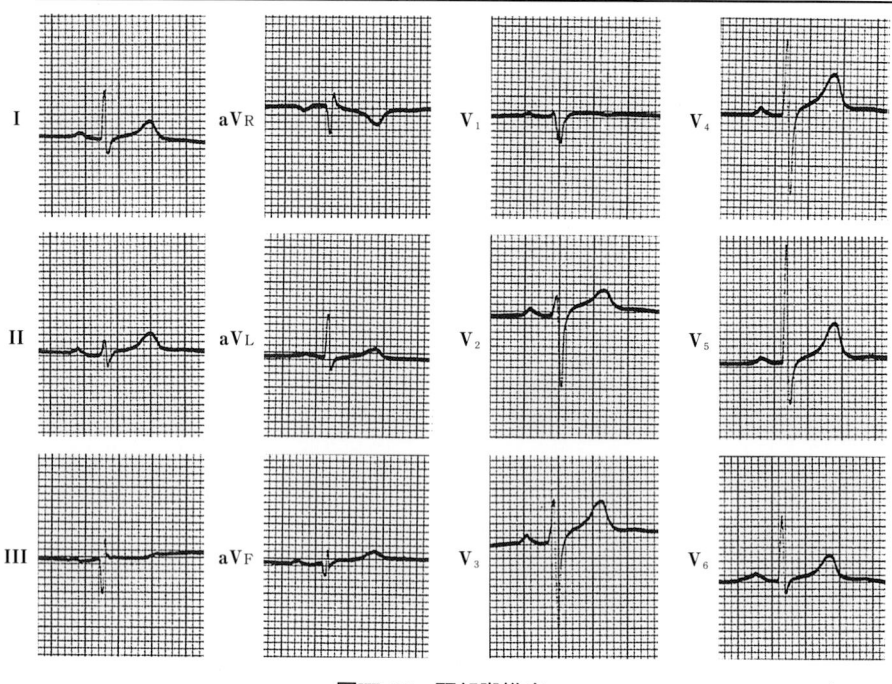

図Ⅷ-21　頸部脊椎症　　　59歳，男

異常所見

ⅢとaVFにQ波がみられる．Q幅はⅢで0.03秒，aVFでは0.03秒に満たない．ⅡではR≧Sであるから，ごく大ざっぱにいって電気軸は−30°に近い．

元来，異常Q波とは幅0.04秒以上，深さはRの25％以上のものをさしているが，心筋梗塞が陳旧化するとQは退行し，ついには消失することもある．とくに心臓と電極との距離が離れている下壁誘導では，こういうことがしばしば起こる．ここは臨床所見と総合的に検討しなければならない．

臨床情報

5カ月前，ワープロ操作中に5分間続く前胸部痛を経験している．臨床検査では境界型血糖値のほかには冠動脈疾患のリスクをもっていない．自覚症状を説明する所見は頸部脊椎症のX線像だけであり，冠動脈造影検査で異常は認められない．

コメント

本例のQ波は電気軸の左偏に伴う心軸回転の結果である．この場合はⅠにS波が描かれる特徴がある．

一般に下壁誘導にみる非典型的Q波を心筋梗塞とするには，本症に特徴的なST・T変化の名残りを伴う必要がある．しかし一方，ST・T変化がないからといって心筋梗塞を否定するわけにもいかない．

ところで，もしⅢとaVFのQが下壁梗塞であるのなら，QRS初期ベクトルは上へ向かうので，aVRはrSを描くはずである．つまり本例のようにaVRがQRである場合は，QRS終末ベクトルが上へ向かっているという，下壁梗塞にはありえない所見である．

第VIII章　Q波　117

10　III, aVF の Q（3）

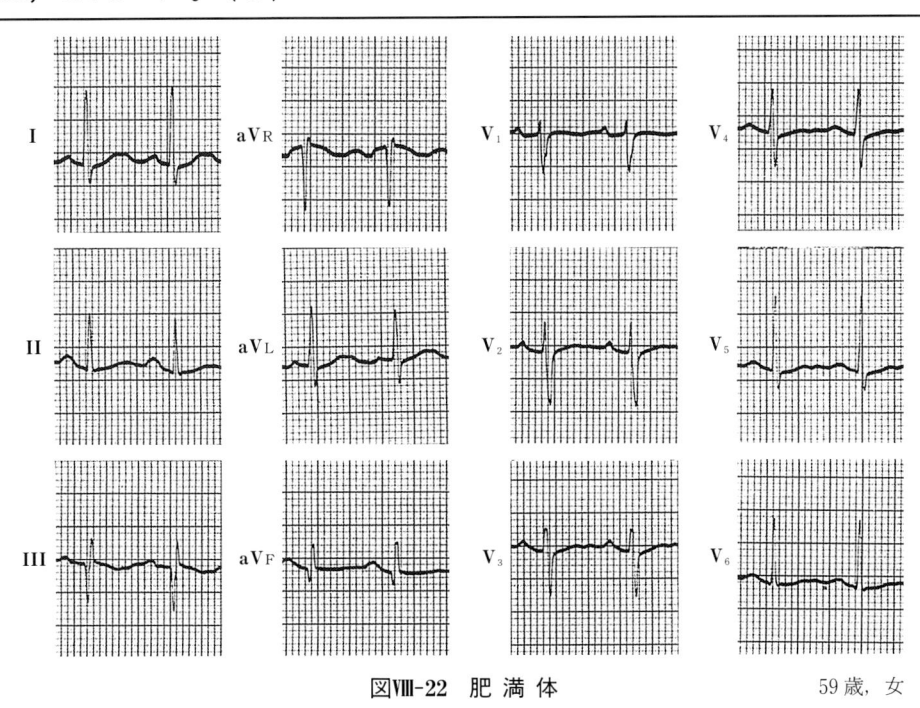

図VIII-22　肥満体　　　59歳，女

異常所見

IIIに幅0.03秒の深いQ波がみられ，aVFに幅は狭いが2 mmに達するq波がみられる．なおIはS波を有し，aVRはQr型を呈している．これは前頁で説明したとおり，下壁梗塞らしからぬ所見である．

また全般的にT波電位が低いが，これは女性に多い非特異的変化でもある．ただこれには心拍数 150/min という洞頻脈が影響しているかもしれない．

ここでもう一つ，胸壁誘導のQRS振幅は低電位差の診断基準（V_1〜V_6 がすべて 10 mm 未満）に満たないものの，その傾向にある．

臨床情報

体重 79 kg，BMI 28.5 の女性で，8年前から糖尿病の治療を受けている．10日前，事務の仕事が一段落したあと突然の動悸とともに胸骨右縁に疼痛が出現した．予備にもらっていたニトログリセリンを舌下適用したが症状は治まらず，床についたら発作は消失した．翌日の心電図検査で下壁心筋梗塞と診断され，精査目的で当院を受診した．冠動脈造影で異常所見はなかったが，心臓カテーテル中に上室性頻拍を起こし，動悸と胸痛が再現した．

コメント

胸壁誘導にみられた低電位差傾向の所見は，肥満体によるものと考える．そして横隔膜高位のため心軸の回転をきたし，これがIIIとaVFでQ波，IでS波を生じたものと判断される．

低電位差の原因となる疾患でも，重篤に至らぬかぎり古典的な判定基準を満たすものではないから，ここは柔軟に対応すべきである．閉経後の肥満女性となると粘液水腫を思い浮かべるが，本症の甲状腺機能は異常なしと診断されている．

11 IIIの Qr と aVF の QS

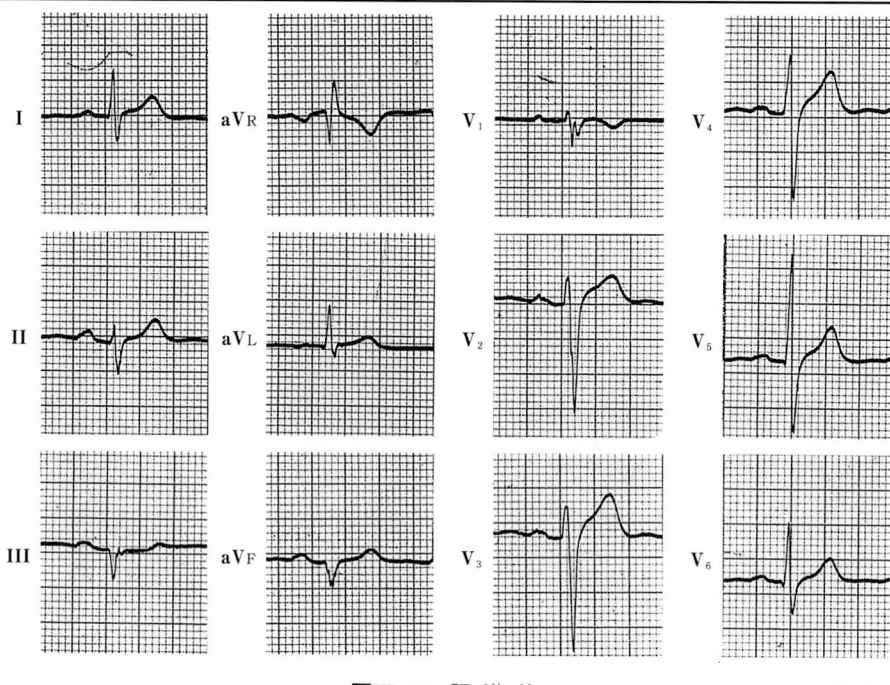

図VIII-23 肥満体　　41歳, 男

異常所見

　III誘導は Qr で Q 幅は 0.04 秒をはるかに超えており，aVF では QS パターンを呈している．一応は下壁心筋梗塞を考慮に入れるべきであるが，下壁梗塞の場合は aVR で終末 R を描かないものであるから，本例は下壁梗塞を否定してよかろう（114頁参照）．

　一方，電気軸は左偏しており（II 誘導で R<S），V_5，V_6 で S が深い点は，なんらかの理由で心臓の位置変化を起こし，これが III，aVF の Q に関連している可能性がある．

　なお，左軸偏位ではあるが，I，aVL は左脚前枝ブロックの特徴である qR 波形を呈しておらず，aVL の近接様効果は 0.04 秒どまりであるので，単純な左軸偏位と考えてよかろう．

臨床情報

　肥満度＋29％，BMI 27 の肥満体である．6年前，夜勤中に胸部重圧感を覚え，これが 20〜30 分間続いたが，翌日の心電図は異常なしといわれている．20日前，運転中に胸を締めつけるような痛みが1時間も続き，狭心症と診断され治療を受けている．しかし治療中にもかかわらず胸痛発作を繰り返すため，精査を希望して来院した．

　その結果，自覚症状は頸部脊椎症による神経根症候群であり，念のため実施した冠動脈造影検査では異常がなかった．

コメント

　肥満体による横位心の心電図である．横位心では左軸偏位を呈しやすいが，<u>電気的位置変化でIIIやaVFにQ波が描かれるときは，I誘導でS波を呈することが多い</u>．なおIII誘導の Qr 波形は，心筋壊死でない場合でも Q 幅が 0.04 秒以上に広くなる点に留意すること．

12 III, aVF の QS 様波形

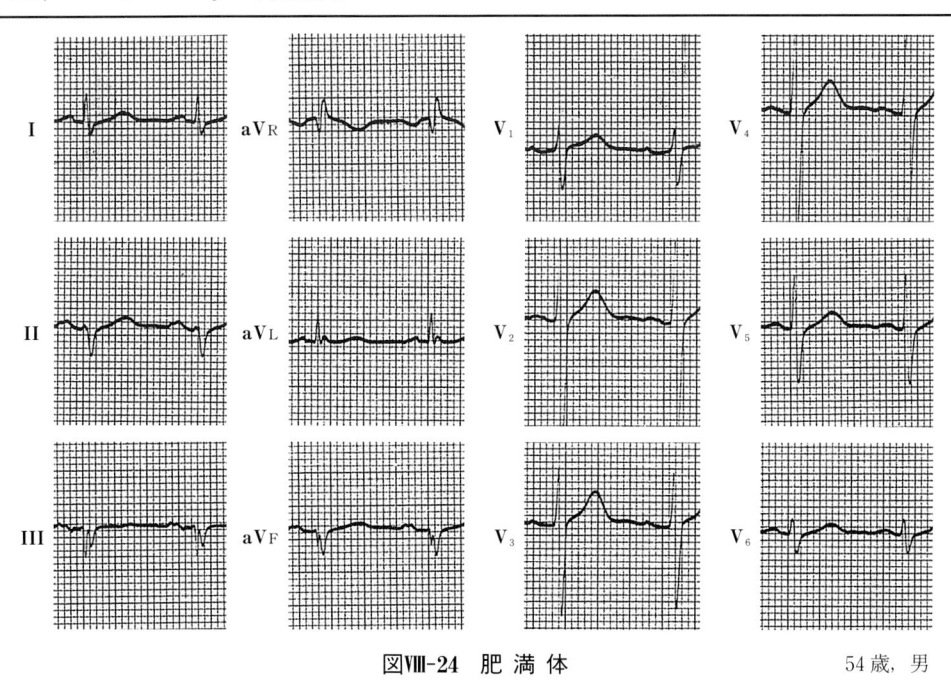

図VIII-24 肥満体　　54歳, 男

異常所見

　III, aVF は QS 波の印象を受けるが, ルーペでみると小さな r が先行している. ただ尖鋭な QS でなくノッチを描いているので, かつては QS を呈した心筋梗塞が陳旧化するに従い小さな r 波が出てきたものとも考えられる. また, 左軸偏位を示しており, これは下壁梗塞に伴う所見でもあるが, aVR に終末 R 波が描かれている点は下壁梗塞にあるまじき所見である.

　もちろん I や aVL で qR を呈していないことや, aVL の近接様効果が 0.02 秒程度でしかない所見から, 左脚前枝ブロックは否定的である. もう一つ気になる波形は V_5, V_6 が RS で, V_6 の QRS 振幅が小さいことであり, これは QRS 終末ベクトルが V_5, V_6 より遠ざかることと同時に, 心臓と V_6 導子とが距離的に離れているか, あるいは両者間に電気の不良導体が介在しているかを示唆する所見である.

　なお, II, III, aVF で P のノッチがみられるが, その頂点間隔は 0.04 秒程度で P 幅が 0.12 秒に満たぬことから, 左房負荷とは考えにくい.

臨床情報

　肥満度 +27%, BMI 27 の肥満体である. 2〜3 年前に胸痛で覚醒したことがあり, その後, 30 秒〜1 分の胸痛が半年前から出没している. 近医で III, aVF の QS 波形を指摘され, 精査の目的で来院した. 冠動脈造影では何の異常もない.

コメント

　肥満による横位心の心電図である. V_6 の QRS 振幅が小さいのは, 心臓と V_6 導子との間に, 電気の不良導体である脂肪が厚く介在していたためであろう.

13 II, III, aVF の QS と V₅, V₆ の Q

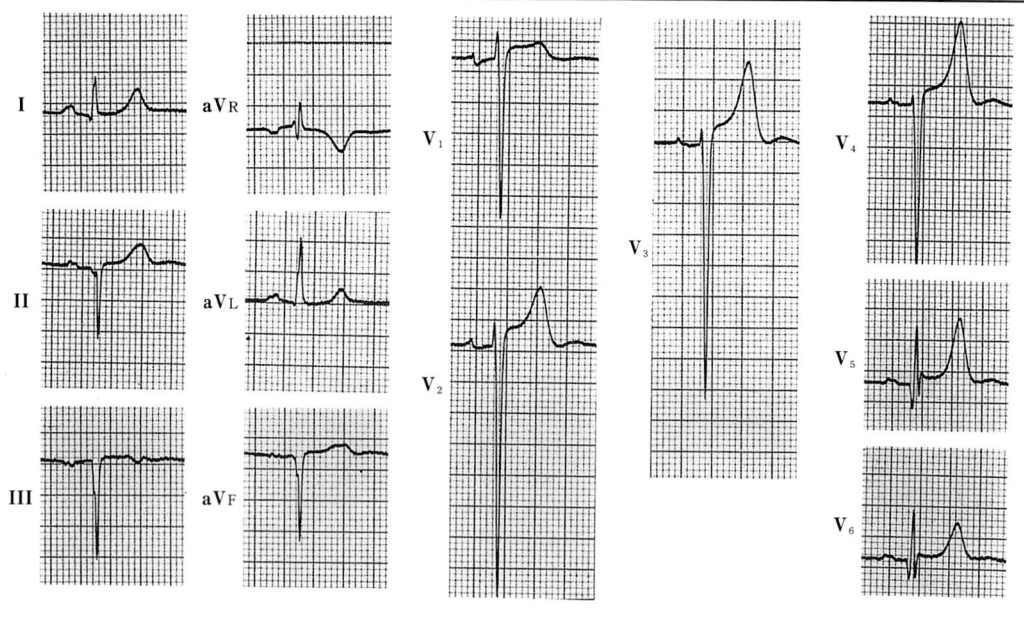

図VIII-25　閉塞性肥大型心筋症　　57歳，女

> **異常所見**
>
> 　II, III, aVF が QS 型であり，V₅, V₆ に 0.03 秒に及ぶ Q 波がみられる．また V₁〜V₄ の S がきわめて深く，r 波は V₁ から V₄ へかけて電位が低くなっている．いわゆる逆 R 漸増 (reversed R wave progression) である．
>
> 　まず逆 R 漸増から分析を進めると，図V-3（第V章 67頁）の鑑別法では，左側 R 高電位所見がないので正常と判定される結果となる．しかし実際には rS 型を呈する右室側誘導での S 波はきわめて深く，これは左室肥大を右室側から眺めた所見である．この深い S 波が V₃, V₄ に及んでいるのは，心長軸の回転によるものであろう．そして V₅, V₆ という左心側誘導で R 高電位所見がないのは，下壁誘導で QS 波を呈する病変が，心尖部の q 波形成と R 波減高をもたらした結果と推測される．
>
> 　ということは，本症の逆 R 漸増所見は左室肥大のためと考えられる．
>
> 　次は下壁誘導の QS 所見についての検討であるが，同じ QS でも II 誘導の所見は Q の起始部がノッチを描いており，心臓の位置的変化によるものでなく，心筋壊死による Q 波を強く印象づける．
>
> 　ところで，異常 Q というと心筋梗塞に直結しがちであるが，Q 波の成因は多種多様で（99頁参照），仮にそれが心筋活動電位の消失であったにせよ，必ずしも心筋梗塞とはかぎらず，心筋症の可能性もあることに留意せねばならない．心筋梗塞に特異な ST・T 変化を伴っていない場合の心電図判読は，臨床情報なしには波形診断にとどめておくべきである．
>
> 　本症例については左室肥大の可能性が濃厚であるので，この異常 Q と合わせたワンヒントゲームの答は，肥大型心筋症ということになる．

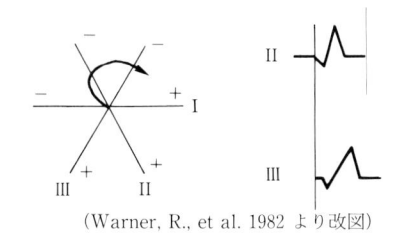

(Warner, R., et al. 1982 より改図)

*Warner, R., Hill, N. E., Sheehe, P. R. et al.: Improved Electrocardiographic Criteria for the Diagnosis of Inferior Myocardial Infarction, Circulation 66; 422-428, 1982, Dalla American Heart Association の承諾を感謝する.

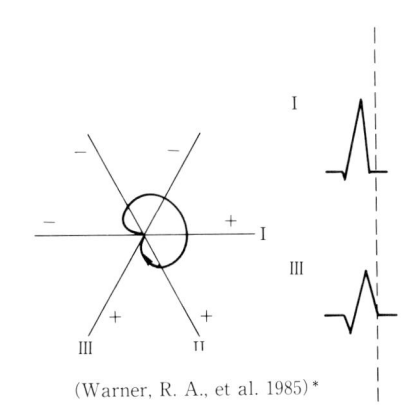

(Warner, R. A., et al. 1985)*

*Warner, R. A., et al.: Importance of the Terminal Portion of the QRS in the Electrocardiographic Diagnosis of Inferior Myocardial Infarction, Am. J. Cardiol. 55; 896-899, 1985, New York, Technical Publishing の承諾を感謝する.

図Ⅷ-26 下壁梗塞のベクトル的検討

臨床情報

動悸という不定愁訴で来院した症例である．子宮筋腫といわれており，軽度の貧血がある．血圧は 122/64 mmHg，心尖部に全区間性収縮期雑音があり，UCG では僧帽弁閉鎖不全を伴う閉塞性肥大型心筋症であった．左室の運動不全はなく，駆出率は 88% である．

コメント

本心電図はⅠ，aVL が q，aVR が r で始まり，次いでⅠ，aVL では R，aVR では S に移行している．これは QRS 初期ベクトルが右上から左上，つまり時計方向へ回転していることを示す．この場合，下壁に心筋壊死があるときは，Ⅲ誘導よりⅡ誘導のほうが Q 起始部は早期であり，QRS 終了時期はⅠ誘導でもっとも早めである．これは，ベクトル環が初期ではⅢ誘導に垂直に近く，Ⅱ誘導では水平に近くなり，終末部ではⅠ誘導に垂直と

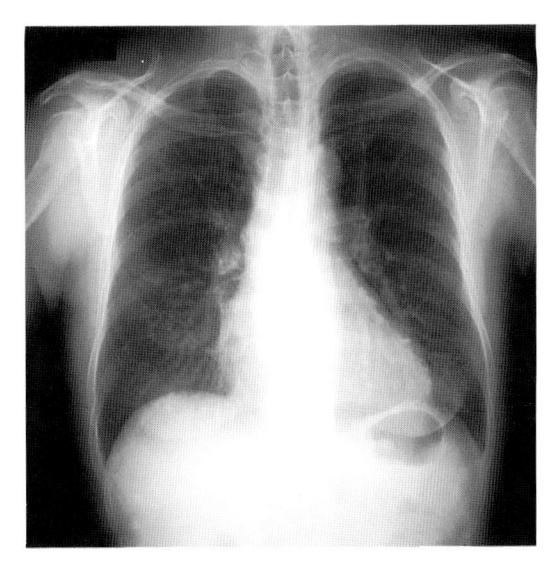

図Ⅷ-27 胸部Ｘ線所見

なる時期に，Ⅱ，Ⅲ，aVF ではこれを水平にとらえているためである（図Ⅷ-26）．本例はこれに該当する．

14 II, III, aVFのQ

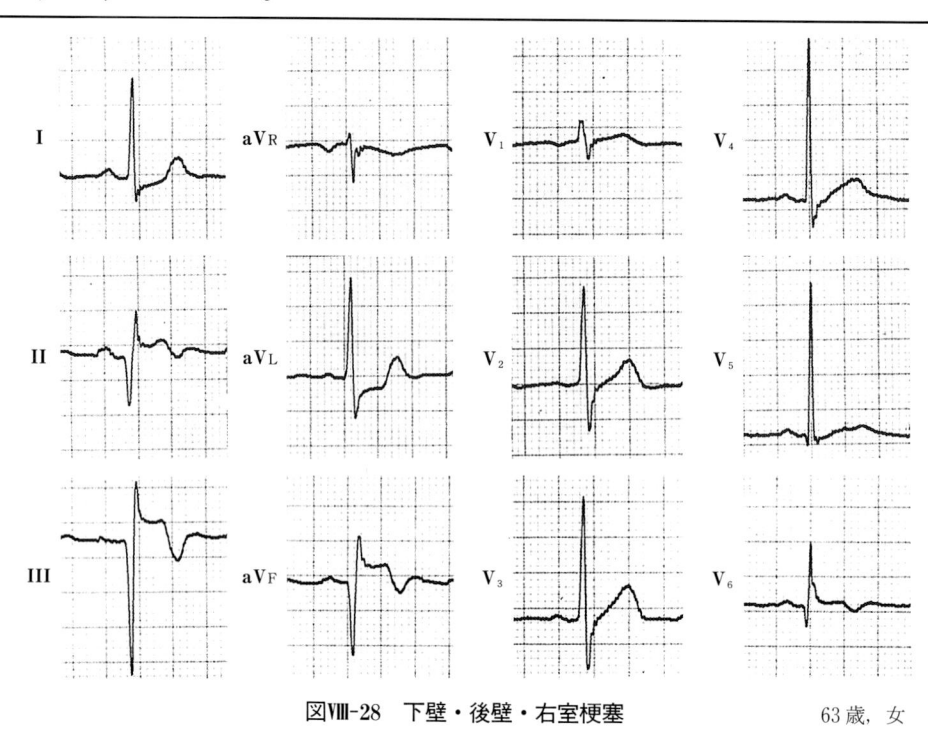

図VIII-28　下壁・後壁・右室梗塞　　　63歳，女

異常所見

II, III, aVFに幅広く深いQとST上昇があり，陰性Tを描き始めている．ST上昇はドーム型でないが，今後，Tが深く陰性化するなら典型的ドーム型を描くことであろう．IとaVLでは対側変化としてのST下降がみられる．つまり下壁心筋梗塞の急性期における波形である．ただ腑に落ちないのは，IとaVLに対側変化がみられる時期なのに前胸壁誘導ではこれが示されていない点である．ということは，右室梗塞を合併している疑いが濃厚である．

またV_1，V_2ではR幅が0.04秒以上に広く，V_1ではR/S≧1.0，V_2ではR/S≧1.5のため，左室後壁へ梗塞が及んでいる疑いが濃厚である．なおV_6には軽度のQとST上昇がみられるが，この程度の波形では梗塞が心尖部へ及んでいるという判断はできない．

臨床情報

心筋梗塞発症後，t-PA静注，心室細動に対しDC除細動を受けて救急来院した．この心電図は発症後7時間目の記録である．冠動脈造影では右冠動脈 seg.1 の完全狭窄であり，PTCAを施行した．

コメント

右室梗塞の多くは下壁梗塞に伴うものである．これを診断する古典的方法は，下壁梗塞患者が急性期にあるにもかかわらず右室不全の徴候をきたす点にあった．しかし一方で，右室梗塞を合併していても必ずしも右室不全の臨床徴候を伴うものではない．

その診断に当たっては，血行動態的に平均右房

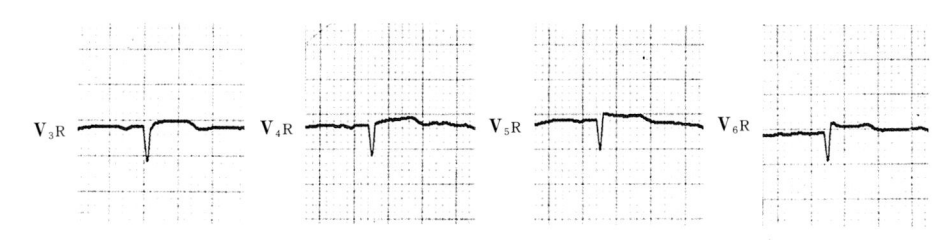

図VIII-29 右室梗塞

表VIII-4 右室梗塞急性期の心電図

V_2 の ST 下降度が aVF の ST 上昇度の 50％以下
V_3R, V_4R は QS あるいは Qr
V_3R〜V_6R の ST 上昇
V_2, V_3R, V_4R へ向けて ST 上昇度が増加
1.0 mm を超える ST 上昇が V_3R〜V_6R の一つ以上の誘導にみられる

圧が肺動脈楔入圧より高いことなども臨床医は重要視してきたが，現時点では心筋シンチグラムが有用であろう．

右室梗塞を心電図から判定するには，下壁梗塞の急性期に，本来なら逆像としての ST 下降が示されるはずの前胸壁誘導で，ST がむしろ上昇するという異様な所見が決め手となる．

V_1〜V_5 の ST 上昇は前壁梗塞の特徴的所見であるが，この場合の ST 上昇は V_1 でもっとも軽く，V_5 へ向かうにつれ著明となる．これに対し右室梗塞のときは，ST 上昇が V_1 や V_2 にもっとも著しく，V_5 へ向かうにつれ軽くなるのが特徴である．

本例の場合は，I や aVL で逆像としての ST 下降がみられている時期にもかかわらず，前胸壁誘導に ST 下降がみられないことから右室梗塞を疑ったが，たとえ逆像としての ST 下降がみられても右室梗塞の合併を疑える診断基準が報告されている．これは，V_2 の ST 下降度が aVF の ST 上昇度の 50％以下という所見である．

また，補助誘導を記録して右室梗塞を診断する試みが行われている（表VIII-4）．図VIII-29 は V_3R から V_6R へかけての記録であり，心筋梗塞発症から43 時間後のものである．この時期の下壁誘導の ST 上昇は図VIII-28 に比べると軽度になっているが，それでもIIIでは 2.4 mm，aVF では 1.4 mm の ST 上昇を示し，aVL では逆像として 1.2 mm の ST 下降を呈している．

これによると，V_3R から V_5R にかけては QS，V_6R は Qr 様であるが，元来，V_3R や V_4R の正常所見は rS であり，これが QS や Qr を呈するときは右室梗塞の可能性が大きいものである．まといずれの補助誘導も ST は軽度ながら 1 mm 前後の上昇を示しており，しかも V_3R から V_6R へかけて，その上昇度は増している．

ところで補助誘導の ST 上昇所見による右室梗塞の診断基準を表VIII-4 にまとめたが，とくに V_4R の ST 上昇が V_1〜V_3 の ST 上昇より大であることや，V_4R の ST 上昇が 1.0 mm を超える所見は古くから注目されている．ただし補助誘導の ST 上昇は一過性で，一両日以内で消退することが多いから，発症早期に記録する必要がある．

ちなみに本症は，その後の心筋シンチグラムで下壁梗塞が後壁や右室に及んでいることが確認されている．

15 ⅢのQ

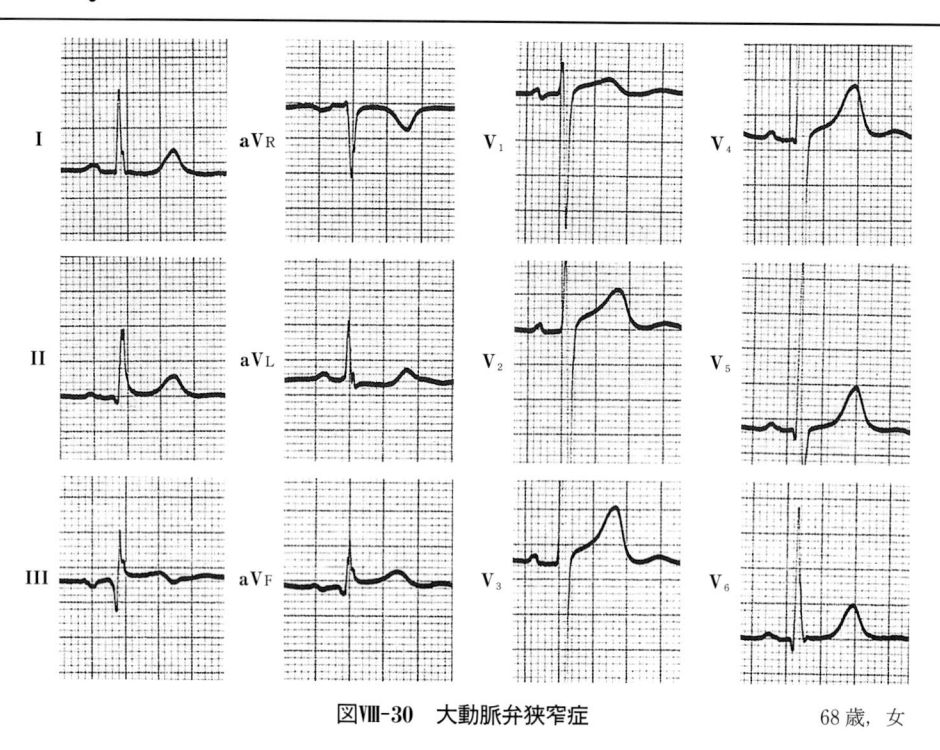

図Ⅷ-30　大動脈弁狭窄症　　68歳，女

異常所見

Ⅲ誘導に幅0.05秒，深さRの25％を超える異常Qがみられる．Pが陰性であるので位置変化によるQとも疑えるが，幅が広いうえに，Qの起始部がスラーを呈しており，上昇したSTはドーム型といえないまでも陳旧化した心筋梗塞の面影がある．Ⅱ，aVFにもq波がみられるが，これは幅も深さも正常範囲である．

aVLのST・Tは心筋虚血のパターンに似ており，Ⅰ誘導にもその軽度な所見があり気になるが，この程度の波形は正常心でもみられるものである．

臨床情報

糖尿病で，空腹時血糖 217 mg/dl，HbA$_1$ 12.8％，総コレステロール 252 mg/dl，中性脂肪 293 mg/dl である．聴診上は大動脈弁狭窄であるがUCGには異常なく，患者は心臓に関する何の訴えもない．念のため施行した冠動脈造影では有意病変がなかった．

コメント

異常Qとは幅0.04秒以上でRの25％を超えるものと申し合わされているが，Ⅲ誘導は電気的位置の変化だけで異常Qが出やすい．つまり，心室興奮初期ベクトルが＋30°より左偏するとⅢ誘導ではQが描かれるものである（図Ⅷ-1）．ところでⅢ誘導のQを心筋壊死と判定するには，aVFにも異常Qがみられることが必要であり，さらにⅡ誘導にも異常Qがあれば確実とされている．

本例はST・Tに気になる所見があるため判断をためらったが，P波も左偏しⅢ誘導で陰性を呈している点が，このQを位置変化によると考える支えとなろう．

第IX章 ST変化

　ST変化としてとらえられる心電図の多くは右胸壁誘導のST上昇である．教科書が教えるところによると，ST上昇の正常限界はV_1〜V_4で2mm未満，その他の誘導（aVRは除く）は1mm未満とされている．しかしこの限界値を超えるST上昇は健康者でもしばしばみられる所見である．そのなかで，右胸壁誘導のST上昇とともにT増高を示す症例が多数を占めている．時にはST上昇・増高Tが著しく，まさに心筋梗塞の超急性期に酷似した心電図もある．このような波形を呈しながら心電図以外には心臓に関するなんらの変化もみられない場合を早期再分極症候群と呼んでいるが，この用語は適当でないという意見がある（第VII章②79頁）．

　その反面で，ST上昇例のごく一部には臨床的に重大な疾患がいくつか潜んでいるが，これらの鑑別は他の心電図波形や臨床情報と絡めないことには不可能である．

　ST下降についての臨床家の目は厳しいが，実はその大多数が健康者である．ST下降というと心筋虚血と直結されがちであるが，安静時心電図のST下降のほとんどは，心筋虚血と似て非なる所見である．とくに，この種の波形が長期間にわたって持続し，しかも無症状ということは，真の心筋虚血にはまれなことである．それは，心筋虚血が30分も1時間も続けば，心筋梗塞を起こしてしかるべきだからである．

　この種の偽虚血波形は中年以降の女性にしばしばみられる．とくに農山村の地域集団にこの所見が多いところから，地域集団検診の場合にはそれなりの配慮を必要とする．虚血性心臓病の診断はあくまでも運動負荷試験が手がかりであり，安静時心電図は，それが正常所見であろうとST下降を示していようと，当てになるものではない．

　さらに，運動負荷試験を実施したところで，偽陽性を呈する症例もあり，虚血性心臓病の診断の前にはピットホールがいくつも開いている．

　表IX-1に異常STの背景をまとめたが，とくに二次的変化については，完全右脚ブロックの例では通用しない場合があることを銘記されたい．

　それはventricular gradientの関係で，QRS幅が広く陽性相の面積が広い誘導ではST下降・陰性Tを，陰性相の面積が広い誘導ではST上昇・陽性Tを描くのが二次的ST・T所見である．したがって，S幅が広い完全右脚ブロックの左胸壁誘導にST下降や陰性Tがみられた場合は，二次的変化として見逃すわけにいかない．

表IX-1　異常ST

ST上昇
1．二次的変化
2．急性心筋梗塞
3．心膜炎
4．異型狭心症
5．心外傷
6．高K血症
7．心室瘤
8．早期再分極症候群

ST下降
1．二次的変化
2．心筋虚血
3．ジギタリス
4．ストレイン型
5．頻脈
6．低K血症
7．特発性心筋疾患
8．交感神経緊張

1 V_2〜V_4 の ST 上昇・T 増高（1）

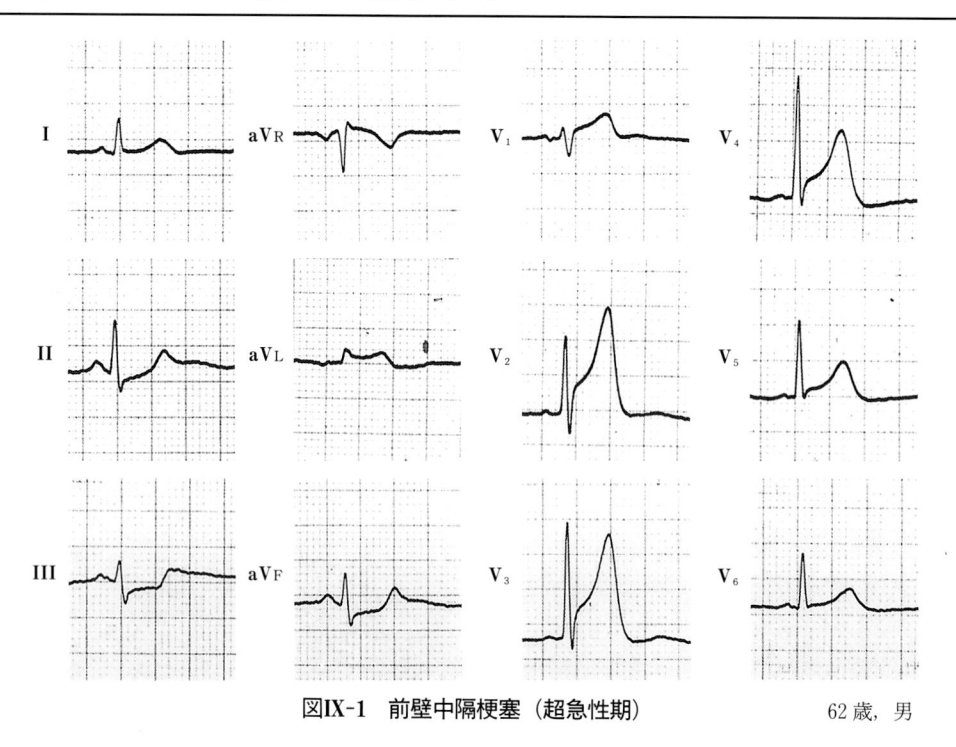

図IX-1　前壁中隔梗塞（超急性期）　　62歳，男

異常所見

　V_2〜V_4 で異常な ST 上昇を示し，とくに V_2，V_3 の ST 上昇は 4.0 mm 弱に及んでおり，しかも 15 mm に達する高いT電位を伴っている．ST 上昇は V_1 や V_5 にもみられるが，この程度のものは正常範囲の変化である．なお aVL の ST 上昇は 1 mm 前後にすぎないが，QRS 電位が小さいわりには目立つ変化であり，なんらかの異常事態の反映と考えられる．

　ところで，V_2〜V_4 の ST 上昇は上に凹であり，心筋梗塞急性期に特徴的なドーム型とは違う．しかし，II，III，aVF の ST が下降している所見と総合的に判断すると，健康者にみられる早期再分極症候群に属するものではなく，心筋梗塞超急性期のパターンと直感される波形である．

臨床情報

　10 カ月前に狭心症として紹介され，左冠動脈前下行枝 seg. 6 に PTCA を行った症例である．3 カ月前から再び労作時狭心症を繰り返すようになったが，ニトログリセリン舌下適用でも狭心痛が治まらないということで来院した．そのときの心電図が図IX-1である．緊急冠動脈造影を行ったところ，左冠動脈前下行枝 seg. 6 が 99％狭窄で，ただちにウロキナーゼ 96 万単位の冠動脈内注入を行った．

コメント

　本例の血清酵素量は，12 時間後に最高値を示し，GOT 468，CPK 2,629 であった．つまり，本心電図は心筋梗塞超急性期のパターンである．Q 波は出現していないが，著しいT波増高にひきずられて心筋梗塞本来のドーム型 ST 上昇が歪み，

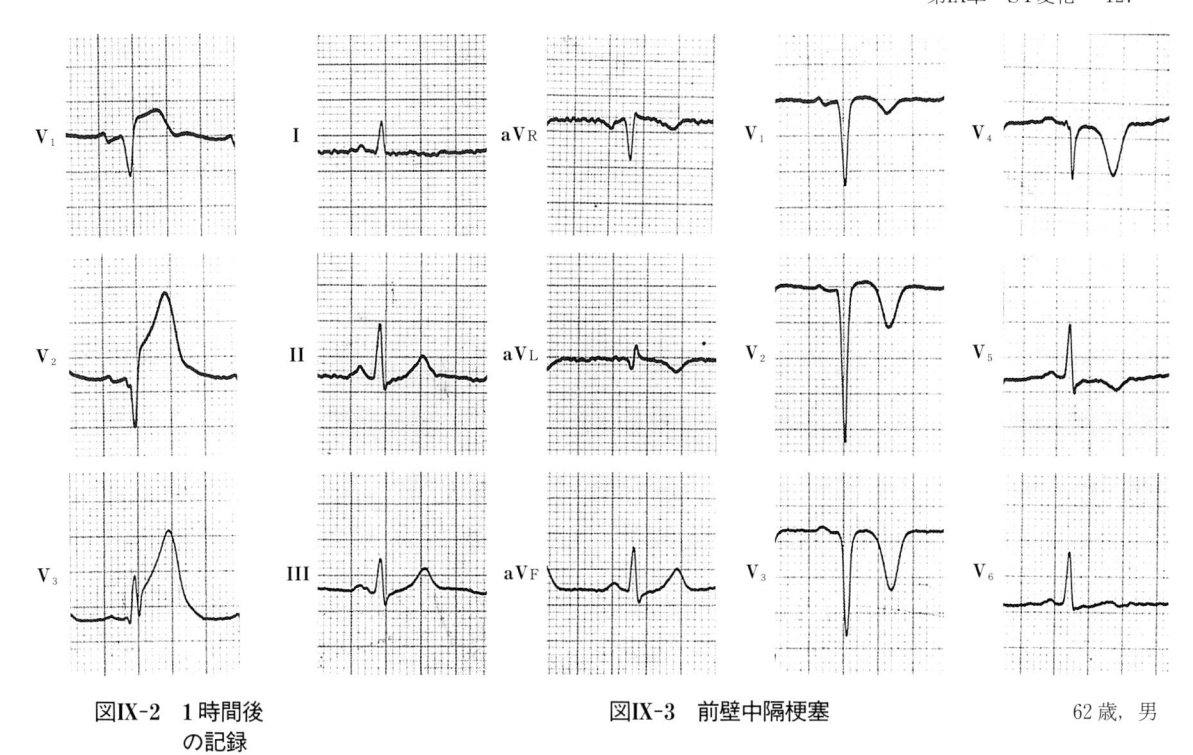

図IX-2　1時間後の記録　　　　　　　　　図IX-3　前壁中隔梗塞　　　　　　　62歳, 男

上に凹のST上昇となっている．健康者にみられる早期再分極症候群との鑑別は，対側所見としてのST下降の存在である．

　図IX-2は，図IX-1の記録から1時間後の V_1〜V_3 所見で，Q波が出現し，増高したT電位が回復し始めた時期では，ST上昇はドーム型に似てくることがわかる．さらに時間がたってTが陰性になる時期では，上昇したSTが今度は陰性Tにひきずられて，上に凸のドーム型を呈するわけである．

　図IX-3は心筋梗塞発症後11日目の心電図である．STの上昇度は正常範囲内に回復し，aV_L，V_1〜V_5 のTは陰性化し，とくに V_2〜V_4 の陰性Tは−5.0 mm以上に深く，左右対称性で谷が尖った，いわゆる冠性Tを描いている．また，V_1〜V_3 はQS型で，V_3 ではQSの起始部がスラーを呈し，V_4 のR波も痕跡程度となっており，典型的な前壁中隔梗塞の波形である．

　なお，aV_L のqは幅も電位も小さく陰性Tを伴ってはいるが，QRS振幅が小さいので，aV_L の所見だけではあながち異常と判断するわけにいかない．ただ図IX-1の aV_L 所見と比較すると，新たなQ波と陰性T波の出現であるから，上位側壁にも梗塞が及んでいるように考えられるが，その場合はⅠ誘導にも梗塞像が現れてしかるべきである．本例は左回旋枝に異常がみられないことからも，aV_L の所見は前壁中隔梗塞のベクトル変化を aV_L がとらえただけと判断するのが妥当であろう．

　なお，図IX-1の心電図は心筋梗塞の超急性期にかぎらず，異型狭心症の発作時でもみられる波形である．つまり，心室筋が壊死に陥らない段階では，成因が違っていても心室筋の病態生理学的情況は同じだからである．教科書では血清酵素の動きで両者が鑑別できるとしているが，心筋虚血状態が持続すると元来は一過性で治まるはずの狭心症でも，心筋梗塞へ向かって直進する．

　臨床の場に立っては，緊急時に両者の鑑別どころではない．一刻を争ってしかるべき対応を必要とする．

2 V_2〜V_4 の ST 上昇・T 増高（2）

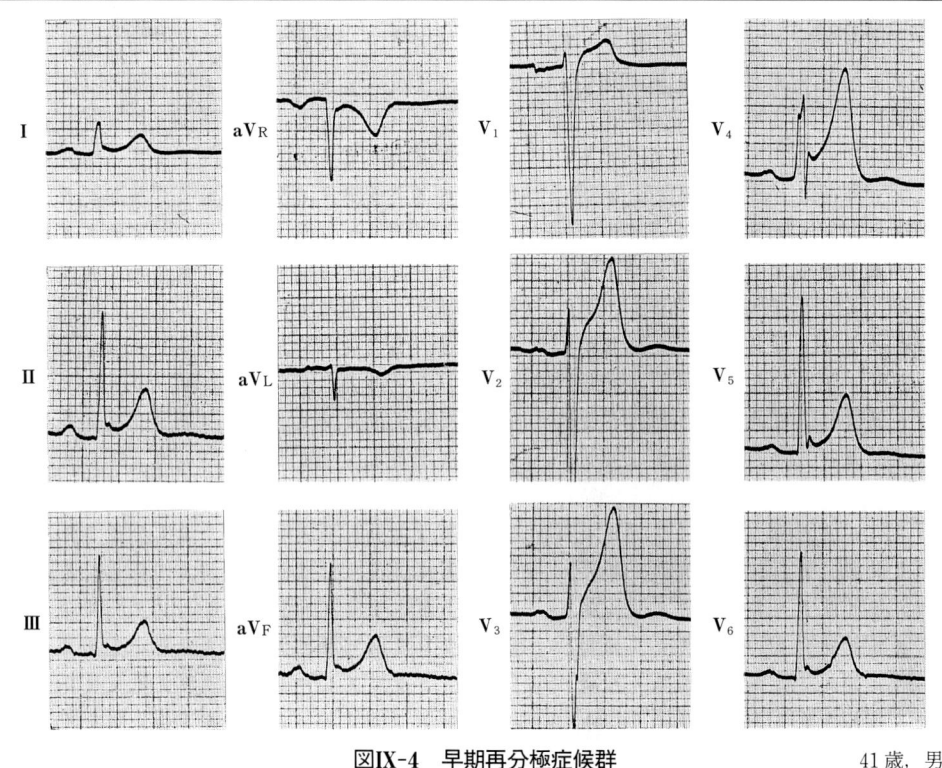

図IX-4　早期再分極症候群　　41歳，男

異常所見

aVR と aVL を除く誘導で ST が上昇し，V_4 では 3 mm に達している．その逆像としての aVR の ST は下降している．また V_2〜V_4 では T 波の増高が目立ち，V_3，V_4 では 14.5 mm に達している．心筋梗塞の超急性期にみる ST・T 変化に似ているが，一方で I〜III 誘導ともに ST 上昇を示す態度は心膜炎に似ている．

II，III，V_4〜V_6 では QRS にノッチを形成し，早期再分極症候群のパターンである．

臨床情報

集団検診で記録された心電図で，被検者はとくに自覚症状なく，心電図以外に異常と判定される成績は得られていない．

コメント

左胸壁誘導にみられた早期再分極症候群である．心筋梗塞の超急性期における ST・T 変化とみない理由は，QRS のノッチにある．QRS のノッチ形成は良性の ST 上昇に特徴的な所見で，もしこの所見があれば心筋梗塞は否定的となる．

ところで本例は I〜III 誘導ともに ST が上昇しているが，これは心外膜下筋層を広範囲に侵す心膜炎の ST 上昇の態度にそっくりである．ただし心膜炎の場合は，主たる変化は ST にあるのであって，著しく高い T 波が出現することはない．

本例が I〜III 誘導ともに ST 上昇を示す理由は，下壁誘導でも早期再分極状態がみられたところにある．これは，II，III の QRS ノッチ形成，aVF の QRS 終末部にスラーがあることから推測は可能である．

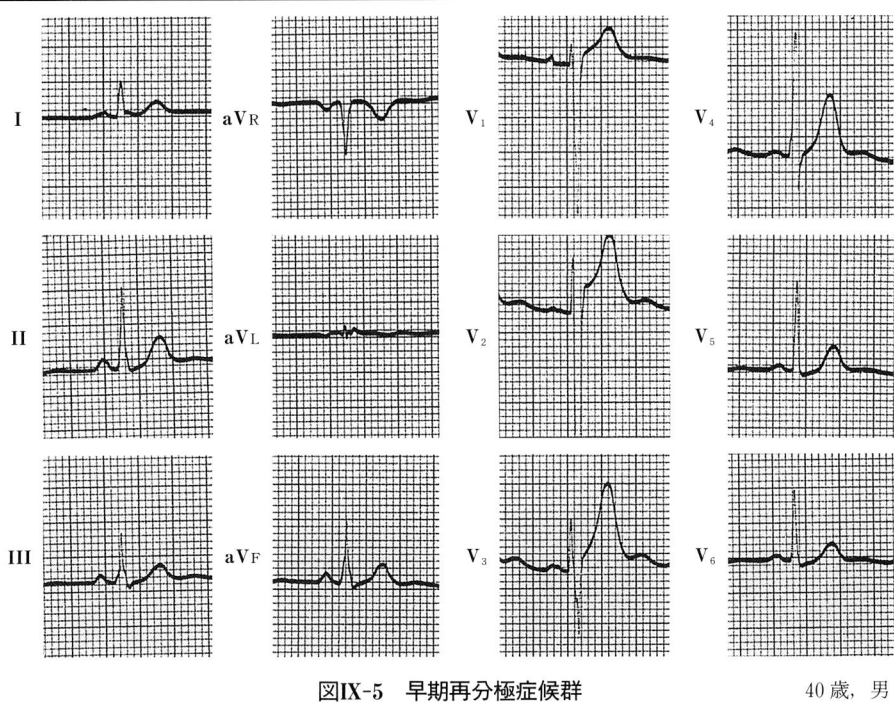

3 $V_1 \sim V_3$ の ST 上昇・T 増高

図IX-5　早期再分極症候群　　　40歳，男

異常所見

　$V_1 \sim V_3$ の ST 上昇・T 増高が目立つ心電図で，ST 上昇は V_2 で 4 mm 弱，T 電位は V_3 で 12 mm 強に及んでいる．まさに心筋梗塞の超急性期における ST・T 変化に酷似しているが，それにしては対側の誘導（II，III，aVF）に逆像としての ST 下降が示されていない点が腑に落ちない．
　V_4 では QRS が δ 様の波形で始まっているが，P 波終了点と QRS 起始部との間は基線上を這っており，これを δ 波とする根拠に乏しい．もちろん V_5，V_6 のわずかな ST・J 下降は正常範囲内の所見である．

臨床情報

　人間ドックの症例で，心臓に関するなんらの自覚的・他覚的所見はない．

コメント

　健康そのものでありながら ST 上昇（通常は＜ 4 mm）・T 増高（通常は＞ 10 mm）を示し，ST・T 変化の病的背景が見当たらない場合，これを早期再分極症候群と便宜上呼んでいる．このものの最大の特徴は，無自覚で何年もの長期間，同一波形が続くところにある．
　本例は右胸壁誘導にみられた早期再分極症候群であるが，このとき，上昇した ST・J 点から ST 部が急峻に基線に向かい，基線へ戻りきらないうちに陽性 T へ移行するパターンをとることがある．つまり右脚ブロックに紛らわしい波形が出現することもある（第VII章　図VII-1，4，6）．
　しかし非特異的 ST・T 変化も，冠動脈疾患のリスクの一つとされている．

4 II，III，aVF の ST 上昇

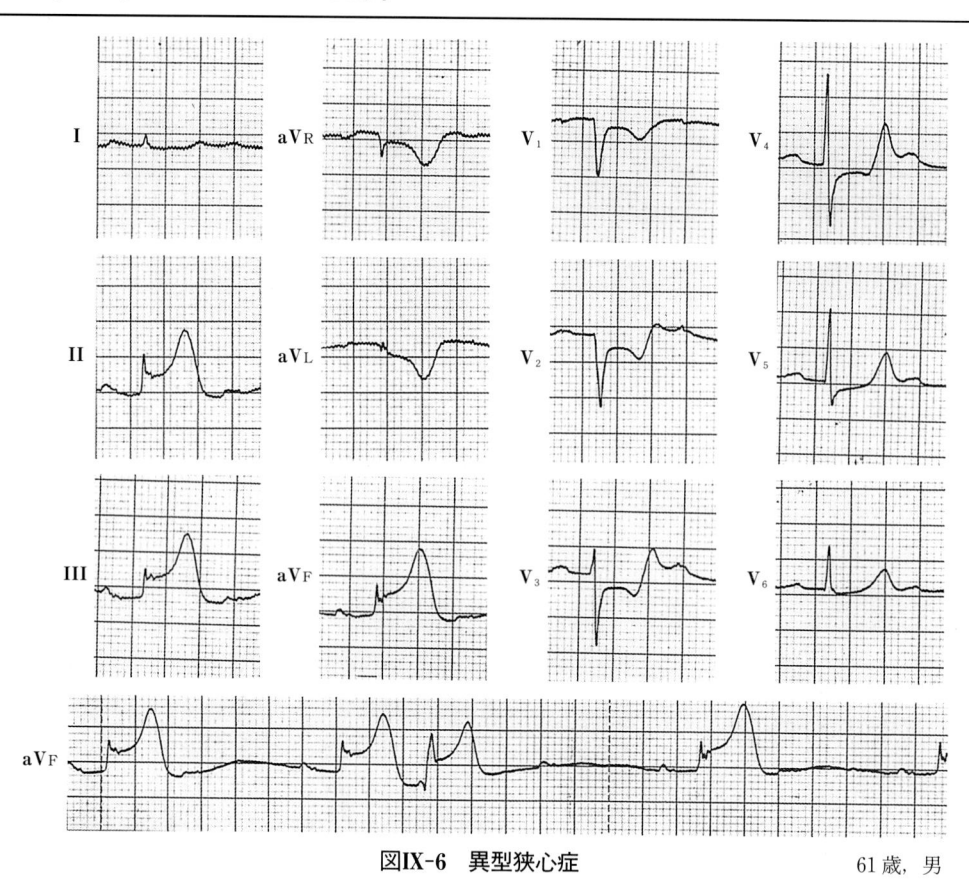

図IX-6　異型狭心症　　　　　　61歳，男

異常所見

　II，III，aVF の著しい ST 上昇と V_1〜V_5 の ST 下降，aVL の陰性Tが目立った異常所見である．なおTの終了後に丘状波形がみられ，V_4〜V_6 ではU波と誤られやすいが，これは心室興奮を伴わなかったP波である．このPと QRS との関係を aVF でみると，期外収縮がじゃましているものの，基本的には 2：1 房室ブロックであることがわかる．

　ところで，胸壁誘導と下壁誘導に，片や ST 上昇，片や ST 下降という相反する ST 変化がみられたとき，支配的な所見は ST 上昇にあり，ST 下降はその対側変化と考えるのが普通である．となると本心電図のワンヒントゲームの答は，下壁における心筋梗塞の超急性期か，異型狭心症かのいずれかである．

臨床情報

　5年前にIII誘導の QS と aVF のq波を指摘されたが，当時は狭心症を思わせる自覚症状をまったく経験していなかった．2年前に胸部不快感を初めて覚え，その後，年に数回のわりで胸痛発作を繰り返すようになった．発作は午前3〜5時に起こるが，日中労作時には起こらない．いままでは硝酸イソソルビドの舌下適用で効果があったが，今回は発作が治まらないということで紹介されてきた．来院時には発作が治まっており，心電図は図IX-7と大差なかった．

第IX章 ST変化 131

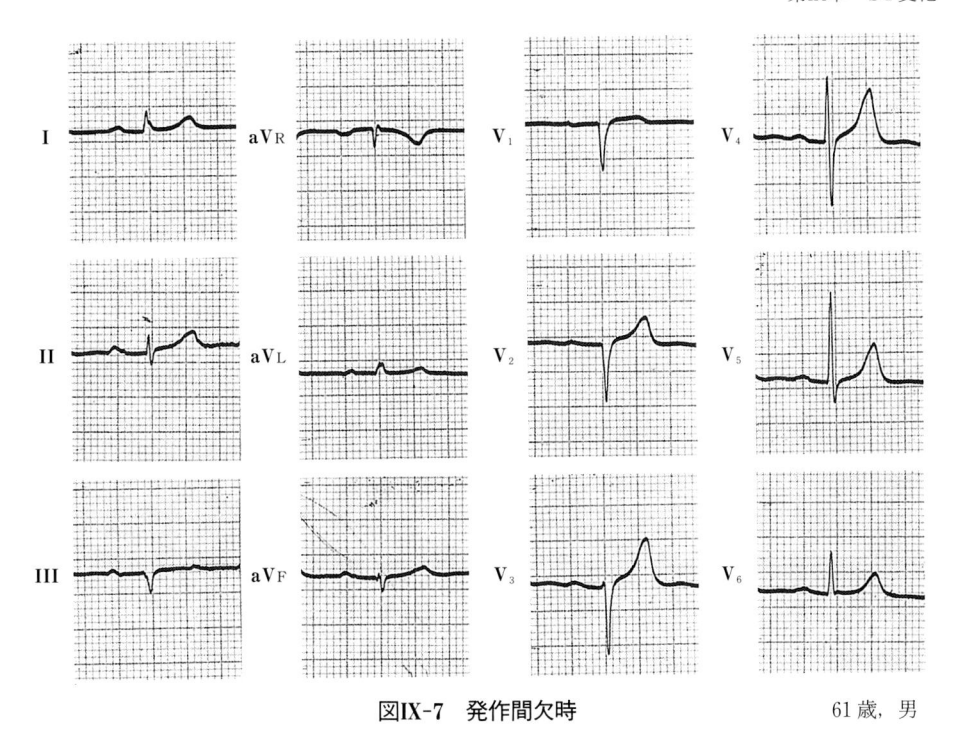

図IX-7 発作間欠時　　　　　　　　　　　　　　61歳, 男

コメント

　本心電図は冠動脈造影時に狭心症を起こした際の記録で，右冠動脈 seg. 3 が完全閉塞状態であったが，硫酸アトロピン静注と硝酸イソソルビド冠動脈内注入でスパスムは消失した．このとき，冠動脈に器質的狭窄がないことを確認している．

　図IX-7 は同一例の非発作時心電図である．IIIがQSで下降脚にスラーを描き，aVF は qrS であるが，aVR が終末Rで終わっているので，下壁梗塞は否定的である．また V₁, V₂ が QS で V₃ の R は小さく，いわゆる poor R wave progression であるが，冠動脈造影や左室造影検査では心筋梗塞の所見はない．

　なお，肢誘導は低電位差を呈するが，胸壁誘導の電位は十分あるので，電気軸が前額面で垂直に近づいただけの所見と考える．

　また，PQ時間はやや長目であるが，狭心症発作時の PQ 時間 0.22 秒よりは短い．本例は狭心症発作時に 2：1 房室ブロックを呈したが，心筋梗塞や異型狭心症で下壁に病変が起こった場合は，しばしば房室ブロックを伴うものである．これは，房室結節の血流は 8 割の症例が右冠動脈から供給されていることに関係があるが，その直接成因は房室結節の虚血によるもののほか，房室結節周辺の虚血心筋からKが放出されるため房室伝導が抑制されるとも解釈されている．いずれにせよ，この際の房室ブロックは一過性のことが多い．

　ところで，ST 上昇に対する対側誘導での ST 下降については，ST 上昇の鏡像であるという意見がある一方で，心筋虚血の反映とする考え方もあり，長い間，論争されてきた．実際にはいずれの場合もあるらしい．たとえば左右の両冠動脈に病変があるときは，片方の冠動脈閉塞で副血行路を介した他方への血流が減ることもあり，片方の冠動脈閉塞という緊急事態で亢進した交感神経緊張が他領域の心筋に酸素需要の増大をもたらしたり，心拍出量の急激な減少が心室拡張終期圧を増して対側の心内膜下心筋層の血流を減らす原因ともなろう．ただ本例に関しては，冠動脈に器質的病変がなかったことから，鏡像による ST 下降と考えられる．

5 I，II，aVF，V_2〜V_6 の ST 下降

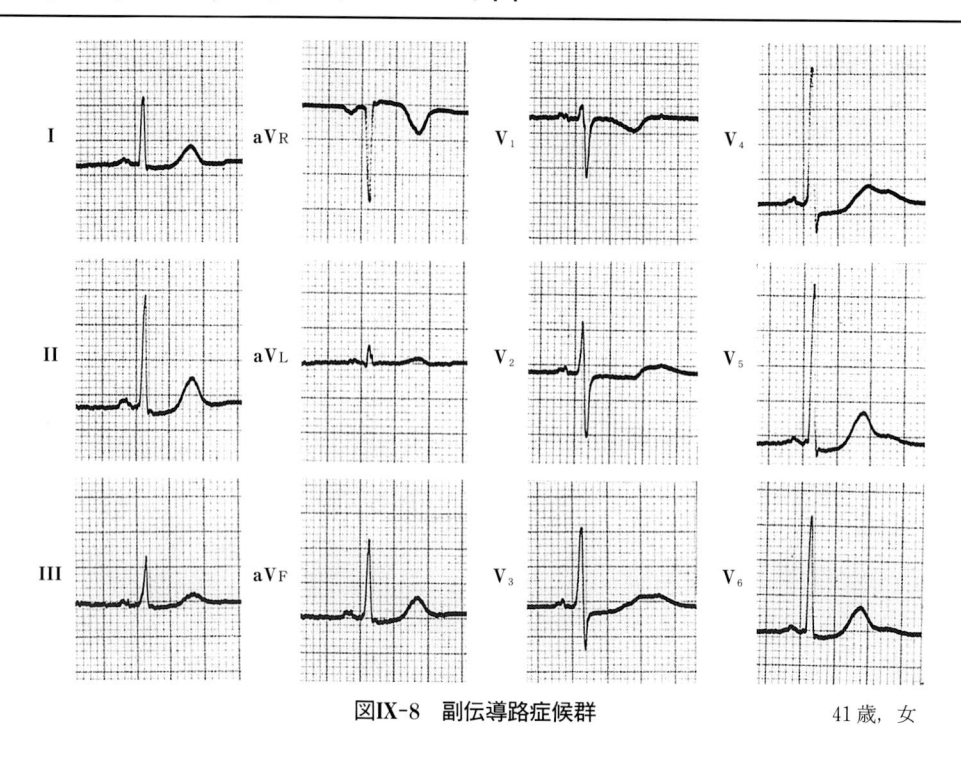

図IX-8　副伝導路症候群　　　　　41歳，女

異常所見

I，II，aVF，V_2〜V_6 で ST 下降がみられ，J 型ではあるが V_4 では 1.5 mm に達している．また V_2，V_3 では QT 延長のようにみえるが，V_4，V_5 の所見で明らかなように，これは U 波が重なっただけの話である．

ところでさらにこまかくみると，II，aVF，V_4〜V_6 では QRS 起始部に δ 波がある．となると，ST 下降では早期心室興奮による二次的変化の可能性が出てくる．

臨床情報

この心電図は第 II 章 ③ 26 頁に示した心電図と同一例で，6 年後の記録である．つまり，6 年前の冠動脈造影検査では異常所見がなかった症例で，現時点でも冠動脈疾患のリスクは何ももっておらず，生理も順調である．

コメント

中年以降の女性で，安静時心電図に心筋虚血に似た ST・T 変化を示す症例はまれならず見受けるものである．しかし，その多くは ST 下降度が 1.0 mm 未満であり，本例のように 1.5 mm も ST が下がっているとなると，一概に見逃すわけにもいかない．ただし本例は副伝導路症候群であるので，この著しい ST 下降は二次的変化の可能性が濃厚である．

つまり，この非典型的な δ 波に気づくか，あるいはこれを見逃すかで，ST 下降の臨床的意味づけは変わってくる．

本例は 6 年前の冠動脈造影検査で異常がなく，しかも冠動脈疾患のリスクをもっていないところから，あらためて精密検査には踏み切らなかったが，もしこれが初診患者で，狭心症を思わせる症

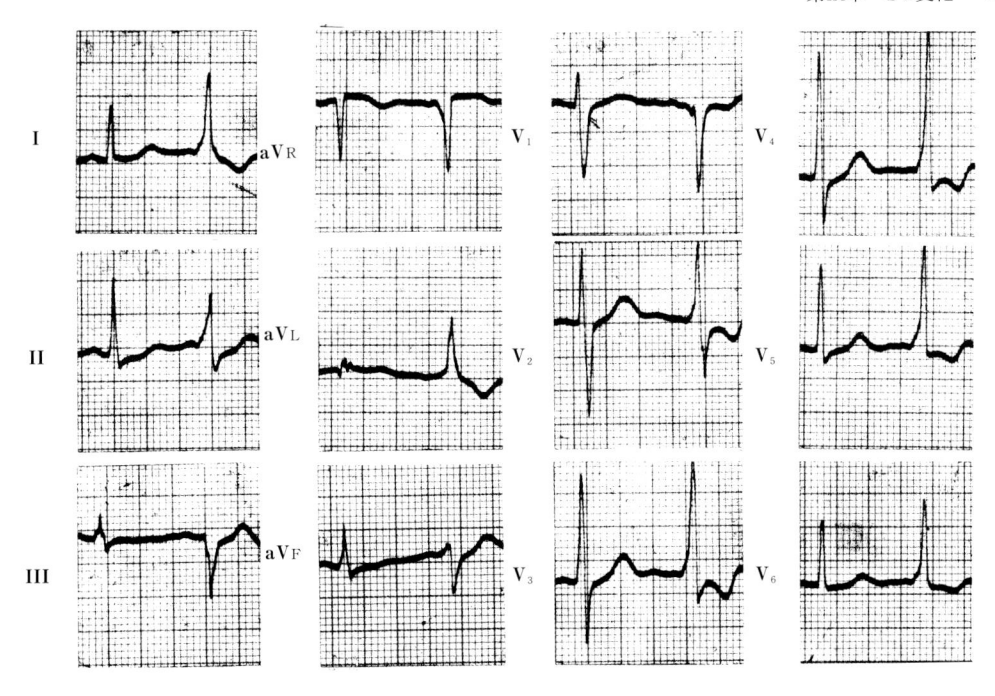

図IX-9　間欠性 WPW 型　　32歳, 女

状を訴えていた場合には，臨床医はその診断決定に悩むことであろう．ところが，これをエレガントに解明できる症例もある．

図IX-9は上室性頻拍発作を繰り返す WPW 症候群の症例で，WPW 型波形の時期は ST・T 下降を伴い，頻拍発作時には左乳下部に圧迫感を伴う痛みを覚えるところから，狭心症として治療を受けていた患者である．生理は順調であり，冠動脈疾患のリスクはまったくもっていない．

この心電図は本例の自然経過中に記録されたもので，同一誘導中に正規の房室伝達による波形（左側）と副伝導路を介した波形（右側）とが記録されている．これによると，WPW 型波形では明らかな ST・T 異常を呈しているのに，正規伝導波形では，正常範囲内の ST・T 変化がII，aV_F，V_4〜V_6 にみられるだけである．

ところで 1 心拍ごとに心筋虚血が増悪したり改善したりすることは，病態生理学的にはありえないという常識から，V_2〜V_6 の右側の波形，つまり PQ 短縮・QRS 延長を示した波形の ST 変化は，心筋虚血によるものではなく，あくまでも QRS の幅が広くなったというだけの理由で起こった二次的 ST 変化とみなすことができる．

要するに，副伝導路を介した心室興奮波形の ST・T 変化を早期心室興奮に付随した二次的変化と判定するには，正規伝導波形をキャッチするのがコツである．このためには第IV章①57頁に示した方法もあるし，Holter 心電図による手段もあろう．しかしそうはいっても，副伝導路が退縮過程にない若年者や，不応期が短い副伝導路系の持ち主では，期待どおりにことは運ばない．

ここは臨床医の運・不運にかかわる問題かもしれない．

6 V₅, V₆ の ST 下降

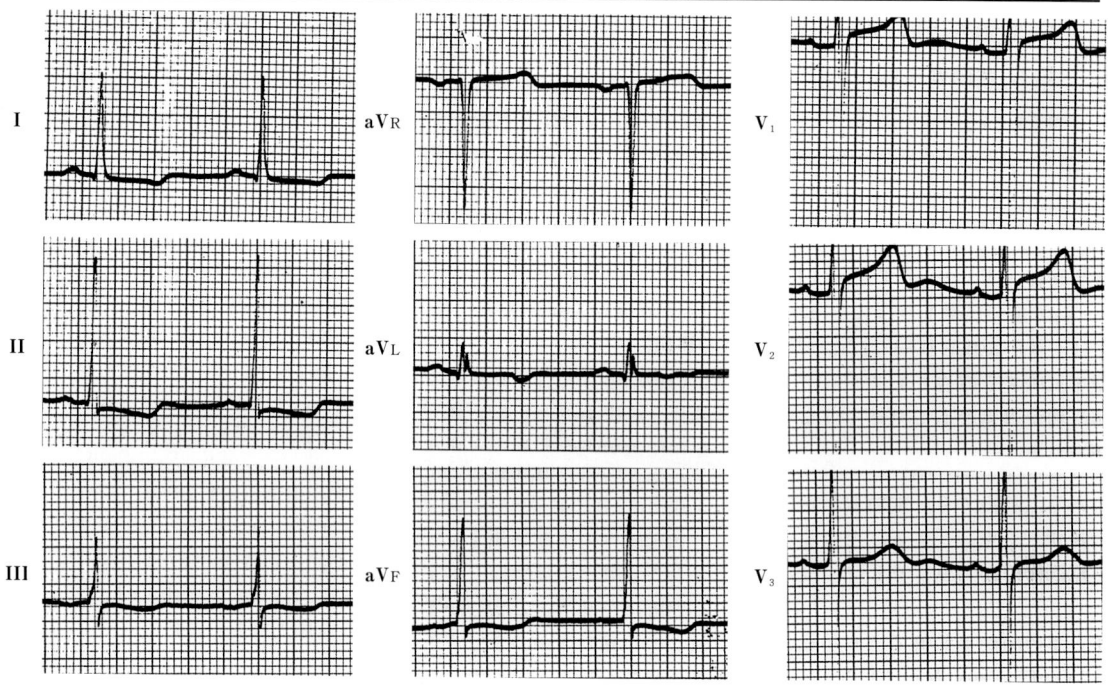

図IX-10 神経循環無力症

異常所見

ST・T の異常が V₅, V₆ で目立つ．いずれも ST 部は下降した J 点から緩やかに下降を示し，その後，急激に陽性 T へ移行している．これは典型的な虚血型の ST・T 異常である．そのほか，I ～ III, aVF にも ST・T 変化がみられるが，これらの誘導では陽性 T が不明瞭であり，いわゆるストレイン型に似ている．aVL の左端の波形は陰性 T であるが，QRS 振幅は小さいし，－1.0 mm ぎりぎりの浅い陰性 T であるので，積極的に異常としてとりあげる所見ではない．

臨床情報

集団検診で心電図異常をチェックされたが，本人は何の自覚症状も訴えておらず，生理も順調である．ただ血圧はふだんから高めで，検診時は 162/88 mmHg であった．来院時の検査では冠動脈疾患のリスクはない．肥満度は＋6％，BMI は 23 である．

コメント

V₅ の R 電位は 2.6 mV ぎりぎりであるが，II 誘導右端の R 電位も 2.0 mV とやや高い．元来，女性では左胸壁誘導の R 電位が男性に比べて低く，とくに肥満体でそうである．本例は肥満体ではないが，電位基準で左室肥大の偽陽性を呈する確率は男性に比べて少ないものである．もし仮に R 電位増高が左室肥大とみなすと，V₅, V₆ の ST・T 所見をストレイン型と判断してはいけないかという問題が生ずる．

しかしストレイン型の基本波形は，T が陰性になるために ST 部も T の下降脚の影響で引き下げられるというものであって，陰性 T が浅ければ ST の引き下げられる程度は軽いはずである．本例の V₅, V₆ にみる ST・T 異常は，ST 部がゆっくり下がってきて陰性 T の谷に達したあと，急速

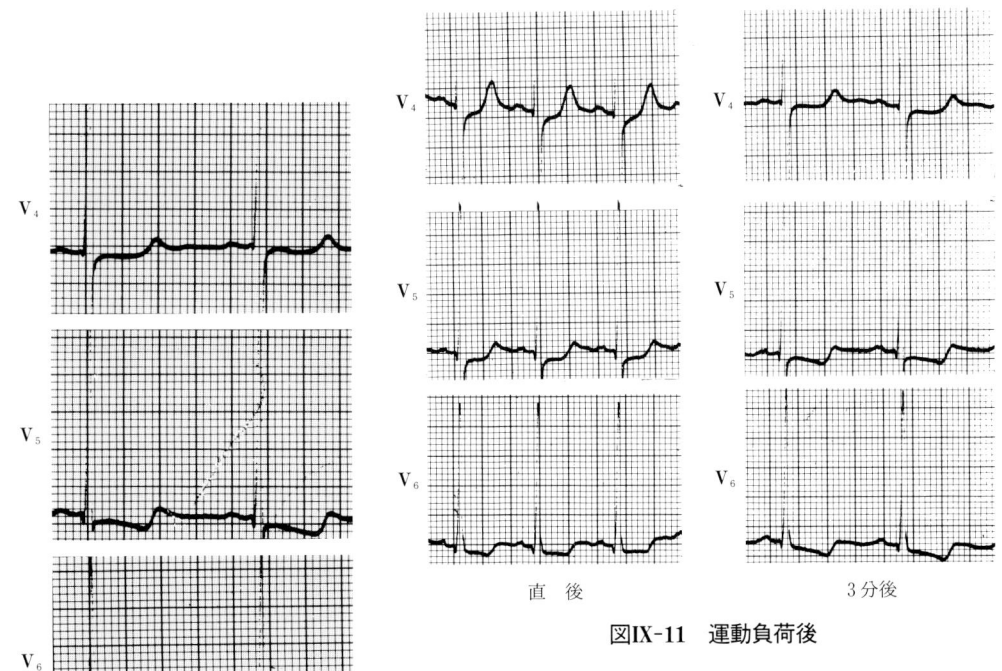

38歳, 女

図IX-11　運動負荷後

に基線に向けて復帰するという点ではストレイン型に似ているが, Tは完全な陰性ではなく, Tの上行脚は基線を超えて陽性相を描いている. またTの陰性相が浅いわりには ST・J 点の下降度が 1.0 mm と大きいので, どちらかというと虚血型とみるのが妥当であろう. ただし実際には, 左室肥大だけでも陽性相の電位が低い干型T波を描くことがあるので, きわどい波形の場合は, 波形の特徴だけで臨床的背景を決めつけるわけにはいかない.

ところで本例に Master double 負荷を行ったところ, V_4 では 2.0 mm の J 下降, V_5 では 2.0 mm 弱の I 下降を示したが, 3 分後には負荷前の状態に戻っている. 安静時心電図の ST がすでに下降している場合は, 運動負荷後さらに 1.0 mm 以上の下降がないと負荷陽性とは判定できないものである. また, 3 分後にはほぼ安静時の所見に戻っていることや, V_6 で負荷直後の QRS 振幅が減少していることから, 本例の運動負荷試験は陰性と判定される.

もちろん運動負荷試験が陰性だからといって冠動脈性心臓病を否定するわけにもいかないが, 偽陰性は女性に少ないことや, 本例が健康者集団のなかからチェックされたこと, 心電図以外に心筋虚血と関連する臨床所見がまったくなく, しかも無自覚である点などから, 総合的に判断して, 非特異的 ST・T 変化と考えた. なお本例は UCG 上も異常はなく, プロプラノロールで血圧は正常化したが心電図所見は不変のままであった. その後, ニカルジピンに変更したところ, ST・T は正常化し, 同時に増高していた R 電位も改善した.

この種の非特異的 ST・T 変化は, 地域集団検診で, とくに中年以降の女性に少なからずみられるものである. 一般に, 中年女性の心電図ほど悩まされるものはない. T波の平低化, V_1〜$V_{3〜4}$ の陰性T, 局在性陰性T, そしてここに示した偽虚血波形と, 正常範囲の所見を超える波形が高頻度に示されるのが中年女性の特徴でもある.

ST 下降が下り坂で陽性Tへ移行する波形は心筋虚血の特徴的パターンであるが, ST 下降が 1.0 mm に満たない場合は病的意義はないとする意見もある. しかし正常範囲と病的波形との間にはオーバーラップがあり, 臨床医としては軽度の ST 下降も気になるものである.

【虚血型心電図の検討】

ここでいう虚血型心電図とは，安静時記録でSTが下降し（水平あるいは下り坂），陽性T波に移行する波形である．

ところで，明らかな心臓病をもっていないのに，この種のST・T異常を示す症例があることは，古くから臨床界で注目されてきた．元来，心電図波形は心内膜下筋層と心外膜下筋層の膜電位差によって大綱が決まると考えられており，とくにST・T部の所見は，両者の再分極過程を反映したものである．

そして生理学的には，早期に興奮した心筋の再分極時間は，遅れて興奮した心筋のそれより長いという特徴をもっているが，自律神経系や体液系の変化，mechano-electric feed back などの影響が加わると，心筋に器質的病変がなくてもST・T波形は変化する．

言い換えれば，心筋虚血時にみられる特徴的ST・T波形の成因は多因子的で，真の心筋虚血でない場合にも示されるということである．事実，感情の高ぶり，過呼吸，立位時，神経循環無力症，hyperkinetic heart syndrome で偽虚血心電図波形が生ずることは，古くから知られている．

さて問題は，この種の波形を集団検診の場で扱ったときに起こる．というのは，高血圧重症度分類，日本循環器管理研究協会分類，老人保健法分類すべてが，ST・T異常を心筋虚血に準じて扱っているからである．そして実際に群馬県の地域集検では，40～69歳を一括すると，男性で1.7％，女性で4.3％にこの種の波形がみられる．元来，冠動脈性心臓病は女性より男性に圧倒的に多いはずなのに，心電図所見の頻度がまったくその逆となっていること（図IX-12）は，この種の所見が真の心筋虚血を反映したものでないという証しの一つになろう．

ここでごく大ざっぱにみると，虚血型ST・T所見の頻度に対しては，加齢と血圧が正の関連をもっているようにみえるが，加齢よりは血圧との関連のほうが大きい．図IX-13は女性についてこ

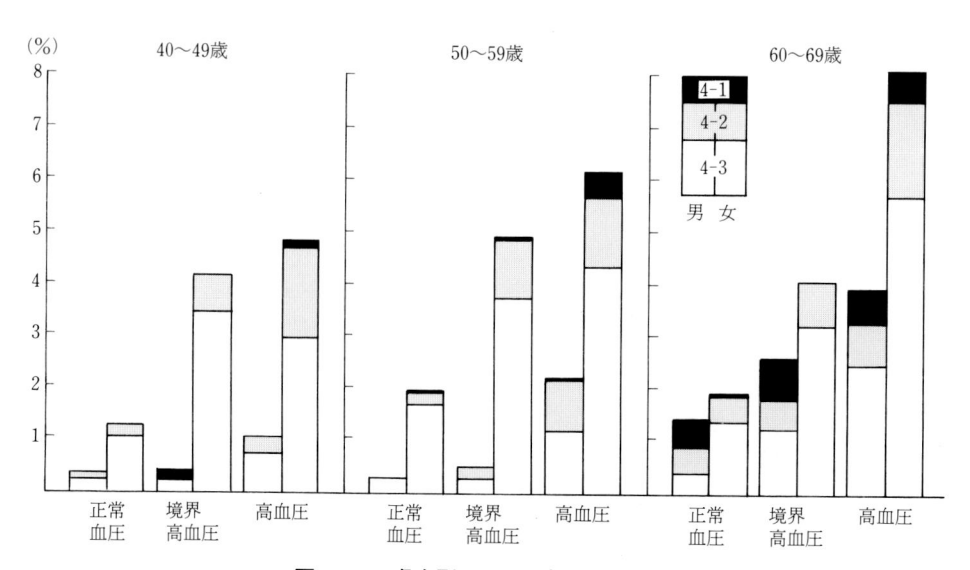

図IX-12　虚血型 ST・T 変化出現頻度

の関連を示したものであるが，血圧との相関は各年齢層とも有意性が認められる反面，年齢との相関は高血圧群だけにしか有意性が示されていない．

ところで臨床医としての感触によると，この種の波形は中年以降の神経質な女性に多く，しかも血圧は境界値ないし動揺性高血圧を呈する場合が多いという印象である．一方，これを疫学の立場からみると，都市地区の職域集団に比べ，地域集団とくに郡部の集団に多いことが注目されている．しかもその大多数は女性である．

なぜ女性に多くみられるのかについては，女性ホルモンの構造がジギタリスのそれに似ているところから，心電図波形に対するジギタリス効果と同じ機序で起こるという考え方がある．しかし，女性ホルモンとジギタリスのゲニン構造は二次元で表せば酷似しているが，ラクトン環の結合は，前者が trans-trans-trans であるのに，後者では cis-trans-cis である．ただこの点については，ゲニンのラクトン環が体内で容易に分解されることが知られており，前者の結合方式が後者の結合方式に変わる可能性はある．これはジギタリス治療中の男性が女性乳房を合併する事実からも推測される．

しかしこの種の心電図所見が，閉経後の女性にも，また男性にもみられることは，女性ホルモン以外の因子が関与しているものと考えられる．

一見して健康にみえる被検者に，この種のST・T異常が少なからずチェックされる点を初めて指摘したのは東京大学第四内科のグループで，日本における循環器検診のはしりとして実施された白州地区の集団検診で，地域集団にはこの種の心電図波形を呈する者が多いことが注目された．

この点を群馬県の資料について分析してみると，この非特異的ST・T変化は男性の場合も60歳代に至ると高率となり，しかも男女ともにその頻度には地域差があるという結果が得られている．ところでST下降が4-1にランクされる者の頻度は女性より男性に高率であるので，このものをあながち非特異的変化と決めつけるわけにもいかない．そこで4-2と4-3を示す50〜69歳女性を一括して検討した．

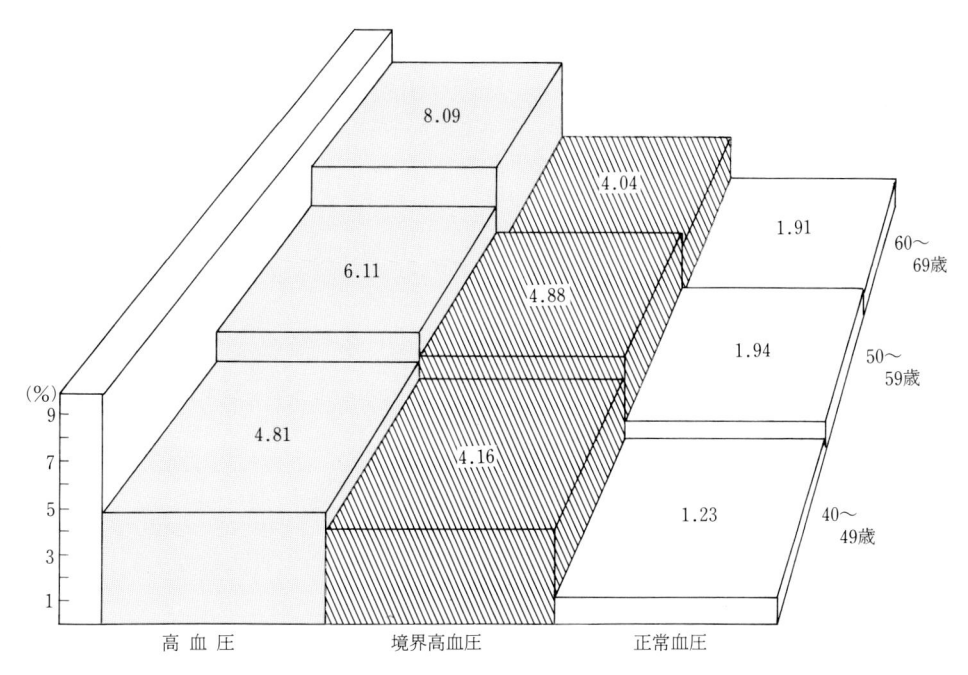

図IX-13 虚血型 ST・T 変化出現頻度（女）

さて，群馬県下16地区について，虚血型ST変化の出現頻度と地区特性との関連をみると，身長の低い地域，高血圧の多い地域，食塩摂取の多い地域にこの種の心電図波形が高率に現れている（図IX-14）。当県では食塩に関する因子得点と身長とが逆相関を示しているので，この心電図異常の背景は食塩摂取と関連しているのではなかろうかと推測している。

ところで近年，同じ群馬県内にありながら，虚血型心電図の頻度は減りつつある。また同時に集団の血圧平均値，高血圧出現頻度も漸減しつつあり，心拍数平均値も漸減している。血圧平均値の減少は，全国平均でも，名地域でもみられるが，高血圧頻度が低い北海道2地区ならびに大都市の職域集団は別で低率安定の状態にある。この現象はもちろん降圧剤治療の普及によるところが大きいが，それだけで説明しつくすわけにいかない。当県ではこれと同期して，動物性蛋白質やカルシウムの摂取が増加し，集団の血清アルブミン平均値も漸増している。

さてそこで，高血圧症の遺伝素因を有する者に食塩を負荷すると，現在のところは正常血圧である場合も交感神経緊張が亢進することが知られており，カルシウム投与で中枢神経系のストレスによる反応が抑えられること，さらには含硫アミノ酸を代表とする各種アミノ酸が中枢性 α_2 受容体を刺激することも知られている。

こうしてみると，虚血型ST変化を交感神経緊張と関連づけてもあながち無理な発想ではなかろう。なお，健康女性では運動負荷や寒冷ストレスによるカテコールアミン分泌量が男性より著しいこと，安静時の血圧上昇度と女性ホルモンとの間に負の関連がみられることが知られており，これは偽虚血波形が高齢女性に高率にみられる理由の一つかもしれない。

集団検診では心筋虚血と見紛う心電図が少なからず存在する。これらは真の心筋虚血でないと判断されながら，一方でこの種の波形は冠動脈性心臓病の危険因子として注目されている。つまり，非特異的ST・T変化と呼ばれる安静時心電図も，

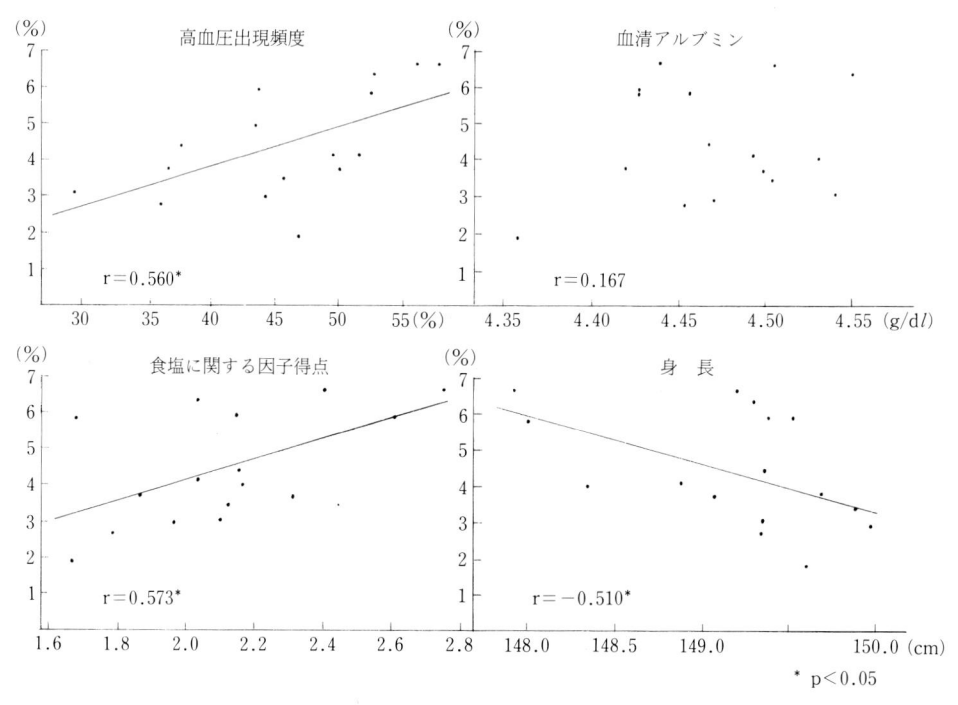

図IX-14　虚血型心電図出現頻度と地区特性（50～69歳女）

* $p<0.05$

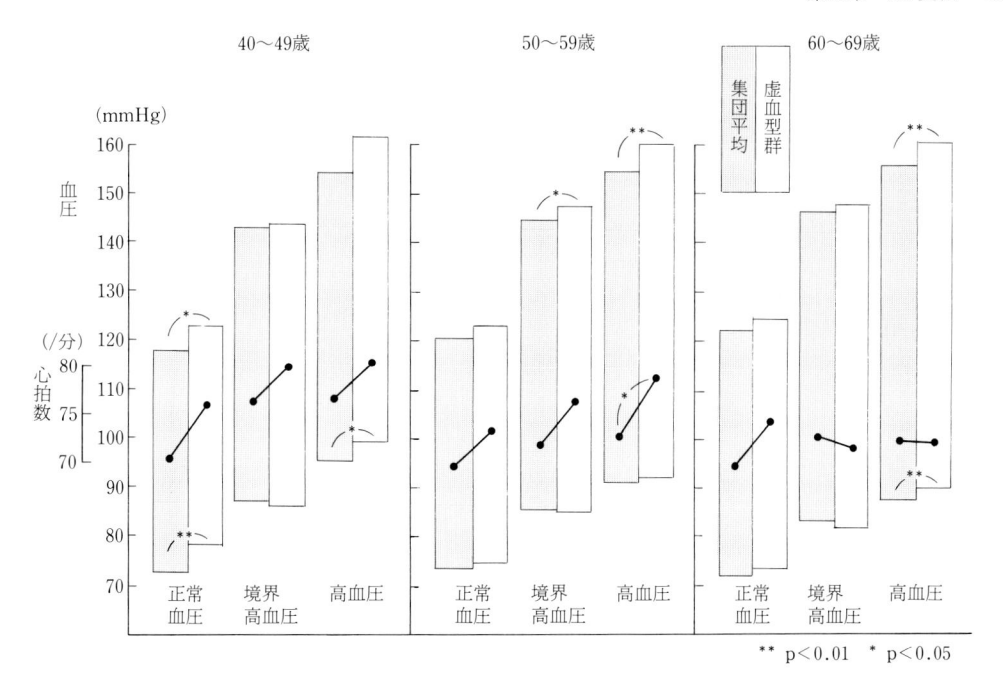

図IX-15　虚血型 ST・T 変化群の特徴（女）

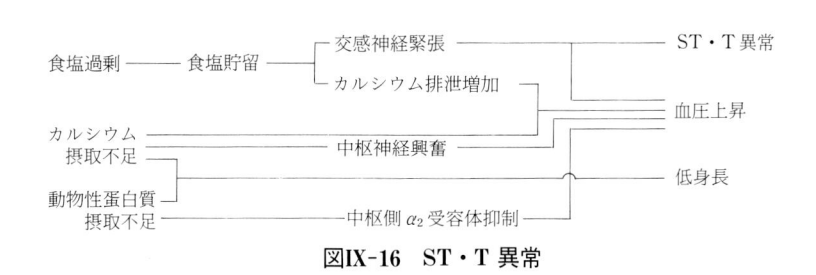

** p<0.01　* p<0.05

図IX-16　ST・T 異常

偽陽性と呼ばれる運動負荷心電図も，冠動脈疾患の側からみるといずれも発症のリスクに挙げられている．この矛盾をいかに説明したらよいであろうか．

ここで虚血型 ST・T 変化群の特徴をみると，全集団平均と比べて，最大血圧・最小血圧ともに高めであり，心拍数も多い傾向がある．また BMI は小であり，その背景には交感神経の緊張亢進が介在しているのではないかという推測が得られた（図IX-15）．元来，A型性格や心拍数増加が冠動脈疾患のリスクとされる背景は，これらが交感神経緊張によるものと解釈されている．つまり，非特異的 ST 変化自体は心筋虚血を反映したものではないが，その背景に潜む交感神経緊張状態が将来の冠動脈疾患発生を促しているという考え方である．

高齢者の心電図

　老人保健法の施行により高齢者の心電図検査が普及した今日，異常所見の続出には誰もが困惑することであろう．とくに，健康的な毎日を過ごしている 85 歳以上の高齢者を，心電図異常所見だけの理由で精密検査へ回すことの合理性については，新たな問題も生じてくる．

　ところで，心電図異常所見は加齢とともに頻度が高くなるが，一般に，PQ 延長，左軸偏位，完全右脚ブロック，洞徐脈をはじめ，0.1 mV に満たない ST 下り坂下降，0.5 mV 未満の陰性 T 所見などは，これらが単独で現れても，高齢者にとっては心臓病と無関係なことが多い．

　ただし，明らかな心臓病のない場合でも，左側 R 電位増加，完全左脚ブロック，2 度 II 型房室ブロック，Q 波，非特異的 ST・T 変化は高齢者の長期予後に悪影響を及ぼすという不都合な調査成績が知られてはいる．

　基礎に心臓病がない場合の心房細動については，かつては老人の白髪と同じ意義として軽視されていたが，長期的にみると脳血管事故を起こしやすいことが明らかにされているし，高齢者では潜在性甲状腺機能亢進症の唯一の臨床徴候である場合がある．これに対し，心房粗動は器質的心臓病に関連していることが多い．

　期外収縮に関しては，上室性のものは頻発しても，これが非持続性の上室頻拍であっても予後に影響はない．ただし，心房細動へ移行する症例が時には見られる．

　これに対し心室性期外収縮の意義については議論の多い問題であるが，高齢者の場合は，それが頻発しても（たとえば 2 分間心電図記録で 10 個以上），複雑な出現であっても，それ自体は予後に影響しないという点が成人の場合と違っている．また，運動後に出現する心室性期外収縮が頻発したり反復したりしても，基礎に心臓病をかかえていない高齢者の場合は気にしないでよいと報告されている．要は，期外収縮自体でなく，それを取り巻く諸条件に問題があるということである．

　ということは，期外収縮の臨床的意義を判断する最初の検査は UCG であり，Holter を優先するべきではないことを示唆している．

第X章　T変化

心電図変化のなかでもっとも頻度が高いのはT波の変化である．このなかでT電位増高は圧倒的に男性に多く，T電位減少は女性のほうがはるかに多い．しかも，そのほとんどが健康者である一方で，心電図のT波異常が唯一の診断の手がかりである場合もあり，これほど非特異的な波形変化はない．もちろん異常T波のほかに，正常範囲内のT変化もあり，これらのT変化のなかから臨床的意義をもつ症例だけを選び出すことは必ずしも容易でない．

異常Tの背景を表X-1にまとめたが，とくに平低Tないし－5 mm 未満の陰性Tの臨床的意義判定に当たっては，年齢，性別の情報が必須である．そして健康者であっても，若年性T変化，局在性T陰性症候群と呼ばれる陰性T群が知られているし，過呼吸症候群，神経循環無力症をはじめ，運動家でも陰性Tを呈することが少なくない．

ところで下壁誘導の陰性Tについては，本邦では厳しく判定する者が多い傾向がある．もちろん電気軸が左へ偏位しⅢとaVFのQRSが下向きの場合は，Tがともに陰性を示しても異常所見ではないが，垂直位でⅢとaVFのQRSが上向きであるのにTは陰性という場合がある．この際は，aVFの陰性Tは－1 mm 程度であるのにⅢの陰性Tはかなり深く，異常と紛らわしいので留意すること．

心電図波形の判読は他の臨床情報と総合的に行うのが鉄則であるが，とくに病的意義のない症例が多い陰性Tの判読に当たっては留意すべき事項である．そして集団検診での心電図判定を単なる波形分類にとどめず，効率よい判読成績とするコツでもある．

表X-1　異常T

T増高
　QRS幅が広いための二次的変化
　高K血症
　左室容積負荷
　僧帽弁狭窄（僧帽T）
　脳血管疾患急性期
　心筋梗塞の超急性期
　早期再分極症候群
平低T～陰性T
　非特異的で，正常心でも病的心でも起こる
深い陰性T
　心内膜下梗塞
　Adams-Stokes 発作後
　QT延長症候群
　pacemaker T 症候群
　選択的冠動脈造影
　脳血管疾患急性期
　心筋虚血
　心手術後
　心尖部肥大型心筋症

一般にT電位の正常範囲は－5 mm～＋12 mm とされている．しかし正常範囲の電位であっても，出現する誘導部位によっては気になるものである．とくに陰性Tが左胸壁誘導に現れた場合は，左室側の病変でなかろうかと疑うのが臨床医の常識である．厳しい判読をする医師は，陰性Tでなくても V_5～V_6 でT波が平低である場合，これを左室側の病的現象として解釈するものである．

ただ，心臓病患者を扱う臨床の場と，主として健康者を扱う集団検診の場とでは，心電図上は同じ程度の軽度T変化でもその意義は異なる．これはBayes定理に基づく現象である．

要するに，同じT波所見を正常範囲とみるか異常所見とみるかは，判読者の腕次第である．

1 $V_1 \sim V_3$ の陰性 T

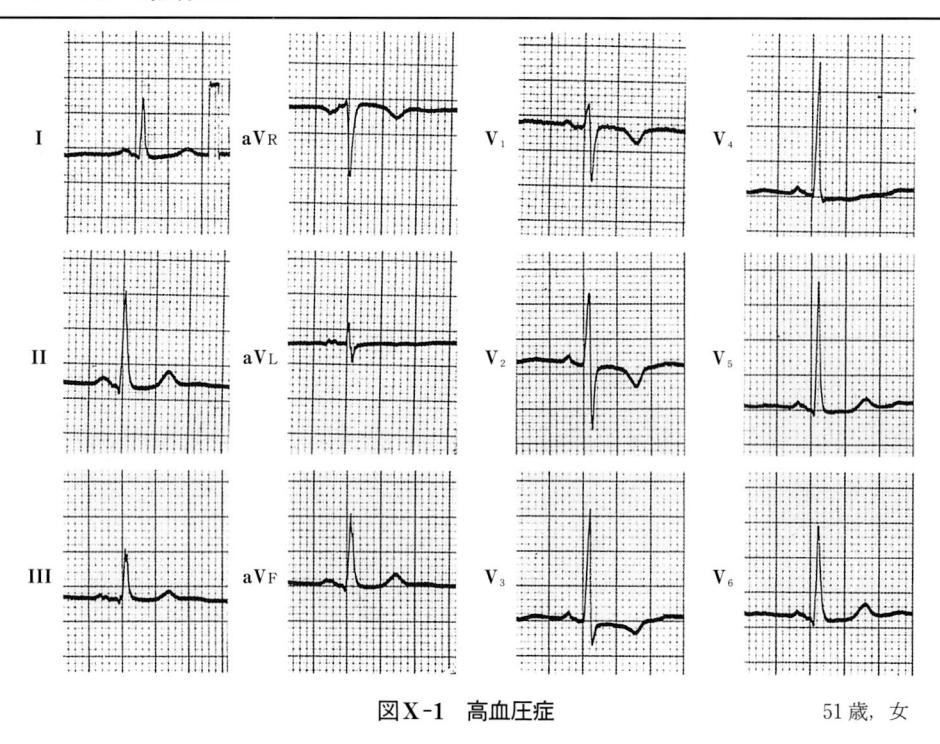

図 X-1　高血圧症　　　　51歳, 女

異常所見

　$V_1 \sim V_3$ の T 波が陰性であり，V_4 では T 波が平低である．T 波の陰性度は 3 mm 未満と比較的浅いが，QRS が上向きの V_3, V_4 まで T 波が異常であるという所見は，正常範囲内の変化として見逃すわけにもいかない．

　いずれにせよ，心筋炎や心筋症を疑ってしかるべき心電図である．

臨床情報

　1 カ月前，車の運転中に 30 分続く前胸部圧迫感を覚えた．近くの病院で入院治療を受けていたが，Master double 負荷で V_3, V_4 の ST 下降がみられるということで転院してきた軽症高血圧で，血清総コレステロール 309 mg/dl，HDL コレステロール 61 mg/dl，中性脂肪 120 mg/dl を呈す．

　UCG には異常なく，念のために行った冠動脈造影も左室造影も異常を示していない．

コメント

　心電図で心筋疾患が疑われても，UCG で異常がみられない場合は定期的に経過をみていけばよい．これを異常なしと断定しきれない理由は，心筋症の病変がごく初期の場合は UCG で異常がつかみにくいであろうという思惑による．

　ところで，I，aV_L，V_5，V_6 では P が二峰を示している．正常 P は必ずしも円滑な丘状波でなく，小さなノッチはしばしばみられる．ただ一般には，正常 P では二つの峰があってもその頂点の間隔は 0.03 秒以下とされているので，本症のように 0.04 秒を示す場合には気になる．実際のところは，健康者でもこの値を超えることは少なくない．いずれにせよ，P 幅が 0.12 秒未満ということで左房肥大と鑑別できる．

2 $V_1 \sim V_4$の陰性T（1）

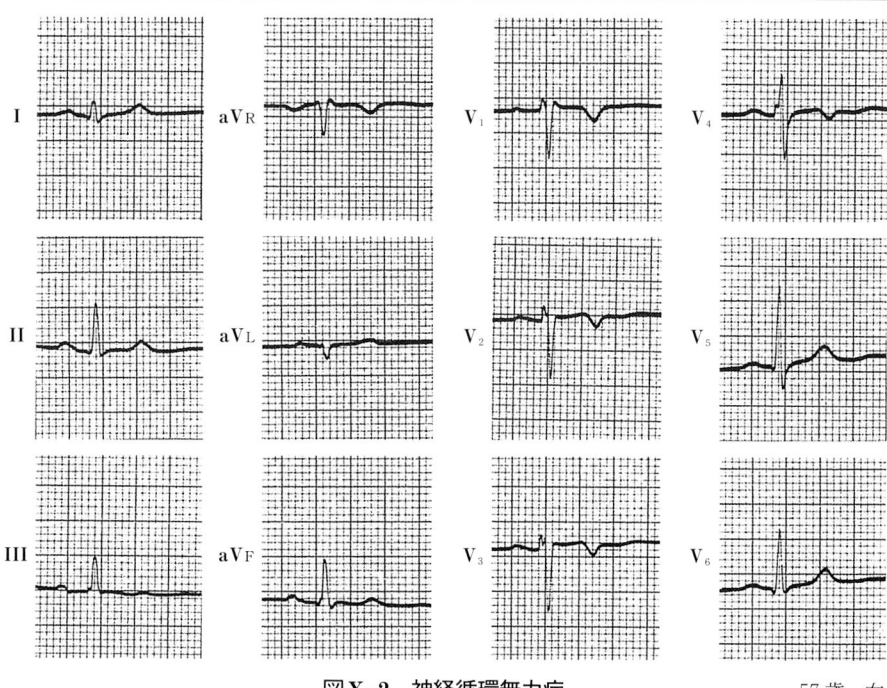

図X-2　神経循環無力症　57歳，女

異常所見

　$V_1 \sim V_4$のT波が陰性であるが，深さは$V_1 \sim V_3$で$-2.0\,mm$程度であり，V_4の陰性Tはさらに浅い．一般には陰性Tの正常限界が$-5.0\,mm$とされており，この程度の浅い陰性Tが$V_1 \sim V_3$にみられても，女性であるから見逃がしてもよい．問題はV_4まで陰性Tが続いている点である．ただV_4のQRSはR＜Sであるので，慣れた目でみると，何の自覚症もなく，通常の診察所見に異常がない場合は不問に付するところである．

　なおV_1のQRSはrSr′型にみえるが，同時記録のV_2，V_3でQRS終了部を検討すると，r′に似た波形の下降脚はST部に相当しており，V_1の波形はJ点が基線より上方へずれているだけの話である．ただ，$V_2 \sim V_4$でRがノッチを示し，V_1のRも鋭さを失っている点は気になる．つまり，心室中隔の固有心筋内における興奮伝導障害を推測させる所見である．

臨床情報

　不整脈，胸部不快感，胸痛という訴えはあるが，労作時でなく安静時に出現する症状であり，狭心症にしては非典型的な訴えで，これを肯定はできないが否定することもできない．冠動脈疾患のリスクとしては血清総コレステロール値が$262\,mg/dl$を示している．

コメント

　冠動脈造影検査を希望して来院した症例である．心電図異常は以前から指摘されており，家族を急性心臓死で失っていることから，白黒つけてほしいという要望である．

　結論的には，運動負荷でV_3，V_4の陰性Tは陽性化し，冠動脈造影検査では異常所見がなかった．

3 $V_1 \sim V_4$ の陰性T（2）

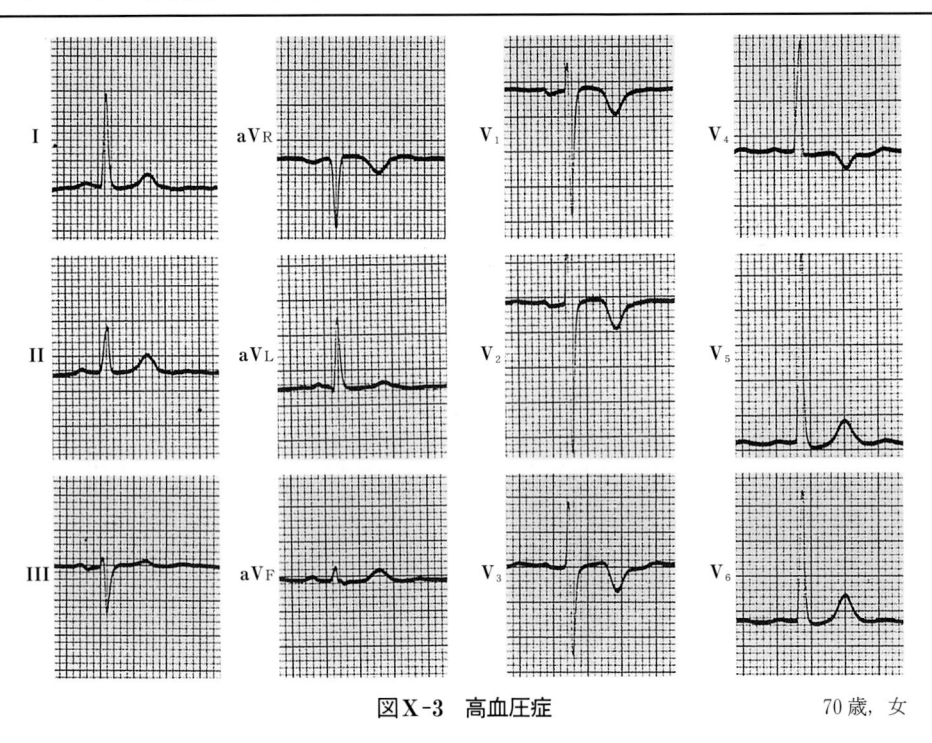

図X-3　高血圧症　　　70歳，女

異常所見

$V_1 \sim V_4$ のT波が陰性である．元来，V_1 と V_2 が陰性T波を示すことはしばしばあり，とくに女性では陰性T波が V_3 へ及んでも，正常範囲内の所見として気にしないでよいものである．しかし V_4 まで陰性T波が描かれたとなると，これを正常範囲と認めるわけにはいかないし，V_2 や V_3 にみられる 3 mm を超える陰性Tというのは異常の疑いがもたれる．

なお，Rv_5 は 2.6 mm をわずかであるが超えており，$Rv_5 + Sv_1$ は 4.6 mm に達している．数値のうえでは左室肥大の電位基準を満たしているが，米国とは体格が違う日本人の場合には，この程度の所見を真の左室肥大と即断するわけにはいかない．

臨床情報

本例は集団検診で心電図異常が指摘され来院した．いわゆる軽症高血圧であるが自覚症状はとくにない．胸部X線でCTRは57%，心筋症を疑って実施した UCG に異常所見はなかった．

念のため Master double 負荷をかけたところ，図X-4 に示す心電図が記録された．

コメント

この心電図所見は集団検診時記録のものと似たり寄ったりである．元来，心筋虚血は冠動脈血流量と心筋酸素需要量とのバランスが乱れるために生ずるもので，真の心筋虚血によるT波異常なら，改善と増悪を繰り返して当然である．それがいつも同様な波形を長期持続しているとなると，心筋虚血ではないらしいという考え方が生まれる．

そして QRS が上向きの V_4 までT波が陰性で

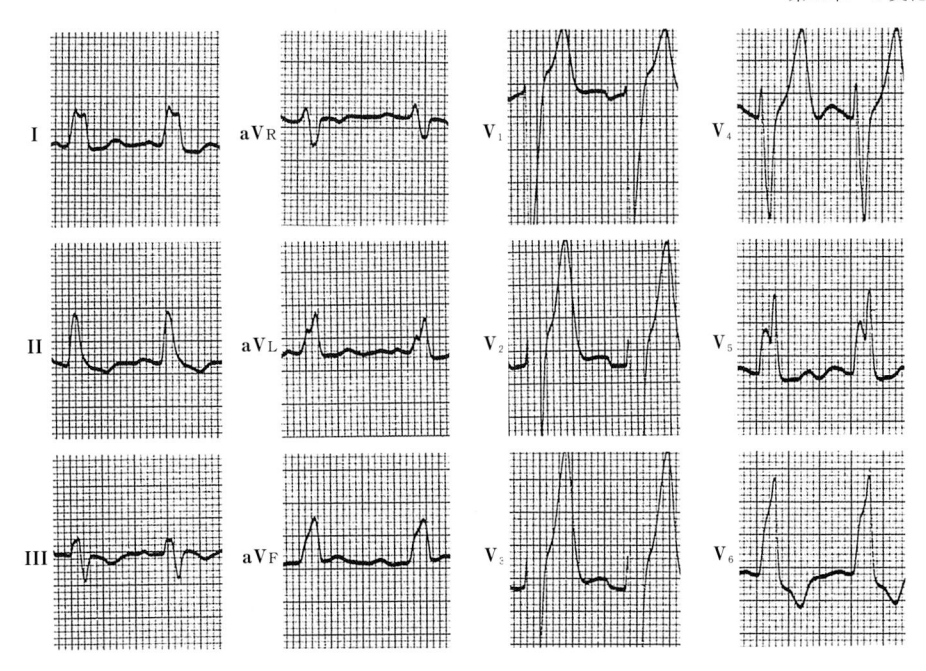

図X-4 運動負荷で出現した完全左脚ブロック　　70歳，女

ある本症では，右室負荷というよりむしろ心筋症の疑いのほうが濃厚である．

　図X-4は明らかな完全左脚ブロックである．完全左脚ブロックとなるとST・Tは二次的変化を伴うから，これを一次的変化として解釈するわけにはいかないが，V_1〜V_3のST上昇と高い陽性T波は超急性期の心筋梗塞に酷似している．そしてV_1ではP波の陰性相が著明で，V_4, V_5ではP幅が広く，一見して左房負荷のごとくみえる．つまり，運動負荷のため心筋梗塞を起こしたのではないかという危惧がもたれる所見である．

　しかし，V_1およびV_6のP波起始部から判断すると，V_4, V_5の幅広くみえるPやV_2, V_3の陰性Pにみえる所見は，陽性U波のいたずらにすぎない．

　本例は運動負荷で狭心痛はなく，安静3分後の心電図は図X-3の状態に戻った．運動負荷で出現する完全左脚ブロックや各種不整脈については，かつては負荷陽性と判定されていた．しかしそれらが単独の所見なら，負荷陽性の判定はしないというのが現在の考え方である．

　それにしても，左脚ブロックでは負荷によるST異常が起こっても，それが隠蔽されてしまうので，臨床医としては一応，冠動脈疾患を疑うのが常識である．理論的には，これが心筋虚血の結果なら，左脚ブロックが消失した直後の心電図はST変化を残しているはずであるが，元来，心電図は固有心筋の活動電位を反映したものであり，刺激伝導系だけに虚血を生じた場合には，心電図のST・Tに虚血性変化は現れない．

　単なる診断の目的では冠動脈造影を行うべきではないが，本例は精密検査へ踏み切り，冠動脈にまったく異常のないことを確認した．

4 II, V₂〜V₄のドーム型 ST 上昇・陰性 T

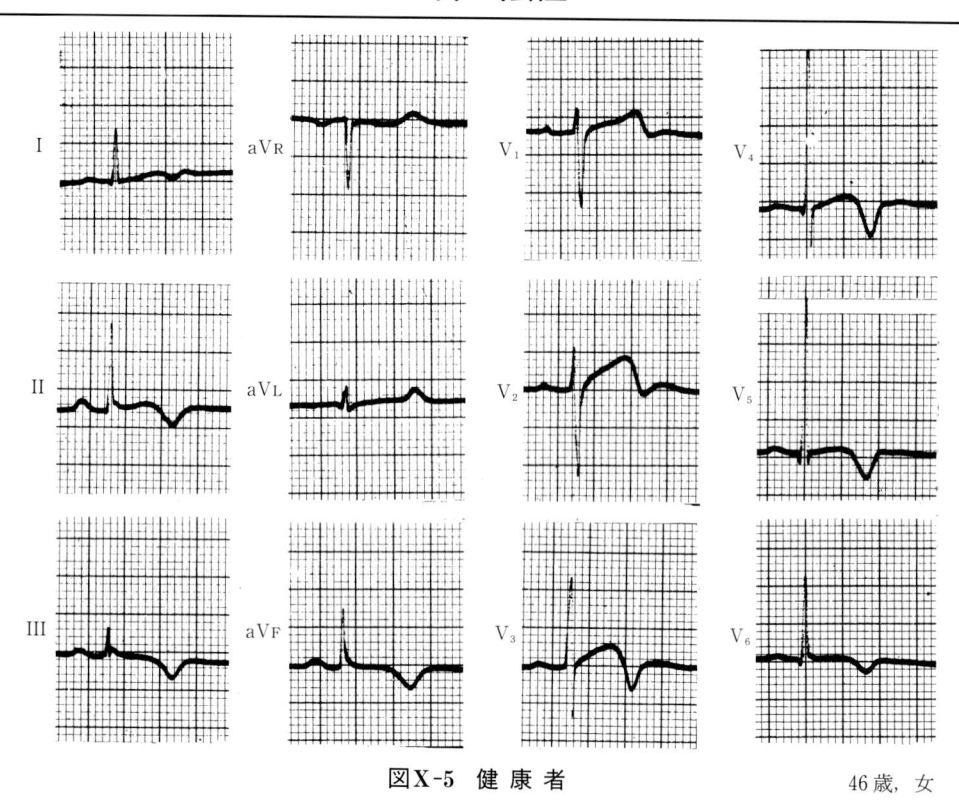

図 X-5　健康者　　　46 歳, 女

異常所見

　II, III, aVF, V₃〜V₆で陰性T, ST・J点は正常範囲であるが, ST部はII, V₂〜V₄でドーム型上昇を示し, V₃〜V₅の陰性Tは左右対称的で冠性Tと呼んでもよい特徴的パターンである．なおV₂で陰性Tと紛らわしい所見があるが, これは陽性Uの出現によって生じた錯覚である．

　つまり一見して陳旧性心筋梗塞を十分に疑える所見である．Qがないのは, non Q 梗塞や, 当初はQ梗塞であったものが陳旧化とともに改善したとも考えられるが, それにしては V₁〜V₃のR電位があまりにも十分保たれている点は納得がいかない．

臨床情報

この心電図は集団検診でたまたま発見されたものである．血圧 166/86 mmHg, BMI 24, 血清総コレステロール 199 mg/dl で, なんの自覚症状もなく人並に仕事をしている．実は6年前の集団検診でも本心電図と同様な所見をチェックされ, その後, 毎年検診を受けているが, ST上昇ならびに陰性Tの絶対値は多少の違いはあるものの, パターン自体に大きな変動はない．今回, 念のため施行した冠動脈造影では何の異常も示されていない．

コメント

　STが上昇しているときにT終末部が陰性を示すと, ST上昇はドーム型を呈し, とくに陰性Tが

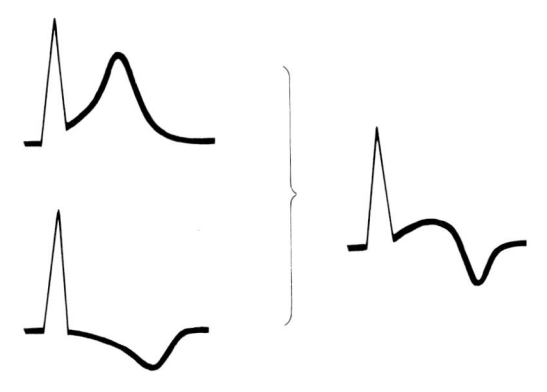

図X-6　非特異的ST上昇と陰性Tとの重複

深いと冠性Tに似るので，心筋梗塞のST・Tと酷似した波形になる．しかも陰性TはV₃, V₄でもっとも深いため，前壁心筋梗塞との鑑別が必要となってくる．

その要点は，心筋梗塞ならしかるべき臨床症状を呈し，経時的にST・T波形は特徴ある変化をたどるが，本例は無自覚で長期間，同じ波形が続いているという点に違いがある．

ではなぜ，健康者がこのように異様な心電図を示すのであろうか．結論的には，早期再分極症候群と neurotic heart syndrome とが合併した心電図ということである．

早期再分極症候群とは，胸壁誘導や下壁誘導でST上昇（通常は＜4 mm）・T増高（通常は＞10 mm）を示しながら心電図以外には心臓病に関する異常所見がなく，健康そのものである場合，ST・T変化の説明として便宜上つけた名称である．一方，neurotic heart syndrome とは，左胸壁誘導や下壁誘導でT電位が低下ないし陰性Tを示すのに心臓に異常はなく，神経質な人にみられるもので，neurotic heart T syndrome とも呼ばれている．

元来，早期再分極症候群のST上昇は上に凹であり，T波は陽性で電位が高い特徴をもっているが，これに非特異的な陰性Tを伴う条件が加味されると異様な波形が合成される結果となる．つまり，上昇中のSTが陰性Tの始まりの影響で上に凹の本来のパターンが歪み，ゆっくり下がってきて急速に基線に戻ろうとする本来のT波が上昇したST部から始まるため，陰性Tの下行脚は急峻化し，まさに左右対称的な陰性Tの様相を描き出す結果となる．この種の波形を「T終末部が陰性の早期再分極症候群」と呼ぶこともある．

ところで，早期再分極の反映であるST上昇と遅延再分極の反映である陰性Tとが同時にみられる奇異な現象については，心室前壁では早期再分極が始まるが，再分極終了は心室後壁のほうが早いからという考え方がある．

また，早期再分極症候群の例に15秒間の過呼吸を行うと，陽性Tの終末部がしばしば陰性化することが知られている．

この種の心電図波形は若年層男性や運動家に多くみられるが，診断の要点は，無症状で長期間，同様の所見が続くことである．運動負荷，Valsalva試験，amylnitriteやカリウムの投与で正常化することも知られているが，集団検診や健康診断の場にあってこのような心電図所見が得られた場合，臨床医としては第一に冠動脈性心臓病を疑ってかかるのが常識であろう．とくに高齢者の場合は非特異的ST・T変化も多い一方で，無症候性心筋虚血の頻度も高いので，慎重な対応が望まれる．

ドーム型ST上昇・冠性Tの所見は心筋梗塞の特徴的波形ではあるものの，陰性Tが深いときは谷が尖鋭化して冠性Tを呈するものであるし，上昇中のSTが陰性Tの下行脚によって引き下げられるとドーム型ST上昇のパターンが生ずる．本例以外にこの種の波形を示す心電図を列挙すると以下のようになる．

　　高血圧（図X-3，V₂）
　　肥大型心筋症（図X-11，V₂〜V₄）
　　人工ペースメーカー後のT逆転（図X-17，
　　　V₂〜V₄）
　　脳梗塞（図X-22，V₂〜V₃）
　　心尖部肥大型心筋症（図X-24，V₄）

5 V_2〜V_4 の ST 上昇・陰性 T

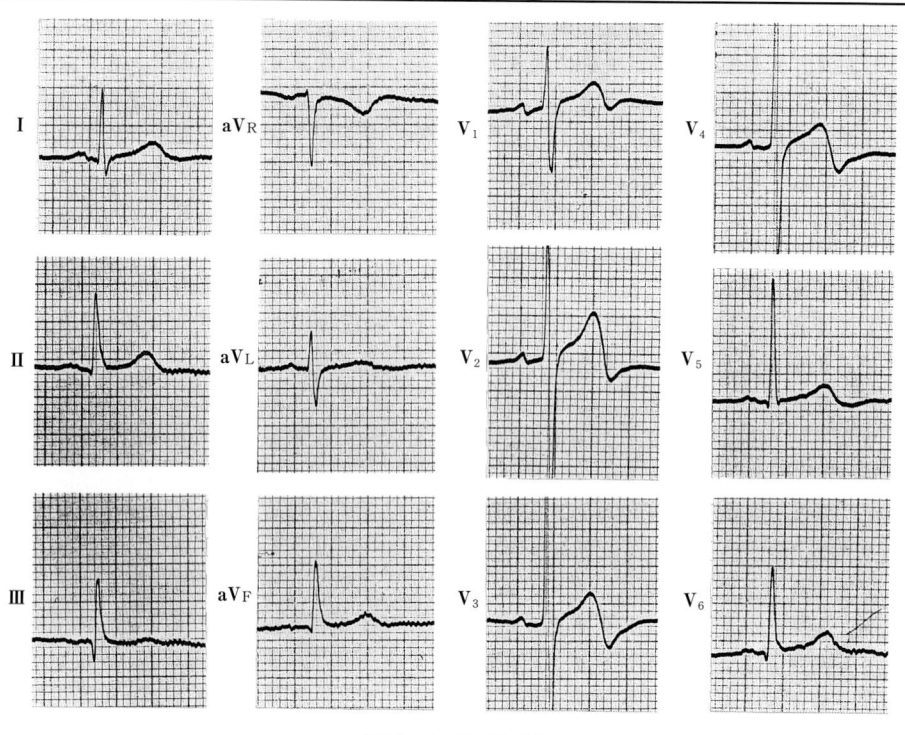

図 X-7 健康者　　63 歳, 男

異常所見

V_2〜V_4 で ST が上昇し, T の終末部は陰性を示している. V_1 もそれに似た波形であるが, これは陽性 U 波のいたずらかもしれない. P は V_1 で二相性, V_5, V_6 で二峰性であるが, PV_1 の陰性相は浅く, V_5, V_6 の二峰頂点の距離は 0.04 秒そこそこで, P 幅は 0.12 秒未満であるため, 左房肥大は否定してよい.

要するにおもな異常所見は ST・T にある. この心電図の ST・T は図 X-3, 4 のパターンに似ているが, ST 上昇がドーム型でない点に違いがある. いわば, T 終末部が陰性の早期再分極症候群の可能性が大である.

臨床情報

本例は不整脈を主訴に来院したが, 聴診, 胸部 X 線所見に異常はない.

コメント

異常 ST・T の成り立ちは図 X-3, 4 の症例と同じだが, 心筋梗塞とは明らかに鑑別できる波形である. それは, ST 上昇が上に凹で, ドーム型でないことと, 陰性 T が深くないことによる. もちろん心筋梗塞でも超急性期には増高 T 波が ST 部を上に凹のパターンをつくるが, この症例の T 電位は正常範囲内 (<12 mm) である. また心筋梗塞として納得できないのは, 陰性 T を描く時期では陽性相の T が消退しているはずなのに, この心電図では明らかな陽性 T が終末陰性 T に先行して存在している点である.

本例は心筋梗塞を支持する臨床所見がまったく

図X-8　健康者　63歳, 男

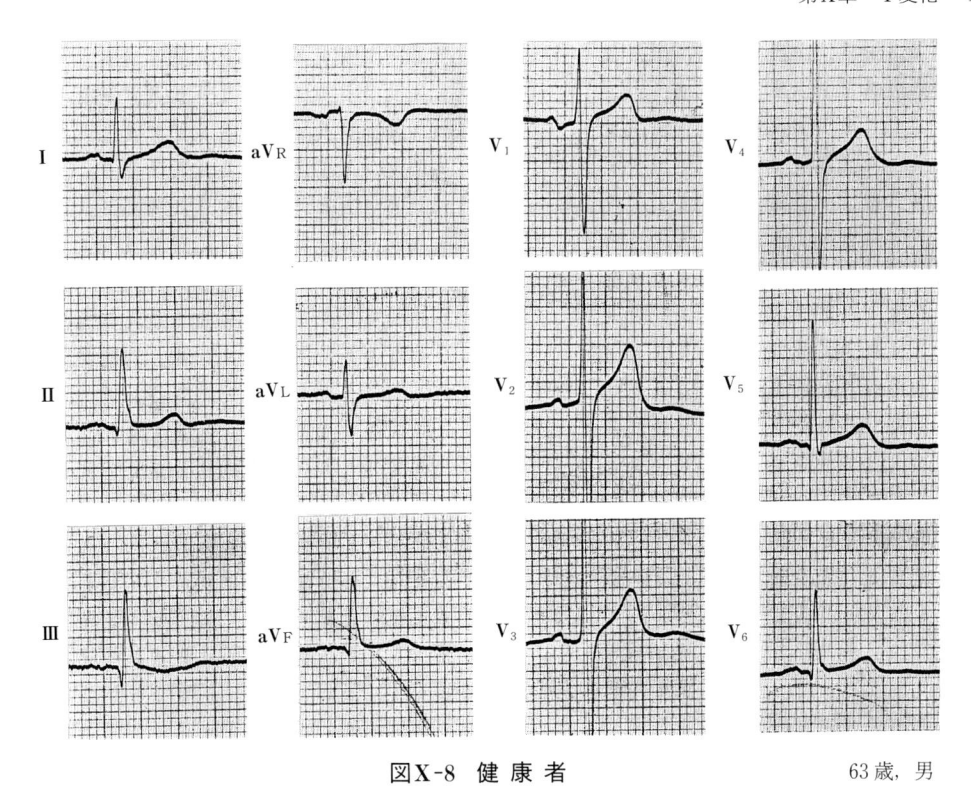

ないが, 不整脈を訴えているので, 基礎に心筋疾患が潜んでいるかどうかの確認のため, UCG 検査を行ったがなんの異常も認めることはできなかった. ところが, そのとき記録したのが図X-7の心電図である.

図X-8 はとくに問題となる異常所見はない. V_1 の二相性 P, V_5, V_6 の二峰性 P は前述したように正常範囲内の所見であり, II, III, aVF に小さな q 波があり aVR に小さな r 波があるが, <u>I に S 波があるところから, 下壁梗塞はまったく否定的</u>である.

これは図X-7と同一例で, 3日後に記録した心電図である. 図X-7と違って終末部の陰性Tが消失している.

元来, 早期再分極症候群の診断上の手がかりは, ST・T 変化が長期にわたって継続することにあると述べた. ところが本症例では, その特徴ある波形がたった3日後には消滅している. このように短期間のうちに正常波形に戻る症例は, T 終末部が陰性の早期再分極症候群のなかに例外として存在するといわれてきた.

しかし一般に, 機能的な陰性Tは不安定で, 常に陰性とはかぎらない. 本例の陰性Tを neurotic heart T syndrome の関与と考えれば, これがある時点で陽性Tに改善しても不思議ではない. もともと, この種の陰性TはKCl 投与やプロプラノロール投与で改善することや, 運動負荷で改善することが知られている. つまり, 早期再分極症候群の ST・T 異常が長期間続く特徴をもっているとしても, T波終末部の陰性相までが恒常的に続くとはかぎらない.

ただ臨床医の立場としては, 短期間のうちにT波が陰性となったり改善したりを繰り返す心電図に接すると, 心筋の血流状態が増悪と改善を反復しているように想像されて, 実に気がかりである. ここは臨床医の経験が診断を左右することであろう.

6 V_3, V_4 の局在性陰性 T

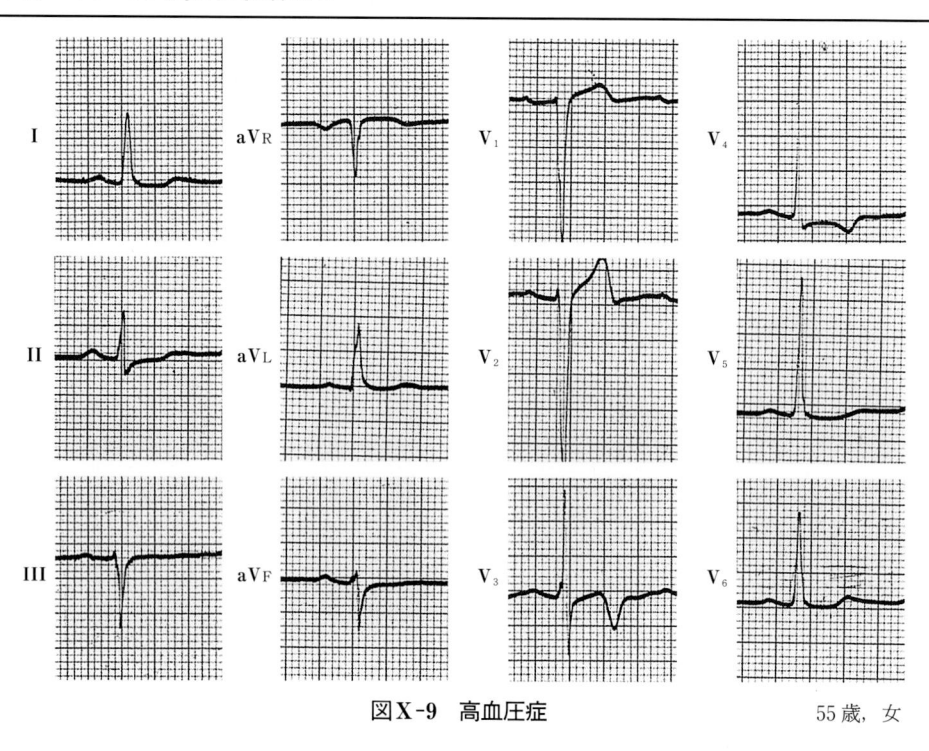

図 X-9　高血圧症　　　　55 歳, 女

異常所見

　V_2, V_6 の T は陽性であるのに，V_3, V_4 の T が陰性，V_5 の T は V_6 の T より低い．いわゆる局在性陰性 T のパターンである．また，T 波が陰性でない誘導でも，V_1, V_2 を除き全般的に T 電位は低い．

　V_3 の陰性 T は，-5 mm に達してはいないがかなり深いので，谷が尖鋭にみえる．V_4 の ST・J 点は 1 mm 以上の下降を示し，ST 部は基線に戻らないうちに陰性 T へ移行している．これらは気になる波形であるが，臨床的意義づけは困難である．

　なお，V_3 の QRS 起始部に δ 波に似た小丘状波形がみられ，V_4〜V_6 の QRS は立ちあがりが鋭くないが，この 1 枚の心電図だけでは副伝導路症候群と即断するわけにいかない．

臨床情報

　集団検診で記録された心電図である．本人は心臓に関する自覚症状がなく，毎年の検診でいつも局在性陰性 T の所見を呈している．体重は 67 kg，BMI 27，皮厚 63 mm の肥満体であり，血圧は 140/92 mmHg である．UCG では異常が認められていない．

コメント

　元来，陰性 T 波の背景は正常心から病的心まで千差万別であり，一律に病的意義をもたせるわけにいかない．ただ一般論上は，陰性 T が右胸壁誘導にみられるときは右心室側，左胸壁誘導にみられるときは左心室側になんらかの病変が潜んでいるかもしれないという疑いの目で，他の心電図波形や臨床所見と総合的に判断を進めていくもので

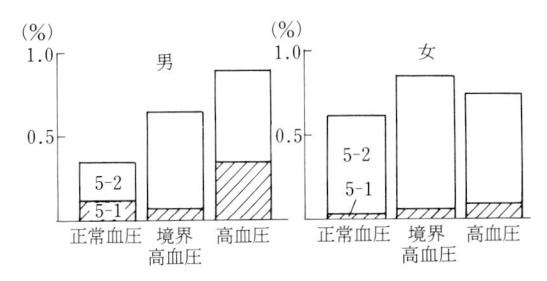

図X-10 局在性陰性Tの出現頻度（40〜69歳）

ある.

ところで，V_1〜V_2 や V_5〜V_6 のTは陽性であるのに，その中間の誘導でTが陰性を示す場合がある．この局在性陰性Tパターンに接したとき臨床医が危惧するのは，左冠動脈前下行枝領域における虚血を反映した所見ではないかと疑われるからである．

本例は毎年の検診で常に同様な波形が続いているが，これは心筋虚血と考えにくい所見である．というのは，もしこれが心筋虚血によるものなら，心筋は早晩，壊死に陥ってしかるべきであり，年余も狭心痛がなく同じ心電図所見を継続するはずはないからである．ただ肥大型心筋症の可能性はあるので，念のため UCG 検査を行ったが，結果は異常がなかった．

さて，局在性陰性Tの波形は白人より黒人に多いことが知られているが，本邦でも地域集団検診では，とくに女性で少なからずチェックされるものである．

図X-10は群馬県における地域集団検診の成績であるが，1.0 mm 以上の陰性Tが局在的に出現する頻度は，40〜69歳を一括すると男で0.6％，女で0.7％であり，加齢との間に有意相関はみられない．これを血圧との関連でみると，男では高血圧群に頻度が高い．

Tの陰性程度をみると，ミネソタコード5-1（5.0 mm 以上の陰性T）は女に比べて男が圧倒的に多いのに対し，5-2（1.0 mm 以上，5.0 mm 未満の陰性T）は男より女に高率である．

ここで 5.0 mm 以上の陰性Tについては異常の可能性が大であるため，これを除外して考えると，男より冠動脈疾患が少ないはずの女に軽度の陰性Tが多くみられるということで，この種の陰性Tは心筋虚血を反映する波形でないことが明らかであろう．

また5-2より１段階軽いT変化として，ミネソタコードには5-3（Tが0［平低］あるいは陰性，または二相性［∓型］で陰性相が1.0 mm 未満）がある．この程度のT変化が局在性に出現する頻度は，男で0.6％，女で0.9％である．この数値を加えると，局在性T変化でミネソタコード5-1から5-3に相当するものの出現頻度は，男で1.2％，女で1.6％となる．

ただ老人保健法や保健事業用の心電図判定基準では5-3が軽度異常にランクされているため，指導区分は「要指導」の段階にとどまる．ちなみに，5-1と5-2は「要医療」に区分される．

ところで上記パターンは，まさに異常そのものであるが，この所見以外に心臓病を示唆する何の臨床情報もない場合には，そのほとんどが健康者である．

とはいっても，このような心電図を呈するものを健康者と判断するには，心電図異常のほかには器質的心臓病を疑わせるなんらの臨床所見もないことの確認が必要であり，とくに冠動脈性心臓病との鑑別に当たっては，いつ記録しても同じ波形であり，軽い運動負荷で陰性Tは陽性化するが有意のST下降は伴わない点を確認する必要がある．

もちろん運動負荷試験では偽陽性を呈する症例があるので，このような場合はさらに話が複雑になる．

要するに，平低Tないし陰性Tの所見は非特異的で，正常心にも病的心にもみられるものであるが，一般論的には陰性T波の正常限界は－5.0 mm であり，この程度の陰性Tはとくに女性の場合，少なからずみられることを念頭におくことが大切である．

この種の心電図は，不特定多数の被検者を扱う集団検診での悩みでもある．

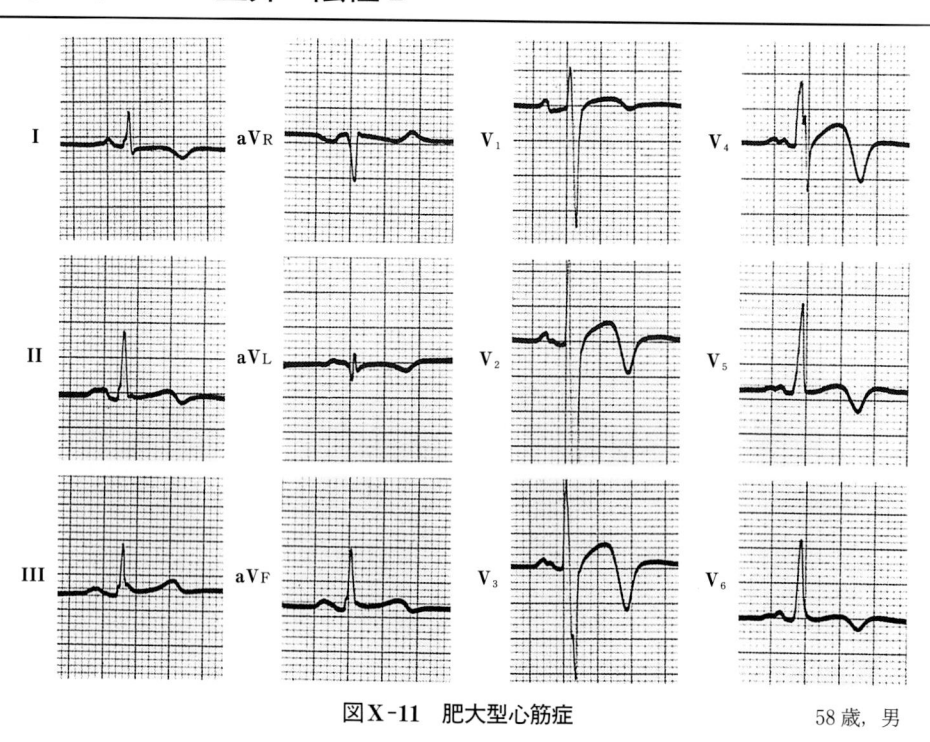

7 $V_2 \sim V_6$ の ST 上昇・陰性 T

図 X-11 肥大型心筋症 58歳，男

異常所見

　$V_2 \sim V_6$ の ST 上昇・陰性 T が目立つ心電図である．とくに $V_2 \sim V_4$ の ST 上昇はドーム型であり，陰性 T は左右対称的で先端は尖っており冠性 T と呼んでしかるべき波形である．異常 Q はないが，ST・T のパターンは前壁心筋梗塞そのものである．aV_L の q は幅が 0.02 秒しかなく，QRS 振幅も小さいので，病的意義をもたせるわけにはいかない．また aV_L の陰性 T は浅く，QRS 電位が小さいので，半垂直位にしばしばみられる正常範囲の変化とも受けとめられるが，I 誘導に陰性 T があるので，上位側壁の病変を反映したものかもしれない．

　この心電図は図 X-5 の症例と似てはいるが，QRS 幅が広く V_4 では 0.10 秒に達していることや，陰性 T が深く V_3, V_4 で 5 mm 以上に及んでいる点が違う．

臨床情報

　糖尿病治療中の患者で HbA_{1c} は 7.2% である．本人は心臓に関する自覚症状がなく，聴診所見，胸部 X 線所見ともに異常はない．UCG では肥大型心筋症であり，狭心痛はないが糖尿病のための無症候かとも考えて冠動脈造影検査に踏み切った．その結果は冠状動脈に有意病変を認めなかった．

コメント

　胸壁誘導の ST 上昇・陰性 T という所見は，正常者でも V_1, V_2 にはしばしばみられるものである．しかしこの所見が V_4, V_5 まで及んでいるとなると正常範囲として見逃すわけにはいかない．とくに ST 上昇については，上に凹のパターンは正常者であるがドーム型 ST 上昇は心筋梗塞に特有の波形として注目されている．

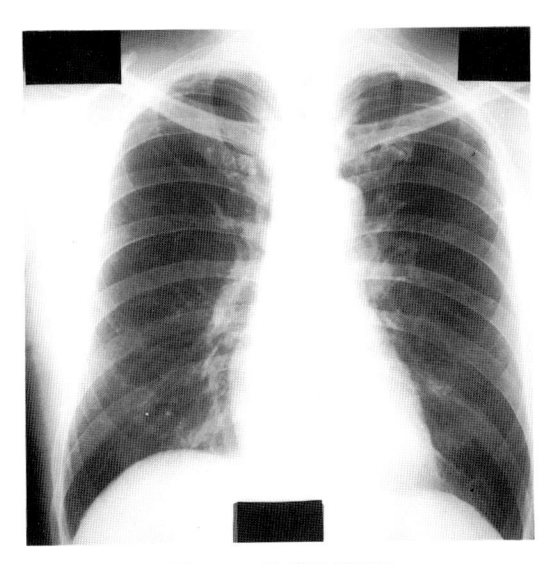

図 X-12　胸部 X 線所見

表 X-2　肥大型心筋症の心電図
異常 P
左室肥大
異常 Q
心室内伝導障害
ST・T 異常
巨大陰性 T
不整脈

しかし一方で，ST 上昇が著明なときに深い陰性 T を伴うと，本来は上に凹のパターンであるべき ST が急激な陰性 T の下降脚に引きずられて，上に凸，つまりドーム型となる場合がある．したがって，ドーム型 ST 上昇は必ずしも心筋梗塞に特有の所見ではない．

また冠性 T というと，読んで字のごとく冠動脈疾患を思い起こさせるが，陰性 T の電位が深いときは，QT 延長を伴わぬかぎり，左右対称性で谷の先端は尖ってみえるものである．

要するに，ST のドーム型上昇・冠性 T という所見は，ワンヒントゲームの答としては心筋梗塞であるものの，実は心筋梗塞に限定したパターンではない．

さて，本例と酷示している図 X-5 の心電図との違いは，まず陰性 T の電位が深い点にある．ここで初心に戻って心電図の基礎知識を思い出すと，正常者の陰性 T は −5 mm が限度である．また正常者の QRS 幅は 0.10 秒が限度と教えられている．この二つの点から，本心電図が病的である疑いはきわめて濃厚といえる．

ところで肥大型心筋症の心電図については，これを積極的に指示する特徴的所見というのは，心尖部肥大の場合の巨大陰性 T くらいである．本症の心電図所見を表 X-2 に列挙したが，それぞれの単独所見だけで本症に診断をしぼるわけにはいかない．

しかし，問診，聴診，胸部 X 線検査というスクリーニングでは説明しようがないこれら心電図変化がみられたとき，あるいは複合的に異常波形が描かれたときは，本症を疑って UCG 検査へ進むべきである．

ここに挙げた異常 P とは左房負荷所見が高頻度であり，心室内伝導障害とは，典型的な脚ブロックにかぎらず QRS 幅の延長も重要である．異常 Q は心筋壊死の反映で，問診で狭心痛の既往歴がないのに異常 Q が記録されている症例では，本症をまず疑ってかかるべきであろう．もちろん左室肥大ストレイン型の心電図に接したときは，それを説明する高血圧や心雑音がない場合，肥大型心筋症をまず疑うべきであるが，男性では正常者でも V_5 の R 電位が高い症例は多く，これに非特異的な陰性 T を合併すると左室肥大ストレインに似た波形となるので（図 VI-8），問題は複雑である．

8 Ⅰ，aVL，V₅，V₆ の ST 下降と T 電位低下

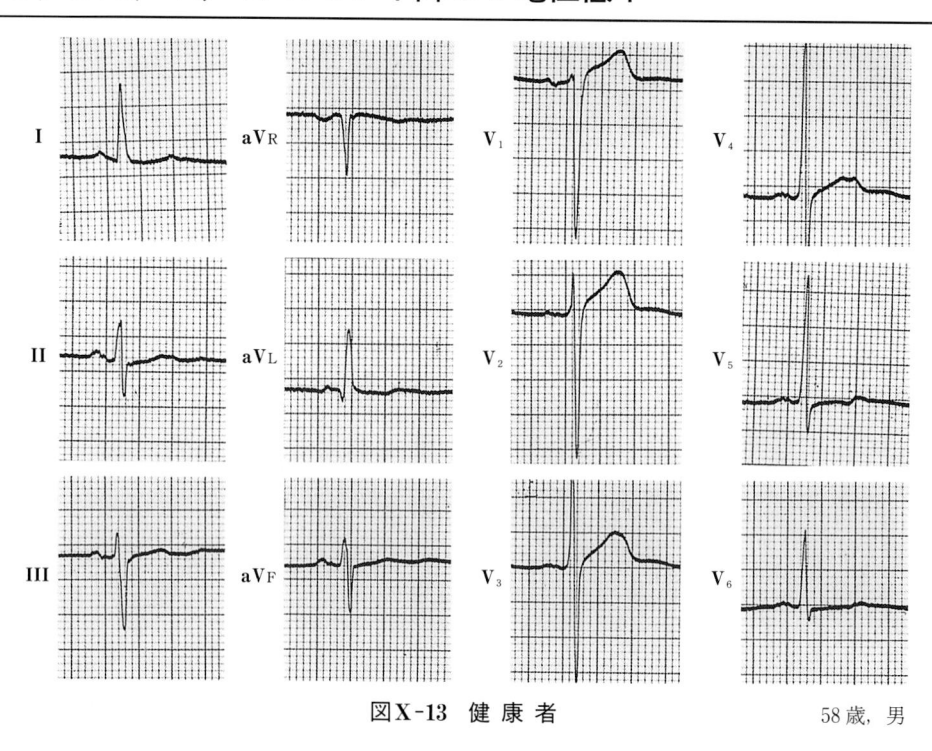

図Ⅹ-13　健康者　　　　　　　　　　　　　　　58歳，男

異常所見

　左側誘導で ST・T に異常がみられる．つまり Ⅰ，aVL，V₅，V₆ の T 電位が低く，aVL では ST・J 点の下降はないが ST 部が下り坂の傾向を示し，V₅，V₆ では わずかではあるが ST・J 点の下降がみられる．ただしこの程度の ST・T 変化は，左室側に何かしらの病変があるのではなかろうかとの危惧を抱かせながら，一般的には非特異的 ST・T 変化と呼ばれる．
　V₄ では T の頂点が分裂し V₃ の T 頂点も円滑ではないが，いずれも正常範囲内の所見である．V₂〜V₅ では QRS 起始部が鋭くない．しかしδ波と断定できる波形ではない．
　なお，$Sv_1 + Rv_5$ が 40 mm に達するが，日本人の体格では左室肥大と決めつけるわけにいかない．

臨床情報

　この心電図は人間ドックの被検者のもので，自覚症状はまったくなく，BMI 25，HDL コレステロール 36 mg/dl，中性脂肪 205 mg/dl，尿酸 8.0 mg/dl のほかは異常値がみられない．

コメント

　非特異的 ST・T 変化とはいうものの，それが左側誘導に示されているだけに気がかりである．ただし以前に記録された心電図も似たような所見であり，狭心痛を思わせる何の自覚症状もないところから，冠動脈疾患とは考えにくい．というのは，この所見が心筋虚血によるものなら，長時間も無徴候であるはずはまずない．つまり心筋虚血が 20 分も 30 分も続けば心筋は壊死に陥り，心電図は心筋梗塞を反映する波形変化を示して当然だからである．

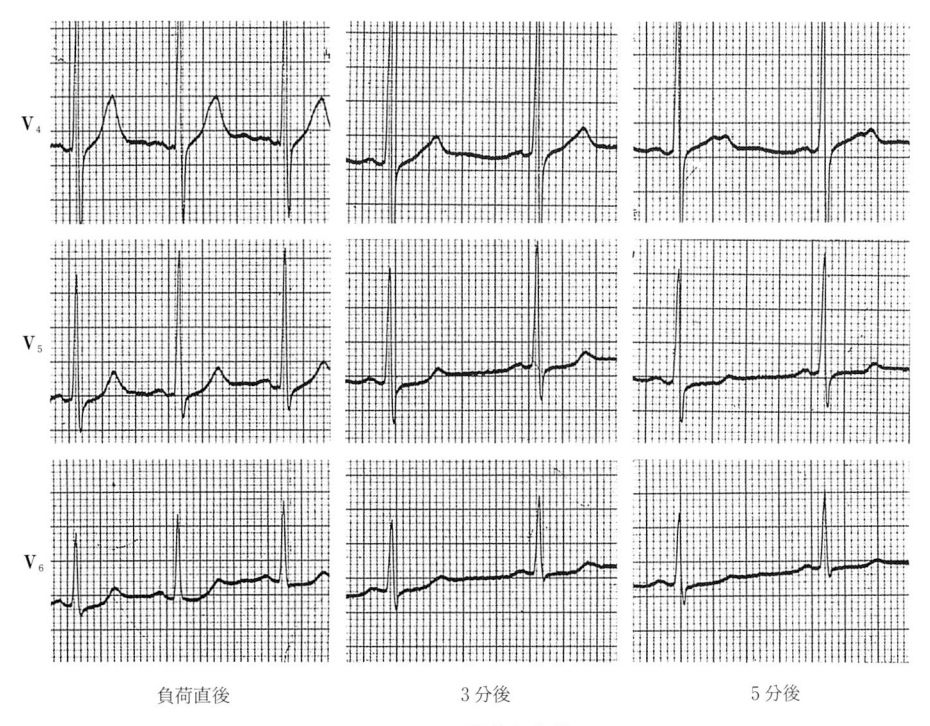

図X-14 運動負荷後

（負荷直後／3分後／5分後　V₄、V₅、V₆）

　本症例に対しては，とりあえず運動負荷試験を試みた．その結果を図X-14に示す．

　負荷はMaster 2-stepと軽いもので，記録はV₄〜V₆で追ってみた．その結果は，運動負荷直後，STの下降なしにT電位が正常化しており，負荷終了5分後の記録では安静時と同様の所見を呈している．もちろん，この間に狭心痛の訴えはない．

　この所見をどう判読するかについては議論も多いことであろう．安静時に平低〜陰性を示したT波が運動負荷後に陽性化する現象に対しては，これを心筋虚血と判断する報告者もいる．実際には，安静時に示された陰性Tは，冠動脈疾患例であろうと健康者であろうと，運動負荷では陽性化ないし陰性度の減少を示すことが多い．ただし冠動脈疾患例のST所見は，運動負荷で下降するのが一般的である．

　要するに冠動脈疾患の診断に有用とされる運動負荷所見は，ST下降がもっとも重要であり，T波の動向は二の次と考えられている．

　それはそれとして，本症例は負荷後の心拍数が98/minという軽度の運動ではあったが，あまりにもみごとにT電位の改善が示された．そしてSTには目立った変化がみられない．このような現象は器質的病変をもたない症例の非特異的ST・T変化に多くみられるものである．そして念のため実施したUCGでは異常はなかった．本症例に冠動脈造影検査は行っていないが，これは診断自体を目的とした冠動脈造影検査は行うべきでないという理念による．

　なお，運動負荷直後の記録ではPR部が基線上にあり，負荷3分後の記録では右端のQRS起始部は鋭い．このことは図X-13の心電図がMahaim線維を介した副伝導波形であった可能性を示唆するものであるが，これはあくまでも診断上の興味であって，本症例の鼎の軽重を問うことではない．

9 V_4〜V_6 の二相性T

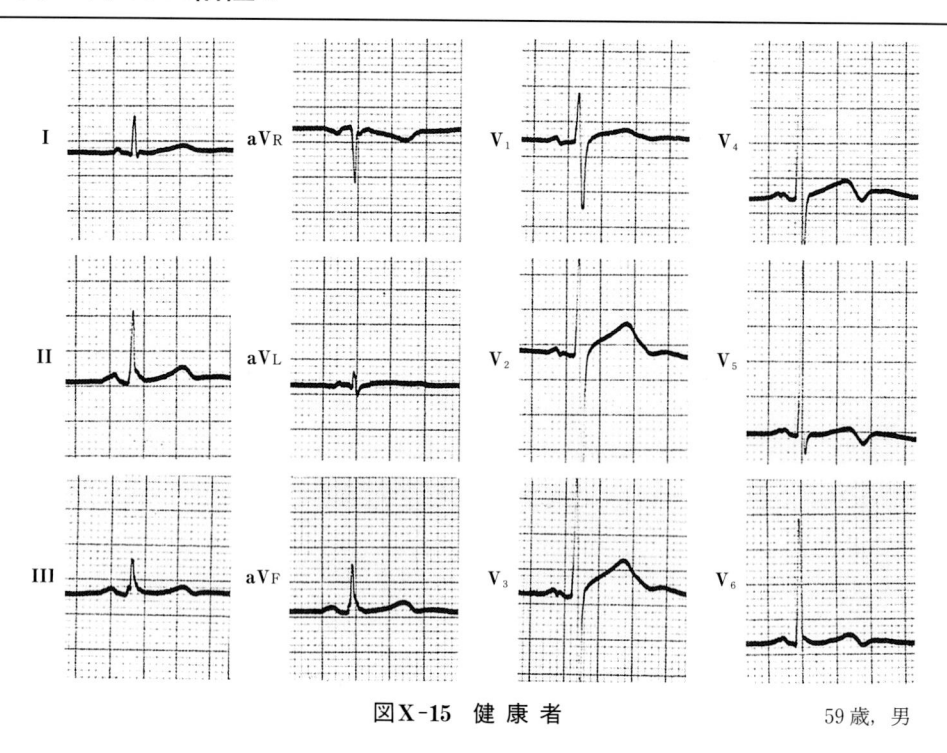

図X-15 健康者　　　　　　　　　　　　　　　　59歳, 男

異常所見

　V_4〜V_6 のT波が±二相性で，V_5 ではTの陰性相が 1 mm を超えている．同じ二相性Tでも，±型の場合は∓型の場合より病的意義は少ないが，それにしても陰性相の電位が 1 mm を超えるときは，一応チェックするのが常識である．とくに本例の異常Tは左胸壁誘導側にみられるので，気になる所見である．

　なお V_2〜V_5 のPが二峰性を示すが，P幅は 0.12 秒未満で，二つの峰の頂点間隔が 0.03 秒程度であるので，見逃してもよい所見である．

　また本例では V_5, V_6 にq波を欠いている．典型的な正常心電図の V_5, V_6 所見はqで始まるもので，もし V_5, V_6 にqがないとすれば，心室中隔を左→右へ進む正規の興奮過程に異常があるのではないかとも疑われる．しかし正常心でも，QRSベクトル環が時計方向回転を示す場合は，本来なら右前へ向き V_5, V_6 の電極から遠ざかるはずの心室中隔興奮ベクトルが左前へ向かうため，V_5, V_6 にQが描かれないものである．

臨床情報

　本例は 5 年前の健康診断で心電図に異常はなかった．ところが 2 年前の記録ではIII, aVF, V_5, V_6 のT電位が低く，要観察と判定され，今回，V_4〜V_6 で陰性Tを示したということで紹介されてきた．本人からはなんの訴えもなく，血圧は 146/92 mmHg と境界値を示したが，ふだんの血圧は高くないとのことである．血清総コレステロール 206 mg/dl, HDL コレステロール 48 mg/dl, 中性脂肪 147 mg/dl, BMI は 23 である．

　とりあえず Master double 負荷をかけたとこ

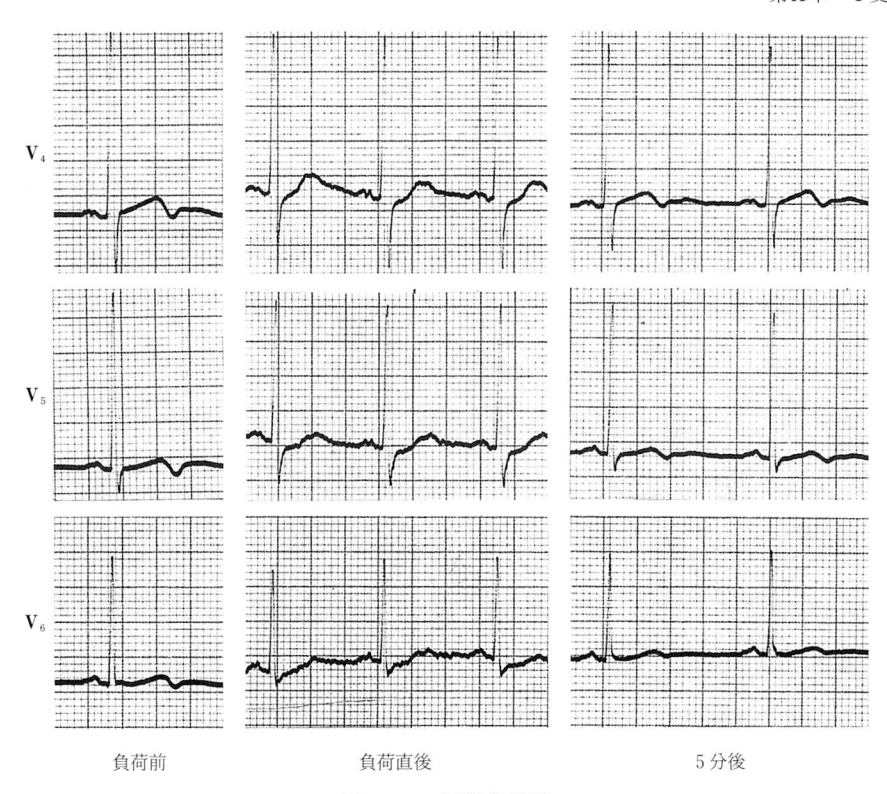

図X-16 運動負荷後

負荷前　　　負荷直後　　　5分後

ろ，$V_4 \sim V_6$ のTは陽性化した（図X-16）．

コメント

運動負荷で陰性Tが陽性化した症例である．安静時に平低〜陰性を呈していたT波が運動負荷で陽性化する所見については，心筋虚血の徴候と考えた時代があったが，現在では否定的である．運動負荷試験による心筋虚血の判定はST変化に基準がおかれるものであり，陰性T波の陽性化という単独所見は病的意義に乏しい．むしろ，軽い運動負荷で陽性化する陰性Tのほとんどは機能的T変化で，心電図の陰性Tが5mm未満と軽度の場合は，心電図以外に心疾患を思わせるなんらかの異常所見がないかぎり，心疾患は否定してよい．

ただし冠動脈スパスムによる心筋虚血では，安静時の陰性Tが陽性化するので，この点は念頭におくこと．

なお図X-16によると，$V_4 \sim V_6$ のR電位が運動負荷で減少している．これは収縮期容積が減るためと考えられBrody効果と呼ばれており，正常者の運動負荷にみられる所見である．これに対して冠動脈性心臓病では運動負荷で収縮期容積が増すので，R電位は増高するものである．この所見はとくに左室機能が低下している重篤例にみられる．

また，機能的陰性Tは交感神経緊張亢進をβ遮断剤で抑えると正常化するが，心筋異常による陰性Tはβ遮断剤で影響を受けないという考え方から，プロプラノロール経口投与後のT変化を検討する方法もある．

いずれにせよ本例は，自覚症状も冠動脈疾患のリスクもなく，軽い運動負荷でTが陽性化するところから，器質的心疾患はないものと考えている．

10 V_4, V_5 の巨大陰性T

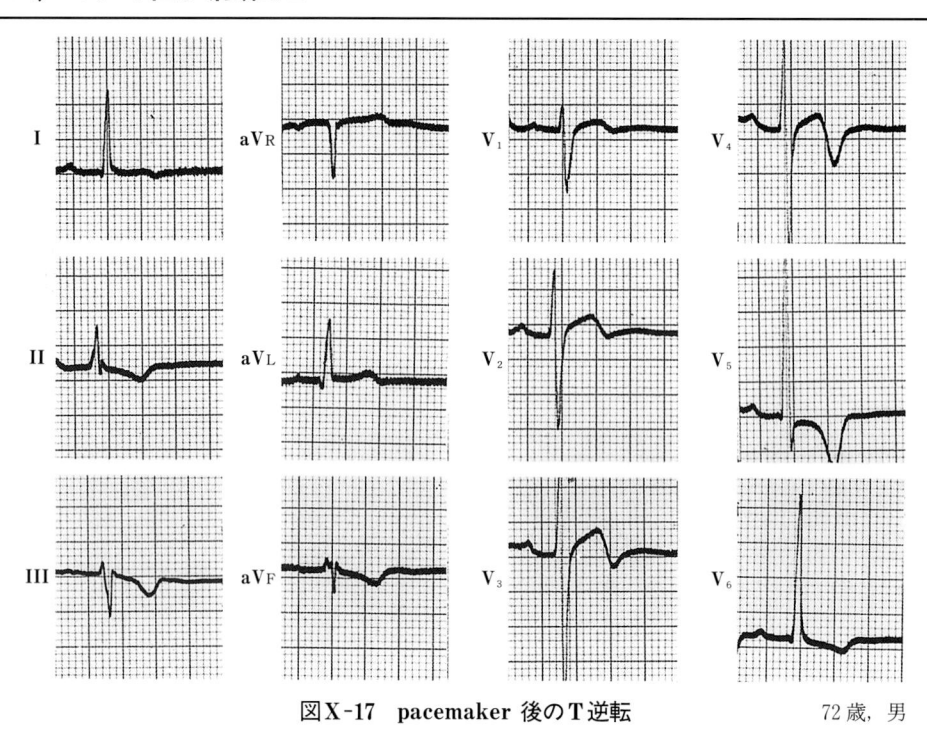

図X-17　pacemaker後のT逆転　　　72歳，男

異常所見

V_4, V_5 で-5 mm を超える深い陰性Tがみられる．V_6 のT形態はいわゆるストレイン型であるが，この深い陰性Tは移行帯の V_4 に現れているので，V_5 のR電位が 3.0 mm と高いものの，左室肥大のTではなく心筋虚血のTに似ている．とくに V_3, V_4 のドーム型 ST 上昇と合わせ考えると，冠動脈性心臓病の疑いが濃厚である．

臨床情報

徐脈を主訴に紹介されてきた症例で，洞機能不全症候群である．来院時の心電図は洞停止が出没するが，ふだんは心拍数 47/分の洞性徐脈で，PQ 時間も心室波形も正常である（図X-18）．

コメント

本例は pacemaker 植込み後の pacing によらない波形である．この postpacemaker T wave inversions は pacemaker の刺激電力と心室刺激期間が関与している．その一般的特徴は QT 延長を伴う深い陰性Tで，心筋梗塞に現れる冠性Tと違い，谷が鋭くないことであるが，本例のように QT 延長が目立たないため冠性Tと酷似している場合もある．

図X-19 のAは pacemaker 植込み前の波形であり，Bは植込み後 pacing によらない心室波形が出没している状態であり，Cは洞機能が回復し自発興奮が続いている時期の波形である．

これまでの報告では，可逆的な器質的心筋障害によるとか，異常興奮伝導のため再分極過程が異常に条件づけられた結果などとされているが，少なくとも心筋虚血によるものではないらしい．また，この所見の臨床的意義については不明である．

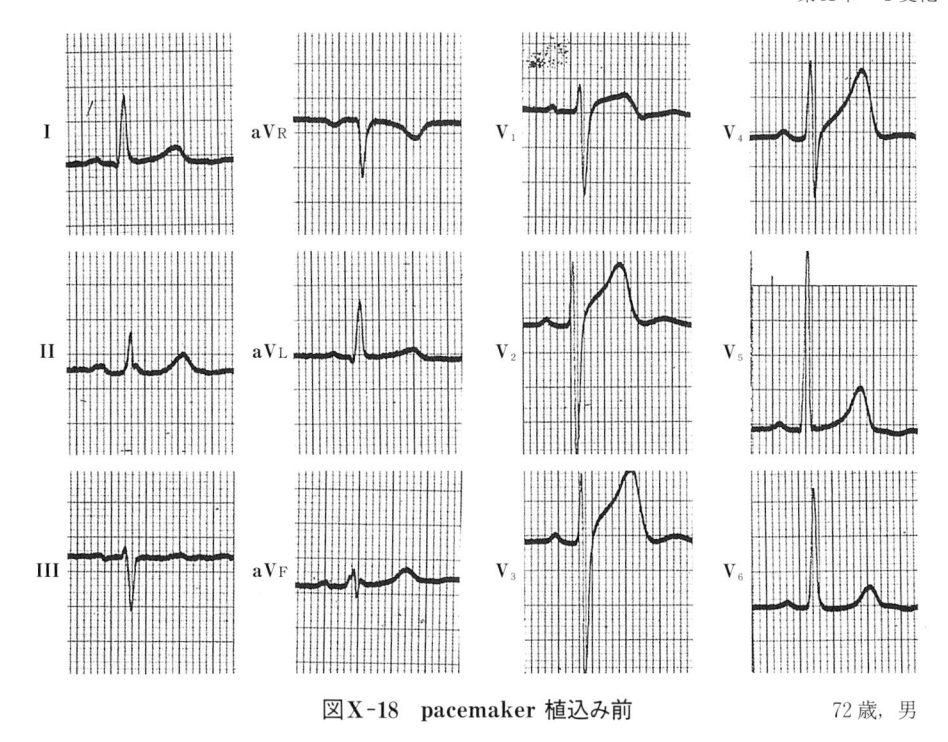

第X章 T変化　159

図X-18　pacemaker 植込み前　　　72歳，男

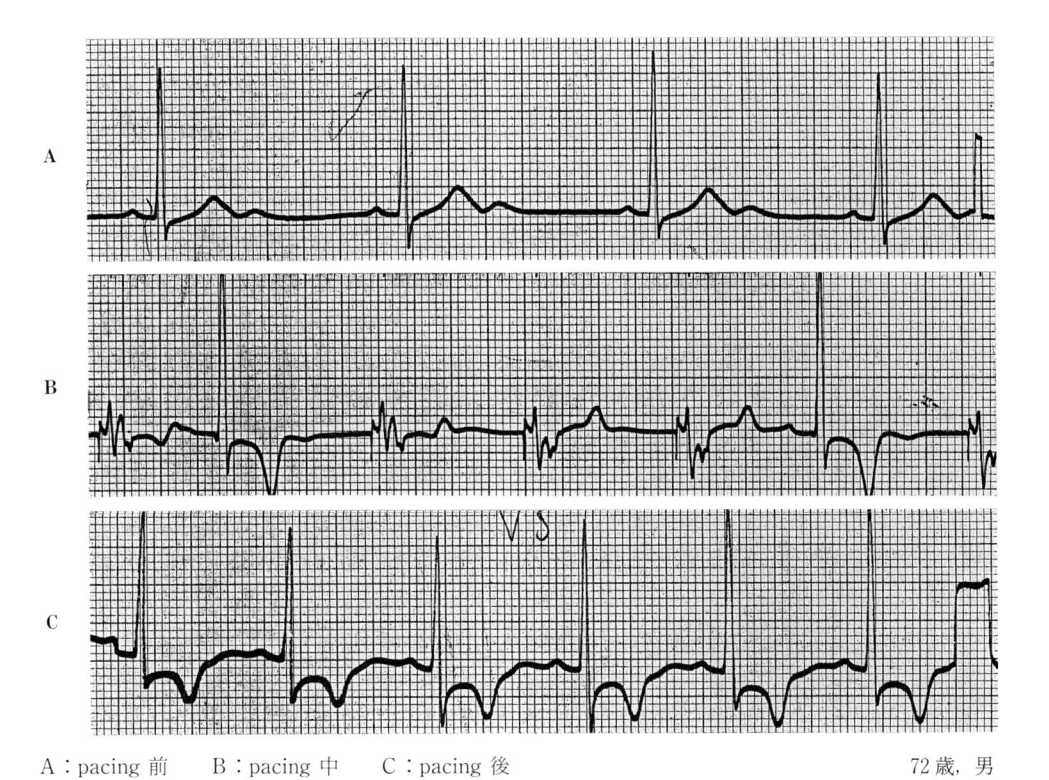

A：pacing 前　　B：pacing 中　　C：pacing 後　　　72歳，男
図X-19　pacing 後のT変化

11 $V_2 \sim V_5$ の巨大陰性T

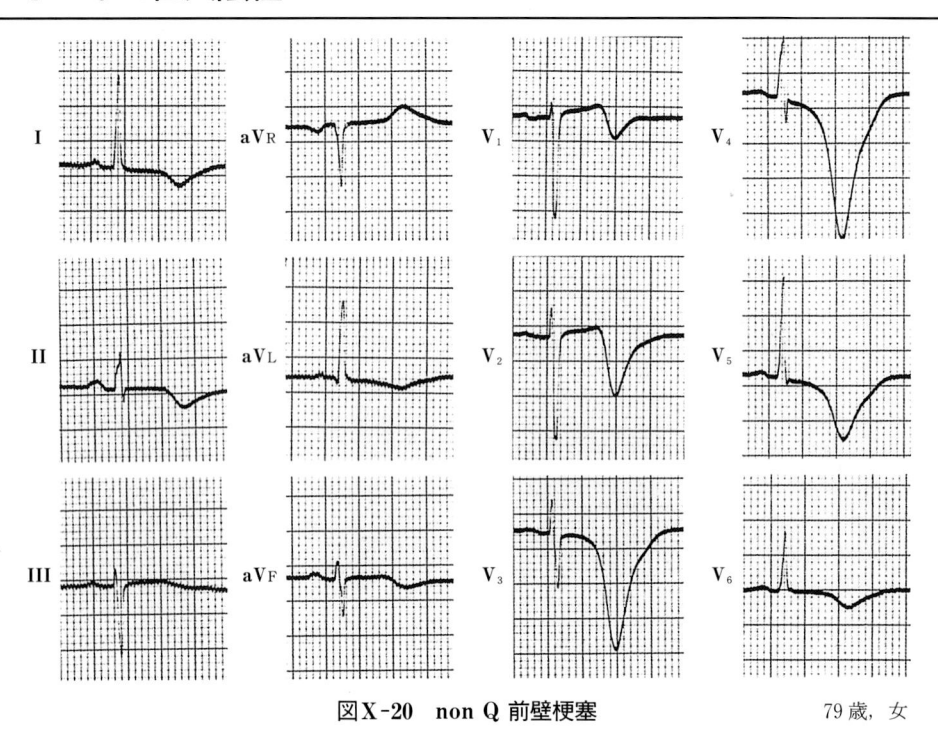

図X-20　non Q 前壁梗塞　79歳，女

異常所見

　V_3, V_4 を中心とした深い陰性T波が $V_2 \sim V_5$ にみられ，5 mm には達しないが陰性Tが I , II, aVL , V_1, V_6 に示されている．aVR ではその鏡像として陽性T波が描かれている．
　左右対称的で先端が尖った深い陰性T波を冠性Tと呼ぶが，このものは心筋梗塞に特有なものでなく，陰性Tが深ければ左右対称的にみえ，またTの先端は尖ってみえるものである．
　ところで本症例の陰性Tは，先端側の半分は左右対称であるが，基線側の半分は，急峻な下行脚に比べ上行脚は遅鈍である．このタイプのものは同時に QT 延長を伴ったときにみられ，心筋梗塞よりむしろ脳血管障害や postpacemaker 症候群に現れる巨大陰性Tに似ている．

臨床情報

　停留所でバス待ち中，突然，前胸部痛が現れ，冷汗を伴った．近医を受診，心電図上 V_3, V_4 に ST 上昇がみられ，急性心筋梗塞の疑いで紹介されてきた．来院時の心電図は V_3, V_4 で ST 上昇，V_4, V_5 で陰性Tを示し，胸痛も軽減していたので，t-PA 1,200 万単位の静注を行った．最高 CPK 値は 624（発作後 10 時間）である．

コメント

　心筋梗塞急性期の心電図はドーム型 ST 上昇が特徴的所見であるが，超急性期ではT波が著しく増高するため，ST 部が上に凹，つまりドーム型でなくなる場合もある．
　ところで，この心電図は胸痛出現後 2 日目の記録であるが，ST 上昇は V_1, V_2 に正常範囲内のものがみられるだけで，主たる異常は陰性T波にある．しかも V_3, V_4 では 10 mm を超える巨大陰

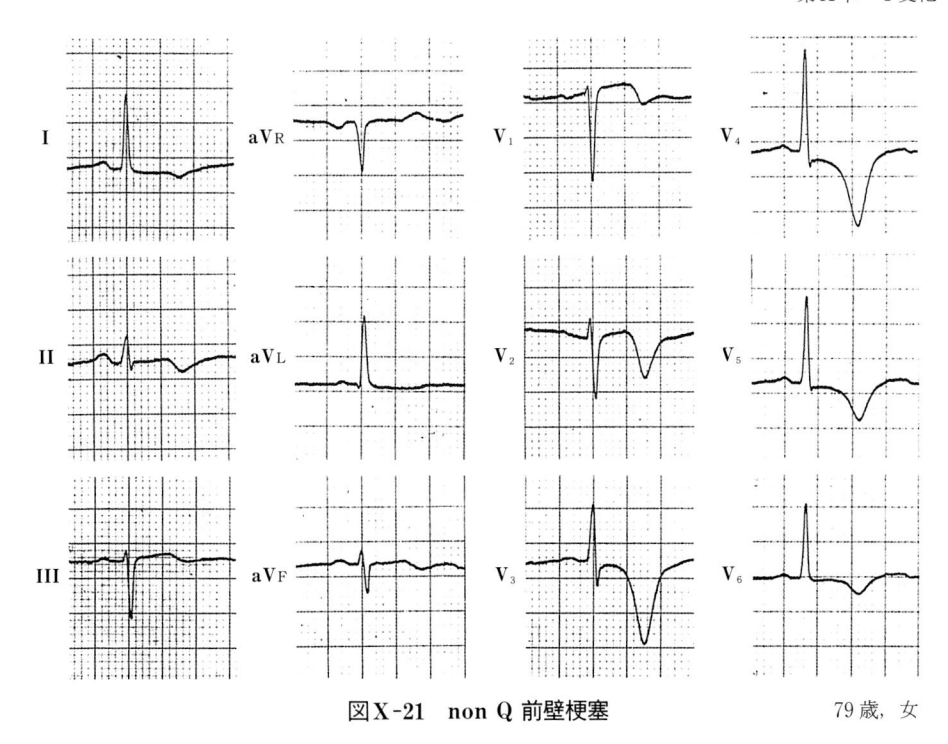

図X-21 non Q 前壁梗塞　79歳，女

性Tで，臨床情報からは，これが急性心筋梗塞によるものと診断される．

図X-21はその翌日の心電図で，QT延長が回復したためV_2〜V_4は典型的な冠性Tを呈している．Q波がなく，ST下降・T陰性で，陰性Tがきわめて深いタイプの心筋梗塞は，心電図学上は心内膜下梗塞と呼ばれている．

本例のST下降はV_3〜V_5にみられるが，典型的な心内膜下梗塞のST下降に比べると軽度である．古典的な記載によると，心筋梗塞例のQは壊死部，ST偏位は障害部，T変化は虚血部の反映であり，Qが現れれば貫壁性梗塞，Qが現れないときは非貫壁性梗塞とされてきた．

Purkinje線維網は心内膜下筋層にあるから，理論上はこの部位での固有心筋の興奮は，内側へ進むベクトルと外側へ進むベクトルが相殺し合う．つまり心室筋の心内膜側1/2で起こる固有心筋の興奮はQRSの形成にほとんど影響を与えないはずである．ここに，心内膜下梗塞ではQ波がみられないという診断基準が生まれた．

しかし実際には，剖検上は貫壁性心筋梗塞でありながらQ波が出ない症例が半数以上に認められ，一方，非貫壁性心筋梗塞でありながらQ波を示す症例が半数弱に認められている．

現時点における知見では，Q波＝貫壁性＝ST上昇という考え方，non Q＝非貫壁性＝心内膜下＝ST下降という考え方は成り立たないことから，Q波の有無により，Q梗塞とnon Q梗塞という呼び名が使われている．そして後者は，責任冠動脈は開存していることが多く短期予後は良いが，再梗塞率は高いものである．

ちなみに本例の冠動脈造影所見は，左冠動脈seg. 7が不整で最大狭窄30％，第1対角枝の狭窄は50％，駆出率は68％であった．

12 V_3〜V_5 の巨大陰性 T

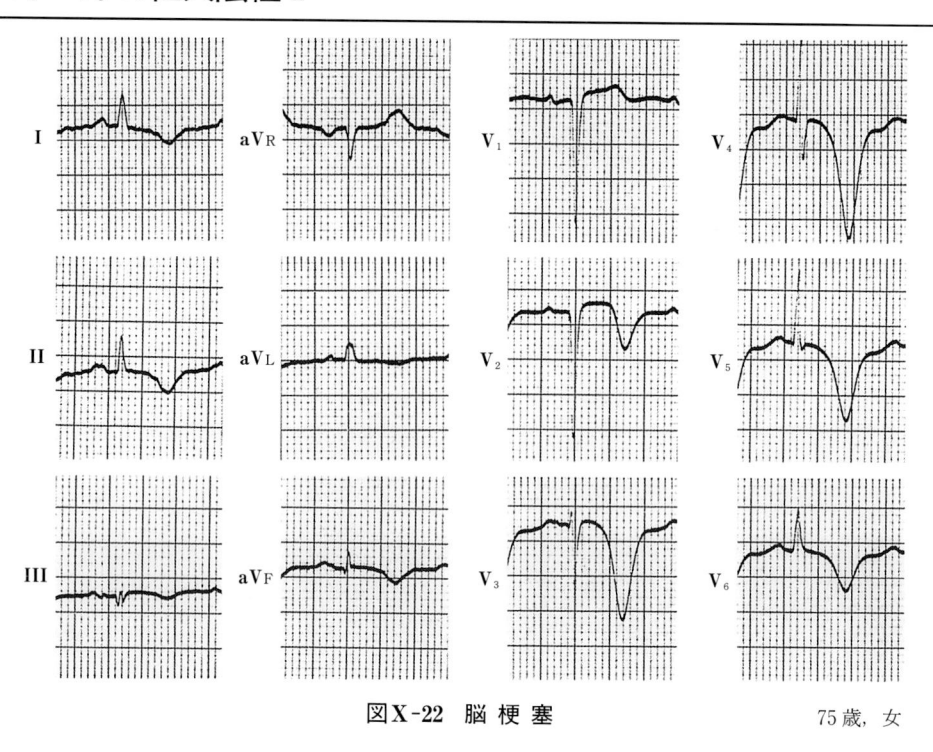

図 X-22 脳梗塞 75 歳, 女

異常所見

　aV_R と V_1 を除いては T が陰性を示しており, とくに V_3〜V_5 の陰性度は深く, V_4 では −16.5 mm に達している. しかも陰性 T は左右対称的で谷は尖鋭であり, この種のものを, かつて冠性 T と呼び, 心筋梗塞の特徴的波形として扱った時代がある. しかし深い陰性 T で T 幅が広くない場合は, 左右対称的で先端は鋭くみえるものであり, その背景は必ずしも心筋梗塞とはかぎらない.

　しかし V_1, V_2 が QS 波形であり, V_3 が小さな q 波で始まっており, V_2, V_3 の ST 上昇度は軽度であるが形としてはドーム型を呈しているところから, まずは前壁中隔心筋梗塞を疑うのが臨床医の常識であろう. ただ, それにしては V_1 の T が陽性であることや, 明らかな冠性 T を示しながら V_3, V_4 に明瞭な Q 波がみられない点は, 心筋梗塞と解しかねる所見である.

臨床情報

　3〜4 年前に高血圧症を指摘され, 降圧剤治療を開始した. 心電図記録前日, 起床したら左不全麻痺があり, 壁の支え歩きでなんとかトイレまでたどりついたが, その後, 麻痺は増悪し, 言語障害も加わった.

　来院時の血圧は 136/96 mmHg, CT 検査では大脳・小脳とも萎縮しており, 右前頭葉に数カ所と左頭頂部皮質下に梗塞像が発見された. なお狭心痛の訴えはなく, 血清酵素値は正常である.

コメント

　脳血管疾患の急性期に ST・T 異常をきたすことは古くから知られているが, その多くはクモ膜下出血の場合であって, 脳梗塞のために深い陰性

図X-23 脳梗塞　　　75歳，女

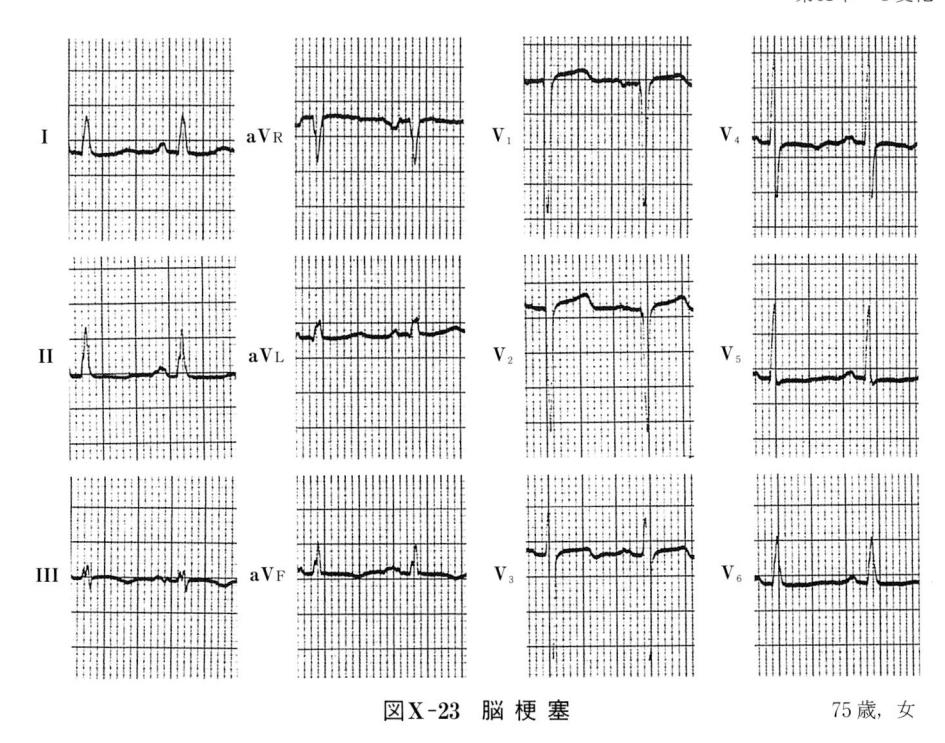

Tが出現することはまれである．したがって本心電図を脳梗塞と関連づけて考えるには，いささか抵抗を覚える．むしろ，急性心筋梗塞を基盤として発生した心脳卒中という見方のほうが臨床医としては納得がいくが，これを裏づける血清酵素の動きがないので困惑する．

図X-23は2日後の心電図で，深い陰性Tは消失している．V_1にはきわめて小さいがr波がみられる．ただV_1とV_2のP波を比べると，図X-22と形態が違っているので，導子のずれによる影響がQRS波形に加わったものとも解釈されるし，図X-23のV_2右端の波形はQSの起始部にスラーを伴っているので，梗塞部の治癒過程という考え方も成り立つ．

しかし心筋梗塞の冠性Tが，たった2日で消失するという現象は理解に苦しむ．それなら，冠性Tが心筋梗塞には至らなかったが心筋虚血で出現したという考え方はどうであろうか．ただし，これを裏づけるだけの検査データが欠けている．

一般論的には，脳血管疾患での深い陰性Tは胸壁誘導の中央部から側方部，そして肢誘導に出現するが，心筋虚血による深い陰性Tの出現範囲は限局的であるところに違いがある．典型的な脳血管疾患の心電図はQT時間が延長するため，陰性Tは幅広く，その谷は尖鋭でなく，時にはTの上行脚が著明なU波と癒合するが，このUは陽性のことも陰性のこともあり，後者の場合は，Tの上行脚が外側に膨れ上がった異様な波形を呈するものである．

ところで一方，<u>脳血管疾患による陰性Tでありながら幅が広くならないため，冠性Tに似たパターンを示すことがある</u>．本症例がそれである．また症例によっては，初期に冠性Tパターンを描き，次いで典型的な幅広い異様な陰性Tへ移行することも知られている．

13 I，II，aVL，V_3〜V_6 の巨大陰性T

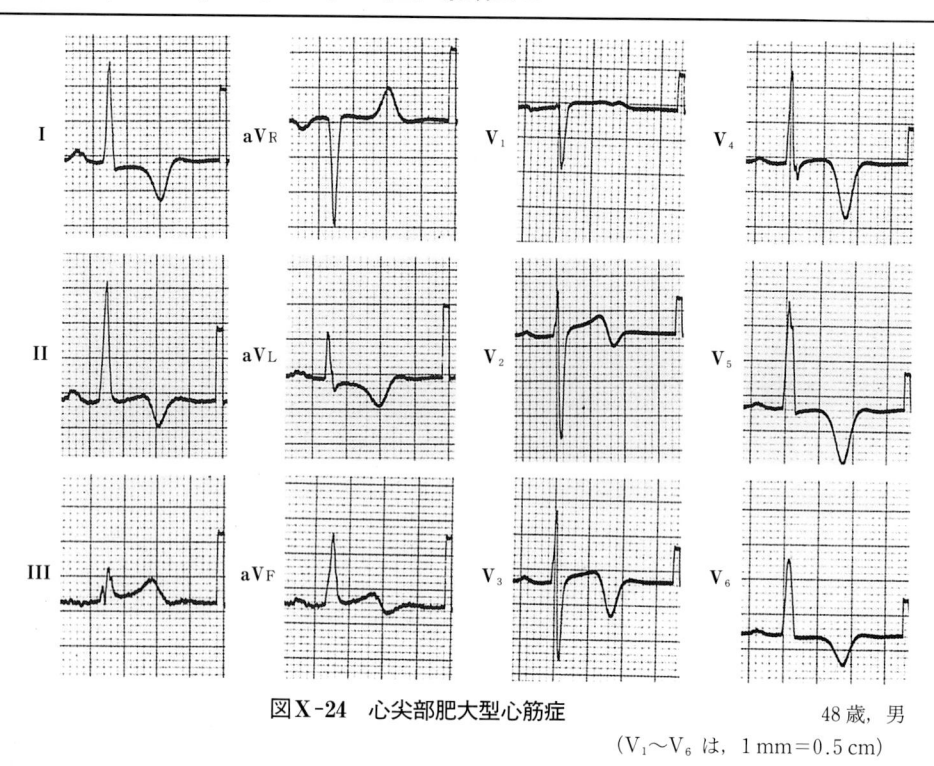

図X-24 心尖部肥大型心筋症　　48歳，男
（V_1〜V_6 は，1 mm＝0.5 cm）

異常所見

深い陰性TがI，II，aVL，V_3〜V_6 にみられるが，とくに V_3〜V_5 では－1.0 mV を優に超えている．紙面の制約から胸壁誘導を1/2の感度としてあるが，感度を落とすと波形の印象はかなり変わるので，V_3〜V_5 については正規の感度で記録した波形も示してある（図X-25）．なお V_5 のRは 3.0 mV に達しているが，QRS幅は 0.08 秒，V_5 の近接様効果は 0.04 秒未満である．

陰性Tは幅が狭いまま深くなると左右対称的で谷が尖鋭となるため，冠性Tと呼ばれるパターンとなる．そして，深い冠性Tを呈する心疾患の代表は，心筋虚血と心尖部肥大型心筋症である．

臨床情報

人間ドックで心電図異常を指摘され来院した症例である．ふだんはソフトボールやバドミントンに励んでいるが，なんの自覚症状もない．血圧 122/74 mmHg，心雑音なく，胸部X線では心拡大を認めないが，UCG では心室中隔が基部から心尖部へ向かうにつれ次第に肥厚が著明になっている（図X-26）．

コメント

心尖部肥大型心筋症は，心電図が診断の手がかりである．その特徴的所見は，V_3，V_4 で －10 mm を超える深い冠性Tを示すことであり，時に V_5 にも及ぶことがある．その確認診断は UCG に頼るわけだが，慎重に行わないと心尖部肥大を把握

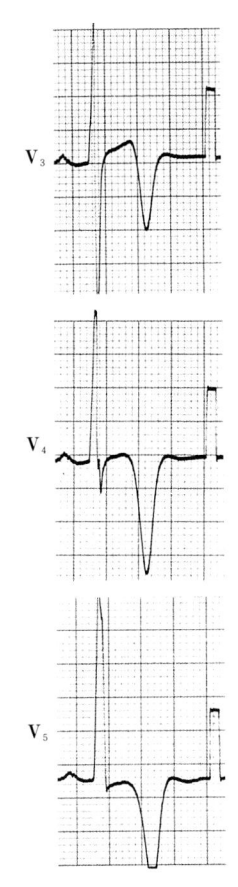

図X-25　1 mV＝1 cm の記録

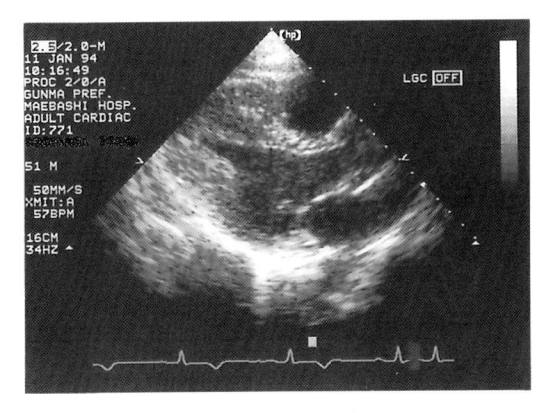

図X-26　UCG 所見

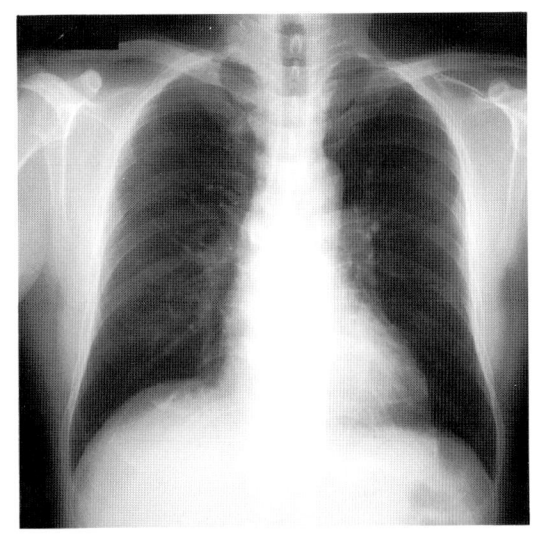

図X-27　胸部X線所見

できないこともある．そのくらい，本症に対する心電図の診断感度は高い．

ところで一方，Q波がなくST下降・T陰性で，陰性T波がきわめて深いタイプの心筋梗塞は，いわゆる心内膜下梗塞の特徴的心電図所見とされている．

つまり，心尖部肥大型心筋症と心内膜下心筋梗塞の典型的所見の違いはST部の態度にあるが，さらに重要なのは問診を含めた臨床情報である．

本例は問診で狭心痛を思わせる情報はなく，糖代謝異常もなかった．血清総コレステロールは 219 mg/dl，HDL コレステロール 40 mg/dl という限界値のほかには冠動脈性心臓病のリスクは見当たらず，無症候性心筋虚血を考慮に入れるべき年齢でもない．

これらを総合すると，どちらかといえば肥大型心筋症の可能性のほうが大であるが，その確認はUCG所見なしには不可能である．

この心尖部肥大型心筋症例は日本に多く，本邦の肥大型心筋症の25％は左室乳頭筋より末梢の心尖部に肥大を伴っていると報告されている．その診断の手がかりは心電図上のR高電位と巨大陰性Tであるが，心電図の著しい異常所見のわりに予後は良好なものである．集団検診が普及した現時点では，健康そのもので生活を送っている本症を心電図でキャッチする機会が多くなったが，患者を驚かせてはならない．

14 完全右脚ブロックを伴う巨大陰性T

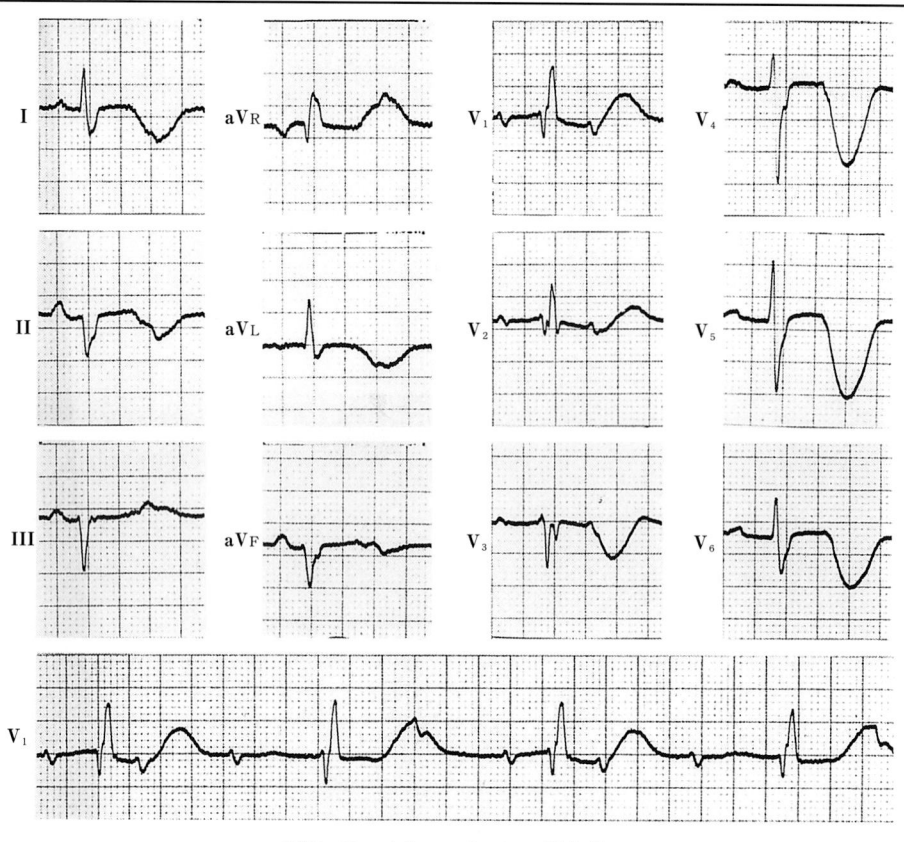

図X-28　Adams-Stokes 発作後　　　　66歳，女

異常所見

　左軸偏位を伴った完全右脚ブロックである．QRS 幅が広いときは二次的 ST・T 変化を伴うので，ST・T 異常は論じないというのが原則であるが，本例のようにあまりにも異様な陰性 T を不問に付するわけにはいかない．元来，完全右脚ブロックによる二次的 ST・T 異常は，右胸壁誘導で ST 下降・陰性 T，左側誘導で ST 上昇・陽性 T である．したがって本例の陰性 T は一次的変化であることに間違いはない．しかも著しい QT 延長は完全右脚ブロックで説明不可能であるので，QT 延長を伴った深い陰性 T の背景には，しかるべき理由があって当然のことと考えられる．

　なお V_1〜V_3 の ST 部にみられる小丘状波形は P 波である．

臨床情報

　高血圧症と糖尿病で治療中のところ，5 カ月前に徐脈をきたし，心電図で 2：1 房室ブロックを発見，2 日前は完全房室ブロックで心不全を伴った状態から心室頻拍症へ移行し，Adams-Stokes 発作が起こったので紹介されてきた．図X-28 は来院時の記録で，完全右脚ブロックは 2 年前，つまり房室ブロックに至る前，すでに把握されている．

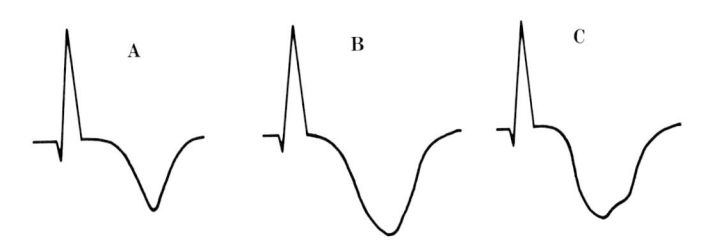

A：冠性T；幅狭く，左右対称性（心筋梗塞，心尖部肥大型心筋症）
B：幅広く，左右対称性（脳血管障害，postpacemaker 症候群）
C：幅広く，谷部は鈍で，上行脚に陰性Uが重なり，非対称性（脳血管障害　Adams-Stokes 発作後）

図X-29　巨大陰性T

コメント

いわゆる巨大陰性Tと呼ばれる心電図で，本例の場合は Adams-Stokes 症候群と関連している．本症候群で巨大陰性Tが現れる頻度はさほど多くないが，このものは発作後数日で回復することもあるし，数カ月も続くこともある．出現する誘導は胸壁の中央部から左側へかけて著明であるが，他の誘導にも広範囲にみられる．その成因は定かでなく，脳の低酸素血症によるものかもしれないし，あるいは心筋自体の問題かもしれない．

なお本例は，心室頻拍を起こしたが，Adams-Stokes 発作を伴わない場合でも，心室頻拍発作終了後に同様の巨大陰性Tを示した症例が知られている．この際の多くは冠性Tに似たQT延長が目立たない陰性Tで，その持続時間は数時間から数日間と短いようである．

また本例は左軸偏位を呈しているが，aVL や V_6 の近接様効果が延長していない所見から，左脚前枝ブロックは否定的である．

ところで，T波については正常と異常との間の重複が大きい．一般に正常Tとは，上限が12 mm，下限が-5 mm といわれているが，電位だけで決められるものではない．しかし非特異性を大きく秘めたT波についても，それが極端な電位異常であったり，同時に QT 延長を伴ったりする場合は，背景になんらかの異常事態が潜んでいる可能性が大きい．

そこで，強いて異常Tを呈する背景の代表を表X-1にまとめてある．これらを念頭において，臨床情報を含めた総合的な思考を行うことにより，異常Tがもつ意義の判断はいっそう狭まることであろう．

とくに巨大陰性Tの典型的パターンを図X-29に示したが，QT 時間の延長が目立たないときは，深い陰性Tの谷へ向かうT波の下行脚も，谷から基線に戻ろうとする上行脚も急峻であるため，左右対称性で谷が尖った冠性Tとなる．これに対して著しいQT延長を伴うときは，陰性Tの谷は鈍であり，左右対称性を失い，ここへ陽性ないし陰性Uが加わると陰性Tの上行脚が変形するため，異様な巨大陰性Tが描かれる．

要は QT 延長やU波の混入のあるなしで巨大陰性Tのパターンが決まるものである．

なお表X-1には，これら異なった巨大陰性Tに属する疾患を付記してあるが，これは絶対的なものではない．たとえば図X-22の症例が示すように，脳梗塞でありながらQT延長が目立たないため冠性Tを描く場合がある．脳血管疾患でありながら心電図に著明な変化をもたらす理由については，流血中や心筋内のカテコールアミン増加が心筋を障害したという考え方もあり，実際に血中CK-MBが増加した症例も報告されている．

第XI章 QT 延長

　QT時間とはQRSの始まりからT終了部までの時間で，心室の電気的収縮とも呼ばれるが，QT時間の測定は容易でない場合も多い．これは，T終了部が不鮮明な症例が少なくないためで，とくにT終了前にUが現れTが基線にもどれない場合や，Tが平低な場合は，QT時間の測定値は不正確となる．要は全誘導のうちT終了部が比較的はっきり識別できる誘導を選ぶのが一般的である．そのほかQT時間を測定する誘導としては，(1) Q波を有する誘導，(2) aVL誘導（U波が平坦であるため），(3) QT時間が最大の誘導などが挙げられている．

　ところでQT時間は性・年齢にも関連するが，とくに心拍数と深い関連をもっているため，心拍数とのからみで評価する必要があり，これについてはQTc値が広く使われている．ただし頻脈時はQTc値が過大評価される破目となる．

　さてQT延長が問題視されるのは，QT延長を基盤として心室頻拍や心室細動が発生するからである．さて正常QTcは男が0.42秒未満，女は0.43秒未満とされており，女性は男性よりQT時間は長いものである．

　因にQT延長症候群の診断基準に用いられるQTcは0.46秒以上であり，0.45〜0.46秒未満は男の場合チェックされるが，女の場合は不問に付せられる（Schwartz, P J. ら 1993）．

　元来QT時間は日によって変動することが知られており，QT延長を伴わなくてもQT時間のばらつき（QT dispersion）が大きい場合はリエントリー型不整脈発生の危険性があると警告する者がいる．

　QT時間のばらつきとは，全12誘導についてQT時間を測定し，最大のQT時間と最小のQT時間との差で表される（図XI-1）．ただ従来の報告で挙げられた症例をみると，最小QT時間の大多数がT終了部が不明瞭なV_1であり，またT波終

QT : dispersion

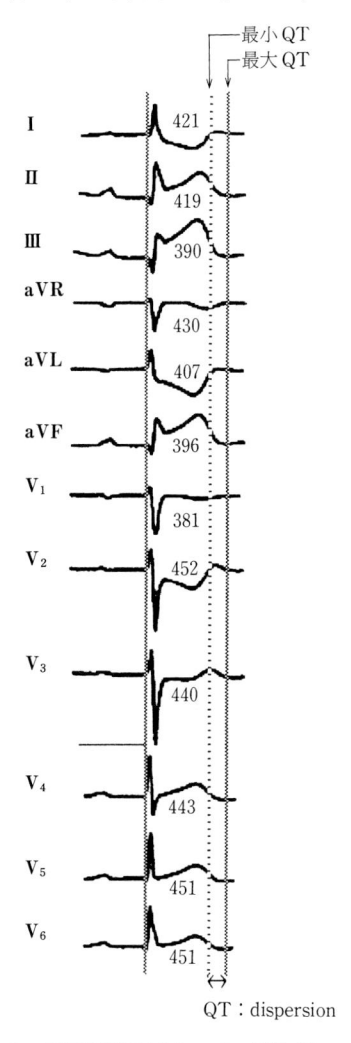

図XI-1　QT時間のばらつき（QT dispersion）*

*Bourke, J. P. and Doig, J. C. : Ventricular Tachyarrhythmias in the Normal Heart. Futura publ. 1998. の承諾を感謝する．

了前にU波が現れる症例では，両波形で挟まれる谷をT終了部としているためQT時間は短く評価されている．したがって著者はQT時間のばらつきをあまり評価していない．

ところで，本来は頻脈型不整脈の治療薬であるはずのIa，Ic，IIIクラス抗不整脈薬が，皮肉にも催不整脈作用を示す場合がある．これらは遅延整流K電流（IK）のなかでもとくに急速活性化遅延整流K電流（IKr）をブロックするものが多い．したがって活動電位持続時間は長くなり，QT時間が延長する．

一方，抗アレルギー薬，消化管運動賦活薬，抗精神薬，抗脂血症治療薬，抗生物質などでもQT時間が延長することが知られている．これら薬物も多くはIKrのブロックによると考えられている．

上記薬物を併用した場合はもちろんのこと，肝臓の薬物代謝酵素（チトクロームP450 3A4）の阻害作用をもつ他の薬物を併用すると上記薬物の代謝が阻害され，未変化体の血中濃度が上昇するので，QT延長という副作用は増強する．臨床医として留意すべき事柄と考える．後天性QT延長をきたす要因については表XI-1に列挙した．

なお中枢神経系疾患でQT延長をきたす理由に交感神経系が障害されるためである．これについては，右交感神経節ブロックや左交感神経刺激でQT時間が延長し，交感神経β遮断薬で交感神経系の不均衡が除かれるとQT時間が正常化することが古くから知られている．

ところでQT延長症候群（LQTS）と呼ばれる一連の病態がある．これは心電図にQTc延長を示すだけでなく，T波ノッチやtorsade de pointesを呈し，とくにストレスを契機として発症する失神発作や家族性にみられるという多彩な様相を示す．LQT₁からLQT₄までについて遺伝子異常が解明されている．同じQT延長にしても，QT延長をきたす明らかな病態や薬物の投与を受けていないことが診断基準の条件になっている．

表XI-1 後天性QT延長をきたす要因

病態　パーキンソン病，脳出血，くも膜下出血，頭部外傷，頸部外科手術
　　　異常栄養（神経性食欲不振，飢餓，ダイエット用液状蛋白質製剤），心筋症，僧帽弁逸脱症，虚血性心臓病
　　　徐脈性不整脈，電解質異常（低K血，低Mg血，低Ca血）

薬物　1．抗不整脈薬（クラスIcとIa）
　　　　　　flecainide（タンボコール），propafenone（プロノン）
　　　　　　procainamide（アミサリン），qninidine, disopyramide（リスモダン）
　　　　　　sotalol（ソタコール），amiodarone（アンカロン）
　　　2．β遮断薬
　　　　　　metoprorol（セロケン），propranolol（インデラル）etc.
　　　3．高脂血症治療剤
　　　　　　probucol（ロレコ）
　　　4．抗アレルギー薬
　　　　　　terfenadine*（トリルダン），astemizole*（ヒスマナール）
　　　5．消化管運動賦活薬
　　　　　　cisapride（リサモール，アセナリン）*,**
　　　6．抗精神薬
　　　　　　amitriptyline（トリプタノール），imipramine（トフラニール）
　　　　　　nortriptyline（ノリトレン），maprotiline（ルジオミール）
　　　　　　chlorpromazine（ウインタミン），haloperidol（セレネース）
　　　　　　pimozide（オーラップ）*
　　　7．抗生物質
　　　　　　erythromycin静注

併用禁：*抗真菌薬 itraconazole, fluconazol, miconazol　**抗生物質 erythromycin, clarithromycine

■ ST延長を基盤としたQT延長

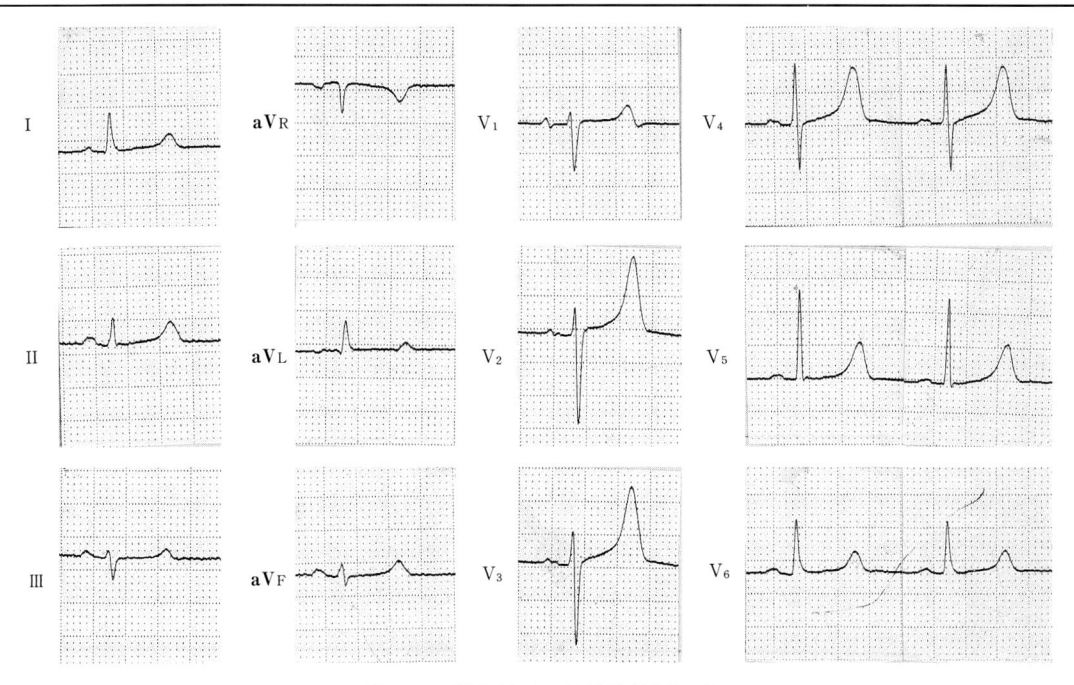

図XI-2　特発性副甲状腺機能低下症　　　　　　71歳，男

異常所見

　一見したところではV$_2$～V$_4$のT電位が高く1.2 mVを超えている所見しか目につかない．しかし1波形だけでなく連続した波形を見渡すと，肥えた目にはQT延長所見が捕まえられる．その実測値は0.464秒，QTcは0.478秒と計算される．

　ところで本例のST・Tをしっかり眺めると，ST部がなかなかTに移行しない姿が目につく．QT延長がT幅延長でなくST部延長に原因するのは低Ca血症の特徴的パターンである．

臨床情報

　15年前頃から，5～10分間，眠り込むような意識消失発作が年に1～4回起こるようになった．来院時検査では血清Ca 4.5 mg/dl（アルブミン補正で4.0 mg/dl），イオン化Ca 1.24 mEq/L，PTH-C　0.3 ng/ml，高感度PTH　50 pg/ml，PTH intact＜10 pg/mlである．Ellsworth-Howordテストで特発性副甲状腺機能低下症と診断された．

コメント

　元来，QT延長があるかないかは，心電図判読に精通した者にとっても判断はむずかしい．QTcは自動解析心電計がチェックしてくれるが，この装置はA-D変換で自己流に理解したデータを基にアナログ波形に似せた波形を画くもので，あくまでも偽物の心電図である．つまり画かれてしまった波形を計測し直しても，真のQT延長かA-D変換時の誤診によるものかは判定のしようがない．したがって，自動解析心電計でチェックされたQT延長がごくわずかな場合には，その扱いに慎重を要する．

和　文　索　引

い

異常 Q　120, 124
　　──の頻度　98
　　──判定のコツ　98
異常 ST　125
異常 T　141
異常心電図　54
陰性 P　9, 12, 17
陰性 T　141, 142, 143, 144
　　ST 上昇・──　81, 148, 152
　　機能的──　157
　　局在性──　150
　　ドーム型 ST 上昇・──　146
　　終末──　148
　　心筋虚血による深い──　163
　　脳血管疾患による──　163

う

右脚ブロック
　　──の右胸壁誘導所見　63, 92
　　完全──　33, 42, 46, 49, 94
　　左脚ブロックに変装した──
　　　33, 41
右胸壁誘導の高い R　55
右軸偏位　63
　　──の背景　31
　　──を伴う完全右脚ブロック　50
右室梗塞　122, 123
　　──急性期の心電図　123
右室側の遅延興奮　78
右室肥大　49, 59
右房負荷　9, 63
運動負荷偽陽性の背景　27

か

各種 ST・T 変化　73

拡張型心筋症　42
下壁梗塞　60, 61, 95, 114, 122, 149
冠性 T　164
　　ドーム型 ST 上昇・──　147,
　　　153
間欠性副伝導路波形　113, 133
完全右脚ブロック　33, 40, 46, 49, 94
　　──＋左脚後枝ブロック　49, 52
　　──＋左脚前枝ブロック　47
　　──の診断基準　94
　　──の臨床的意義　94
　　──を伴う巨大陰性 T　166
　　右軸偏位を伴う──　50
完全脚ブロックの軸偏位　31
完全左脚ブロック　88, 145
　　──と合併した心筋梗塞の診断
　　　95
　　──の ST・T　89
　　──を伴う心筋梗塞の心電図所見
　　　95
　　軸偏位を伴う──の背景　89
冠動脈スパスム　91, 157

き

気管支喘息　18
偽左軸偏位　44
偽左室肥大ストレイン　73
機能的陰性 T　157
偽肺性 P　16, 17, 19
逆 R 漸増　65, 150
脚ブロック
　　──の種類　43
　　不完全──　75
　　良性──　50, 62, 88
狭心症
　　異型──　90, 91, 130
胸郭変形　34

競技中急死例の基礎疾患　39
局在性陰性 T　150
　　──の出現頻度　151
虚血型 ST・T 変化
　　──群の特徴（女）　139
　　──出現頻度　136, 137
虚血型心電図
　　──出現頻度と地区特性　138
巨大陰性 T　158, 160, 162, 164, 167
　　完全右脚ブロックを伴う──
　　　166

こ

高血圧症　142, 144, 150
後壁梗塞　60
高齢者の心電図　140

さ

催不整脈性右室異形成症　92
左脚ブロック
　　──に変装した右脚ブロック
　　　33, 43
　　完全──　88, 145
　　不完全──　75
左脚後枝ブロック　48, 49, 51
　　完全右脚ブロック＋──の心電図
　　　49
左脚前枝ブロック　32, 33, 34, 38,
　　40, 167
　　──合併有無の診断　47
　　──の鑑別診断　33
　　──の診断の手がかり　47
　　完全右脚ブロック＋──　47
左胸郭成形術後　36
左軸偏位　31, 34, 36
　　偽──　44
左室後下壁の興奮　48

左室肥大　70, 71, 98, 154
左室肥大ストレイン　69, 153
　　　偽——　73
左側R高電位　69
左房肥大　142
　　　——の判定基準　11
左房負荷　9

し

軸偏位　20, 31
　　　——を伴う完全左脚ブロックの
　　　　背景　89
　　　完全脚ブロックの——　31
自動解析心電計　30
集団検診　74
終末ベクトルの方向　37
終末陰性T　148
心筋活動電位の消失　97
心筋虚血による深い陰性T　163
心筋梗塞　16, 33, 48, 60, 79, 94, 98,
　　　100, 105, 153
　　　——によるQS波形　105, 111
　　　——超急性期　126
　　　後壁——　61
　　　無症候性——　109
　　　完全左脚ブロックと合併した——
　　　　の診断　95
神経循環無力症　134, 143
人工 pacemaker 後のT逆転　158
心室興奮の進み方　115
心室内ブロック　40
心室内興奮の進み方　87
心室内刺激伝導の変化　97
心室肥大　33, 94
心尖部肥大型心筋症　164, 165
心臓の変位　20
心長軸の時計方向回転　115
心電図
　　　——波形の異常と臨床診断　109
心房細動時の波形　29
心房負荷

——の心電図診断　10, 17
心膜炎のST上昇　129

す

スポーツ　39

せ

正常P　9
正常QRSの幅　75
尖鋭P　44
前壁中隔梗塞　95, 108, 109, 126, 127

そ

早期再分極型波形　82
早期再分極症候群　41, 77, 78, 79,
　　　80, 82, 84, 106, 128, 129, 147
　　　——の診断上の手がかり　149
　　　T終末部が陰性の——　148
早期心室興奮波形　26
増高P　18, 20
巣状ブロック　40, 41
僧帽弁狭窄症　10, 58
側壁梗塞　60, 95

た

対側の興奮ベクトル増大　97
大動脈弁狭窄症　124

ち

遅延R波　75
中隔性Q　97

て

電気的位置変化　118

と

ドーム型ST上昇　152, 153
　　　——・陰性T　146
　　　——・冠性T　147, 153
糖尿病　117, 152
特発性副甲状腺機能低下症　171

に

二相性P　10
二相性T　156
二峰性P　10

の

脳血管疾患　160, 162, 163
脳梗塞　162, 163

は

肺気腫　104, 108
肺性P　19, 44
　　　偽——　16, 19
肺性心　14
波形判読の解析コード　30
幅広いQRS　75
　　　——のようにみえる波形　90
幅広い rSR′ 型にみえる波形　92
幅広いS波　80, 92

ひ

肥大型心筋症　38, 52, 72, 152, 153
　　　心尖部——　164
　　　閉塞性——　120
非特異的ST上昇と陰性Tとの重複
　　　147
非特異的変化　117
肥満体　117, 118, 119

ふ

不完全右脚ブロックとの鑑別　87
不完全脚ブロック　77
副伝導路症候群　21, 22, 24, 26, 28,
　　　56, 76, 100, 102, 112, 132
　　　Mahaim 型の——　29
　　　早期再分極を伴う——　76

へ

ベクトル環　35
閉塞性肥大型心筋症　120

壁在ブロック 41
扁平胸 20

ま

末梢ブロック 41
慢性閉塞性肺疾患 14, 44, 45, 98, 110, 111

み

ミネソタコード 3-1 所見 69

む

無症候性心筋梗塞 109

ゆ

誘導の取り違い 68

よ

陽性P 9
陽性T 148

り

良性脚ブロック 50, 62, 88

ろ

漏斗胸 12, 13, 34, 66

欧 文 索 引

A

Adams-Stokes 症候群 167
Adams-Stokes 発作後 166
AH 間隔（房室結節通過時間） 21
arrhythmogenic right ventricular dysplasia；ARVD 92, 93

B

Brugada 症候群 82
Brugada 型波形 81, 82
Burger 三角 31

D

δ波 21
　His 束興奮と――出現との時間差 21
δ様波形 22, 24, 28

E

Einthoven 三角 31

F

focal block 41

H

His 束
　――興奮とδ波出現との時間差 21
　――心電図 21
HV 間隔 21

K

Kent 束伝導の特徴 21

L

lead I sign 15, 45
LQTS 170

M

Mahaim 型の副伝導路症候群 29
Mahaim 線維 21, 29

N

non Q 梗塞 160, 161

P

P
　正常―― 9
P終末力 11
　――の測定 9
　心房負荷の―― 17
P幅/PR 部幅 9
P terminal force；P-tf 11

parietal block 41
peripheral block 41
poor R wave progression 65
positional Q 77
postpacemaker T wave inversions 158
postpacemakar 症候群 160
pre-excitation 22
pseudo P pulmonale 19
Purkinje 線維網 161

Q

Q
　異常―― 120
Q梗塞 161
　non ―― 161
Q前壁梗塞
　non ―― 160, 161
Q波 97
　――の有無 161
　――の成因 97, 120
　――の測定 98
　――の背景 99
　――の測り方 98
Qr 様波形 106
QRS
　――終末ベクトル 116

——振幅減少　15
　幅広い——　75
　幅広い——のようにみえる波形
　　90
QRS 後棘様波形
　ST 上昇と——　84
QRS 振幅の増加の成因　15
QS
　——と R 漸増不良　104
　——の起始部　105
　$V_1 \sim V_2$ の——　101
QS 波形
　心筋梗塞による——　105
QS 様波形　112
QT dispersion　169
QT 延長　169
QT 延長症候群　170
QT 時間のばらつき　169

R

R 漸増不良　65, 66, 67
R 電位増高　61
　V_1 の——　56
R′電位　86
R′にみえる波形　92
R 幅が広くなる所見　61
Raynaud's syndrome　27
RBBB masquerading as LBBB
　43
reversed R wave progression
　65, 120
Reynolds 症候群　27

rSR′型
　幅広い——にみえる波形　92
RSR′様波形　76, 78, 80, 86
rS 型　33
RS 型　33
R/S　15, 36, 64

S

S 波
　幅広い——　80, 92
ST
　異常——　125
ST 下降　125, 132, 134
　——と T 電位低下　154
ST 上昇　125, 130
　——・T 増高　126, 128, 129
　——・陰性 T　81, 148, 152
　——と QRS 後棘様波形　84
　異型狭心症の——　91
　心膜炎の——　129
　早期再分極症候群の——　147
ST のドーム型上昇　152, 153
　——陰性 T　146
　——冠性 T　147, 153
ST 変化　125
ST・T
　完全左脚ブロックの——　89
ST・T 異常　73, 139
syndrome X　26

T

T

　——の陰性程度　151
　異常——　141
T＞12 mm の出現頻度　59
T 逆転
　人工 pacemaker 後の——　158
T 終末部が陰性の早期再分極症候群
　148
T 増高
　ST 上昇・——　126, 128, 129
T 電位低下
　ST 下降と——　154
T 変化　141

V

$V_1 \sim V_2$ の QS　101
V_1 の R 電位増高　56

W

Wilson 型　33
WPW（症候群）　28
　——の早期興奮部位　57
　——の波形　56
　B 型——　100
WPW 型　21, 85
　——心電図の特徴　112
　間欠性——　133

Z

Zema-Kligfield のフローチャート
　65

改訂版
異常波形の読み方
──心電図鑑別のチェックポイント──

平成 6 年10月25日　第1版1刷発行
平成12年10月16日　第2版1刷発行
平成20年10月 1 日　第2版2刷発行

編 著　渡辺　　孝

　　　　湯浅　和男

発行者　増永　和也

発行所　株式会社日本メディカルセンター
　　　　東京都千代田区神田神保町1-64（協和ビル）
　　　　〒101-0051　電話 03-3291-3901

印刷所　三報社印刷株式会社

ISBN978-4-88875-119-3　¥3800E

© 2000　　乱丁・落丁は，お取り替え致します．

本書に掲載された著作物の複写・転載およびデータベースへの取り込みに関する許諾権
は日本メディカルセンターが保有しています．

JCLS <㈳日本著作出版権管理システム委託出版物>
本書の無断複写は著作権法上での例外を除き，禁じられています．複写される場合はそのつど事前
に㈳日本著作出版権管理システム（☎ 03-3817-5670 FAX 03-3815-8199）の許諾を得てください．